Holm · Herbst

Botanik und Drogenkunde

Reihe „Paperback PTA“

Herausgegeben von Doris Grimm, Hemmingen/Hannover

und Vera Herbst, Braunschweig

- Derendorf/Schulz/Wemhöner, Arzneimittelkunde, 7. Aufl., 2003
- Fischer/Kaufmann/Kircher/Wunderer, Apothekenpraxis für PTA, 2. Aufl., 2002
- Grimm, Chemie, 7. Aufl., 2003
- Holm/Herbst, Botanik und Drogenkunde, 8. Aufl., 2005
- Lawaczeck, Physik, 2. Aufl., 1997
- Schöffling, Arzneiformenlehre, 4. Aufl., 2003
- Schumann (Hrsg.), PTA-Prüfung in Fragen und Antworten, 4. Aufl., 2005
- Spegg, Ernährungslehre und Diatetik, 8. Aufl., 2004
- Wilson/Kohm, Verbandmittel, Krankenpflegeartikel, Medizinprodukte, 8. Aufl., 200

Botanik und Drogenkunde

Bearbeitet von

Gabriele Holm, Bremerhaven

Barbara Eigner, Dresden

Mit 57 Abbildungen und zahlreichen Formelbildern

8., neu bearbeitete Auflage

Deutscher Apotheker Verlag Stuttgart

Anschriften

Gabriele Holm
Center-Apotheke
Obere Bürger 23
27568 Bremerhaven

Vera Herbst
Dorfstr. 12A
38114 Braunschweig

Barbara Eigner
Berufsfachschule zur Ausbildung von PTA
Weiterbildungsakademie Dresden
Heidenauer Str. 23
01259 Dresden

Bibliografische Information der Deutschen Bibliothek
Die Deutsche Bibliothek verzeichnet diese Publikation in Der Deutschen Nationalbibliografie; detaillierte bibliografische Daten sind im Internet unter http://dnb.ddb.de abrufbar.

ISBN 3-7692-3747-1

Birkenwaldstraße 44, 70191 Stuttgart
Printed in Germany
Satz: Mitterweger & Partner, Plankstadt
Druck und Bindung: Kösel GmbH & Co., Krugzell
Umschlaggestaltung: deblik, Berlin

Vorwort zur 8. Auflage

Während in der vorliegenden Neuauflage die Inhalte im Botanikteil gegenüber der Vorgängerauflage weitgehend unverändert bleiben, erfolgt die Überarbeitung des Drogenkundeteils unter Berücksichtigung zweier Grundgedanken.
Zum einen wollen wir dem aktuellen Stand der geltenden Arzneibücher und der Wissenschaft gerecht werden und die Drogenmonographien aktualisieren oder obsolete Drogen herausnehmen.
Der zweite Gesichtspunkt betrifft die Neuaufnahme einiger Drogen, damit sich das derzeitige Fertigarzneimittelspektrum auch in diesem Buch widerspiegelt. Insbesondere Heilpflanzen, die vorwiegend oder ausschließlich in Fertigpräparaten und kaum als Arzneitees verwendet werden, finden in der neuen Auflage Berücksichtigung. Dies führte zu einer ganzen Reihe neuer Drogenbeschreibungen in der 8. Auflage, wobei anzumerken ist, dass nicht alle aufgenommenen Drogen auch in einem der geltenden Arzneibücher zu finden sind, sondern einige Pflanzen ausschließlich von der pharmazeutischen Industrie in standardisierten Verfahren verarbeitet werden.
Aufgrund der stärkeren Betonung der klassischen botanischen Merkmale und der pharmazeutischen Anwendungsgebiete in den Drogenbeschreibungen wurde im Bereich der analytischen Nachweise stark gekürzt. Diese Auflage beschränkt sich auf gruppentypische Reaktionen der Drogeninhaltsstoffe, die in den einleitenden Kapiteln der jeweiligen Stoffgruppe genauer erläutert werden.
Am Ende des Buches wurde die bereits vorhandene Übersicht aller Drogen, sortiert nach Inhaltsstoffen, ergänzt durch eine weitere Übersicht, geordnet nach Anwendungsgebieten. Dies soll vor allem das Lernen für die Berufspraxis erleichtern und als praktisches Nachschlagewerk für den Berufsalltag dienen.
Wir hoffen mit dieser neuen Auflage den angehenden PTA wiederum ein gutes und übersichtliches Lehrbuch für die Ausbildung und den Kollegen in der Praxis eine Hilfestellung im Berufsalltag geschaffen zu haben.

Dresden, Braunschweig, Bremerhaven im Frühjahr 2005

Barbara Eigner
Vera Herbst
Gabriele Holm

Abkürzungen

DAB	Deutsches Arzneibuch 2005
DAC	Deutscher Arzneimittel-Codex 2004
HAB	Homöopathisches Arzneibuch 2005
Ph. Eur.	Europäisches Arzneibuch 5. Ausgabe 2005

Inhalt

Teil B Drogenkunde

A Botanik

Einleitung

Die *Botanik* ist die Lehre vom Aufbau und Leben der Pflanzen. Die *Zoologie*, die Lehre von den Tieren, die *Anthropologie*, die Lehre vom Menschen, und die Botanik sind Teilbereiche der *Biologie*, der Wissenschaft vom Leben.
Für den Apotheker und seine pharmazeutischen Mitarbeiter ist es unerlässlich, sich mit den Grundlagen der Botanik zu beschäftigen, um Gestalt und Lebensweise der arzneilich verwendeten Pflanzen verstehen zu können.
Das große Gebiet der Botanik wurde in sechs Hauptteile gegliedert. Der erste Teil umfasst die *Zytologie*, die Lehre von den Zellen, die den Feinbau der Zellen näher beschreibt. Im nachfolgenden Teil, der *Histologie* (Gewebelehre), werden die Zellen im größeren Verband betrachtet. Die sich anschließende Gestaltlehre oder *Morphologie* gibt Aufschluss über die äußere Struktur und Form der Pflanzen. Diese drei Teilgebiete vermitteln die Grundvoraussetzungen für die nachfolgenden Teile.
Im vierten Teil wird die Fortpflanzung und *Genetik* (Vererbungslehre) abgehandelt. Hier werden die Vermehrung der Organismen und die Änderungsmöglichkeiten ihrer Erbanlagen beschrieben. Die *Physiologie* (Funktionslehre) beschäftigt sich mit den Funktionsabläufen im Bereich des Stoffwechsels, des Formwechsels und der Bewegungen. Schließlich wird im letzten Teil eine kurze Einführung in die *Systematik* gegeben. Sie ordnet die Pflanzen nach ihrer Verwandtschaft und gibt somit einen Überblick über das gesamte Pflanzenreich.

I. Zytologie

1 Definition und Funktion der Zelle

Die Zelle wurde erstmalig 1665 von Robert Hooke beschrieben, der bei der mikroskopischen Untersuchung des Flaschenkorks feststellte, dass die scheinbar gleichförmige Substanz aus vielen kleinen Einheiten, den *Zellen*, besteht. Was Hooke damals entdeckte, waren die Umrisse dieser Einheiten, die *Zellwände*. Erst später wurde das Innenleben der Zelle, der *Protoplast*, erkannt.

Die Zelle ist die kleinste noch selbständig lebensfähige morphologische Einheit. Sie ist der Baustein, der jedem Organismus – Tier oder Pflanze – zugrunde liegt. Jugendliche Pflanzen- und Tierzellen ähneln sich, tierischen Zellen fehlen jedoch die Zellwand und die Plastiden (s. Kap. I. 5.3).

In der pflanzlichen Zelle laufen die unterschiedlichsten biochemischen Prozesse ab. Die Zelle besitzt die Fähigkeit zur Steuerung und Koordinierung aller Lebensvorgänge. Eine jugendliche (embryonale) Zelle hat die Anlage, alle Funktionen ausüben zu können. Wenn sich die Zellen dann differenzieren, das heißt nur bestimmte, immer gleich bleibende Funktionen übernehmen, führt das zu einer Art „Arbeitsteilung" innerhalb des pflanzlichen Organismus. Zu Komplexen zusammengeschlossene Zellen mit identischer Funktion werden als *Gewebe* bezeichnet.

Größe und Gestalt der Zelle sind sehr variabel. Die durchschnittliche Größe wird mit 10 bis 100 µm angegeben. Als Extrembeispiel sind Bakterienzellen von 0,2 µm oder Faserzellen einer Brennnessel von 55 cm Länge anzusehen.

Die einfachste Gestalt ist die Kugelform. Sie stellt eine Idealform dar und kommt nur selten vor. Wesentlich häufiger sind *parenchymatische* Zellen vertreten. Das sind isodiametrische Zellen mit etwa gleichem Durchmesser in alle Richtungen, die aber zu einer Seite gestreckt sein können. Daneben gibt es *prosenchymatische* Zellen. Sie sind lang gestreckt und an den Enden häufig zugespitzt.

2 Aufbau einer Zelle

Eine Pflanzenzelle besteht aus einer schleimig-viskosen Masse, dem *Protoplasma*. Dieses wird umgrenzt von der *Zellwand*. Das Protoplasma besitzt jedoch keine einheitliche Struktur. Es setzt sich zusammen aus dem *Zytoplasma*, das die Hauptmasse ausmacht, und den *Zellorganellen*. Das sind durch besondere Membranen (s. Kap. I. 4.3) abgegrenzte Einschlüsse verschiedener Größe. Sie erfüllen bestimmte Lebensfunktionen (Abb. 1). Charakteristisch für die Zellen ist das Vorhandensein eines *Zellkerns*. Nur in Bakterien- und Blaualgenzellen ist kein echter Zellkern vorhanden. Sie besitzen so genannte kernäquivalente Bereiche ohne die typischen Organisationsmerkmale des Zellkerns (s. Kap. I. 5.1). Lebewesen mit echtem Zellkern werden als *Eukaryonten* bezeichnet; Zellen mit kernäquivalenten Bereichen werden *Prokaryonten* genannt.

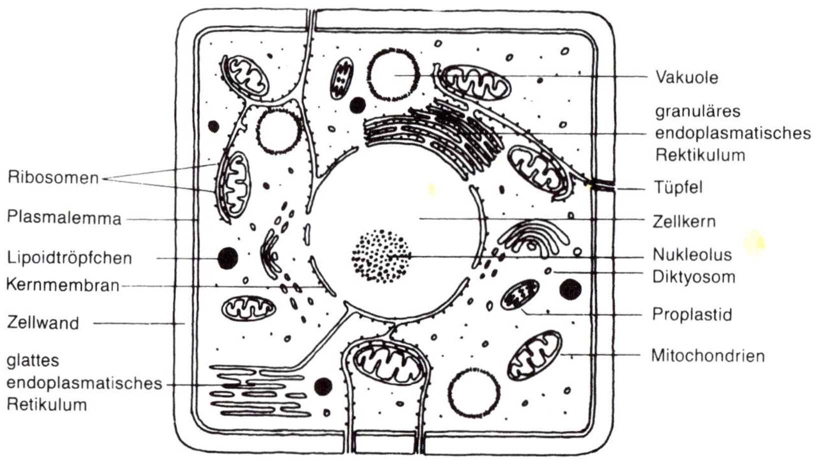

Abb. 1 Schema einer meristematischen Pflanzenzelle in elektronenmikroskopischer Dimension

3 Zellwand

Alle pflanzlichen Zellen sind von einer Zellwand umgeben. Nur einigen Pilzzellen – wie auch den tierischen Zellen – fehlt die Zellwand. Die pflanzliche Zellwand gibt der Zelle ihre Gestalt und bietet Schutz und Festigung für das Protoplasma.

In den meisten Fällen besteht die Zellwand aus Cellulose und Pektin. Bei den Pilzen ist Chitin die Gerüstsubstanz. *Cellulose* ist ein Polysaccharid, das aus linear miteinander verknüpften Glucosemolekülen besteht. *Pektine* sind saure Polysaccharide, deren Bausteine Galacturonsäure und Galacturonsäuremethylester sind. *Chitin* ist ein Polymeres aus N-Acetylglucosamin-Einheiten.

Die einzelnen Cellulose-Moleküle lagern sich zu Bündeln zusammen, die dann als *Mizellarstränge* oder *Elementarfibrillen* bezeichnet werden. Mehrere Elementarfibrillen sind zu *Mikrofibrillen* zusammengefasst. Mehrere Mikrofibrillen ergeben eine *Makrofibrille* (Abb. 2).

Zwischen den Mikrofibrillen sind kleine Räume ausgespart, die *interfibrillären Räume*. In der Regel sind sie mit Wasser gefüllt. Es können aber auch andere Substanzen eingelagert sein, z.B. Lignine (Holzstoffe) in den verholzten Pflanzenteilen oder Kieselsäure in den Schachtelhalmen und Gräsern.

Die Zellwand besteht in der Regel aus mehreren Schichten, der Mittellamelle und der Primär- und Sekundärwand. Die *Primärwand* wird während des Teilungswachstums der Zelle gebildet. Nach dessen Abschluss wird die *Sekundärwand* der Primärwand aufgelagert. Die *Mittellamelle* trennt die Wände benachbarter Zellen voneinander.

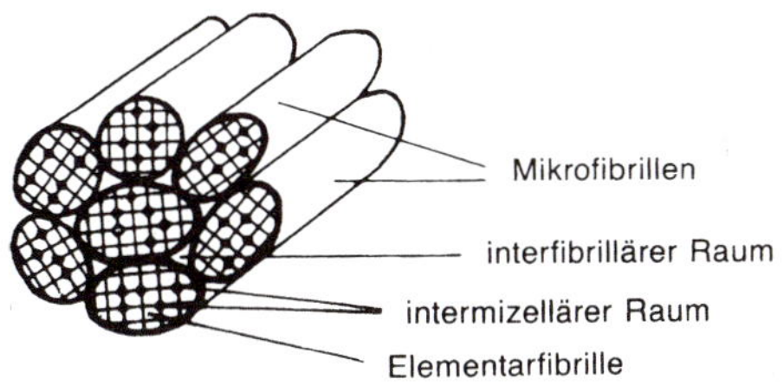

Abb. 2 Bündel aus mehreren Mikrofibrillen

3.1 Tüpfel

Die Zellwand schließt die Zelle nach außen hin ab. Für den Stoffaustausch zwischen benachbarten Zellen sind jedoch bestimmte Verbindungswege vorhanden. Sie werden als *Tüpfel* bezeichnet.

Bei der Auflagerung der Primär- und Sekundärwände bleiben kleine Poren ausgespart. Diese Poren werden bei starker Zellwandverdickung zu Tüpfelkanälen verlängert. Die Tüpfel benachbarter Zellen stoßen aneinander und sind nur durch die Mittellamelle getrennt. Diese ist siebartig von feinen Plasmasträngen, den *Plasmodesmen*, durchbrochen. Damit wird ein Stofftransport von Zelle zu Zelle möglich.

Eine besondere Art stellen die Hoftüpfel dar. Sie sind charakteristisch für die Zellen, die die Wasserleitungsbahnen bilden. Hierbei wölbt sich um die zentrale Öffnung, den Porus, eine Wandpartie hervor, die von der Mittellamelle abgehoben ist. Die Mittellamelle selbst ist im Porus etwas verdickt. Sie kann, gleich einem Ventil, bei Druck verschlossen werden (Abb. 3).

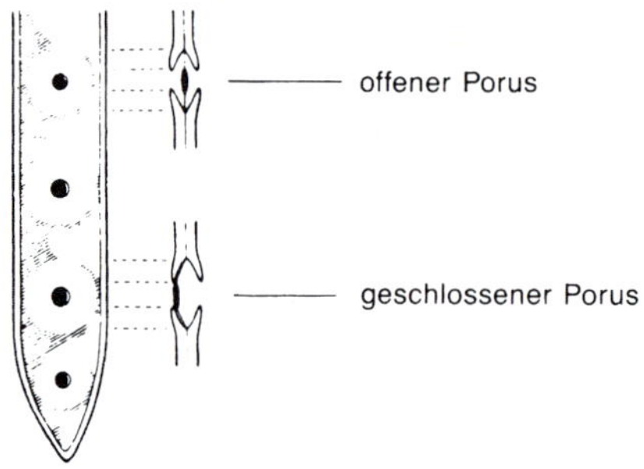

Abb. 3 Hoftüpfel einer Tracheide (rechts im Querschnitt)

4 Protoplasma

Das Protoplasma ist ein Gemisch aus zahlreichen chemischen Verbindungen. Es besteht zu 60 bis 90% aus Wasser. Bei ruhenden Sporen und Samen ist der Wassergehalt gering (5 bis 15%). Die Trockensubstanz des Protoplasmas setzt sich zusammen aus Proteinen, Lipiden, Kohlenhydraten und Fetten. In geringen Mengen sind Salze, Enzyme und Spurenelemente (s. Kap. V. 1.1) vorhanden. Salze und Spurenelemente dienen der Regulation des Wasserhaushaltes in der Zelle; Enzyme katalysieren und regulieren den Stoffwechsel.

4.1 Vakuolen

Das Zytoplasma füllt eine embryonale Zelle ganz aus. Bei älteren Zellen bilden sich innerhalb des Plasmas kleine Räume aus, die mit Zellsaft gefüllt sind. Sie werden als *Vakuolen* bezeichnet und sind ausschließlich in pflanzlichen Zellen vorhanden. Im Laufe der Zeit werden diese Räume größer und fließen dann zu einer großen, zentralen Zellsaftvakuole zusammen. Sie füllt jetzt fast den ganzen Innenraum der Zelle aus und drängt den Protoplasten bis auf einen dünnen Wandbelag zurück. In manchen Zellen bleibt ein Netz von Plasmasträngen erhalten, das den Vakuolenraum durchzieht.
Die Zusammensetzung der Zellsäfte ist sehr unterschiedlich. Häufig ist der Zellsaft eine wässrige Lösung von Stoffwechselprodukten. Es handelt sich hierbei oft um primäre Pflanzeninhaltsstoffe wie Kohlenhydrate, Eiweiße oder Fette, die dem pflanzlichen Stoffwechsel wieder zugängig gemacht werden können. Auch sekundäre Inhaltsstoffe, wie Salzkristalle, Farbstoffe und Alkaloide, die nicht ständig am Stoffwechselgeschehen teilnehmen, werden in den Vakuolen abgelagert.

4.2 Plasmaströmung

Das Zytoplasma ändert ständig seine Viskosität, d. h. seine Konsistenz wechselt zwischen flüssig (Sol) und relativ fest (Gel). In vieler Hinsicht verhält es sich aber wie eine Flüssigkeit. Dieses wird besonders deutlich angesichts der *Plasmaströmung*. In Zellen mit schlauchartigen Protoplasten erfolgt die Strömung immer nach der gleichen Richtung (*Rotation*). Bei der *Zirkulation* verläuft die Strömung in verschiedenen Richtungen. Sie wird in Zellen beobachtet, deren Vakuole von plasmatischen Fäden durchsetzt ist.

4.3 Biomembranen

Das Zytoplasma ist zur Zellwand und zu den Vakuolen hin durch „Häute" abgegrenzt. Sie werden als *Biomembranen* bezeichnet. Im Wesentlichen bestehen sie aus Proteinen und Lipiden. Biomembranen besitzen die Eigenschaft der Semipermeabilität („Halbdurchlässigkeit"), d. h. sie sind für bestimmte Stoffe gut, für andere weniger gut durchlässig. Außerdem sind sie als Träger von Enzymen ein Ort für biochemische Reaktionen und Synthesen.

Eine wesentliche Aufgabe der Biomembranen ist es, die Zelle in Reaktionsräume zu gliedern (*Kompartimentierung*). Zu diesen Membranstrukturen gehören das Endoplasmatische Retikulum, die Kernmembran, die Grenzschichten der Mitochondrien und Plastiden. Außerdem wird das Zytoplasma zur Zellwand durch eine Biomembran abgegrenzt (*Plasmalemma*); die Biomembran zwischen Zytoplasma und Vakuole wird als *Tonoplast* bezeichnet.

5 Zellorganelle

In das Protoplasma eingelagert sind einige Einschlüsse wie z. B. Zellkern, Plastiden und Mitochondrien. Sie werden als *Zellorganelle* bezeichnet.

5.1 Zellkern

Der Zellkern oder *Nukleus* hat eine besondere Bedeutung für das Leben der Zelle. Kernlose Zellen sind auf Dauer nicht lebensfähig. Ausnahmen bilden Bakterien und Blaualgen. Sie besitzen so genannte „kernäquivalente Bereiche" ohne die typischen Organisationsmerkmale des Zellkerns.

Der Zellkern ist meist kugel- oder linsenförmig. Er ist nach allen Seiten vom Zytoplasma umgeben und gegen dieses durch eine *Kernmembran* abgegrenzt. Der Kernraum ist vom Kernplasma, dem *Karyoplasma*, erfüllt. Nach Anfärbung mit Farbstoffen ist eine netzartige Struktur im Karyoplasma erkennbar. Bei den Fäden dieses Netzwerkes handelt es sich um die lang gestreckten *Chromosomen* (s. Kap. IV. 1.1), die reich an Desoxyribonukleinsäure (*D*esoxyribo*n*ucleinic *a*cid, DNA, s. Kap. IV. 5) sind.

Sie sind die Träger der Erbanlagen (*Gene*). Außerdem sind im Karyoplasma ein oder mehrere Kernkörperchen (*Nukleoli*) eingelagert. Zellkerne gehen ausschließlich durch Teilung aus ihresgleichen hervor.

5.2 Mitochondrien

Die Hauptaufgabe der Mitochondrien ist die Energiegewinnung für die Zelle durch Abbau von energiereichen Kohlenstoffverbindungen. Mitochondrien kommen in den Zellen aller Pflanzen und Tiere (ausgenommen der Prokaryonten) vor. Zum Zytoplasma sind sie durch eine Doppelmembran abgegrenzt. Diese besteht aus zwei Biomembranen. Die äußere steht in Verbindung mit dem Endoplasmatischen Retikulum (s. Kap. I. 5.4). Die innere Membran ist vielfach eingestülpt. Die Folge ist eine mehrfache Kammerung in Form von Falten, Röhren und Säckchen (Abb. 4). Die dadurch enorm vergrößerte Oberfläche bietet den Enzymen des Citrat-Zyklus, der Atmungskette und des Fettsäurestoffwechsels Platz (s. Kap. V. 1.4). Diese Stoffwechselvorgänge führen zur Gewinnung des wichtigen Energieträgers ATP (s. Kap. V. 1.3). Die Mitochondrien können daher als „Zentren der Energiegewinnung" bezeichnet werden.

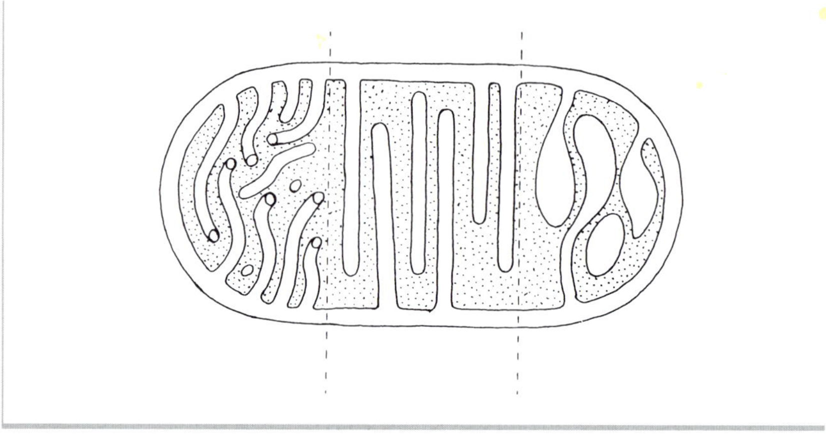

Abb. 4 Schematischer Mitochondrienlängsschnitt (links Röhrchen, in der Mitte Falten, rechts Säckchen)

5.3 Plastiden

Plastiden sind pflanzliche Organellen, die nur den Bakterien, Pilzen und Blaualgen fehlen. Man unterscheidet je nach Färbung die grünen *Chloroplasten*, die gelben bis roten *Chromoplasten* und die farblosen *Leukoplasten*. Die beiden ersteren werden als *Chromatophoren* (= Farbstoffträger) zusammengefasst.
Trotz der Unterschiede in Funktion und Struktur handelt es sich bei den Plastiden nur um einen einzigen Typus von Organellen. Sie gehen alle aus einer gemeinsamen Vorstufe, den *Proplastiden*, hervor und sind untereinander in die verschiedenen Plastidentypen umwandelbar. Die Umwandlung von Chloroplasten in Chromoplasten lässt sich beim Reifen von Tomaten gut beobachten. Das Ergrünen von Kartoffeln am Licht beruht auf der Umwandlung von Leukoplasten in Chloroplasten.
Die Plastiden sind vom Zytoplasma durch eine Doppelmembran abgegrenzt. Sie enthalten Desoxyribonukleinsäure (extrachromosomale DNA).

5.3.1 Chloroplasten

Die Chloroplasten sind die Organelle der Photosynthese (s. Kap. V. 1.3). Bei den höheren Pflanzen sind sie rundlich oder linsenförmig, bei den Algen sehr vielgestaltig. Sie sind von einer Doppelmembran umgeben. Die innere Membran wird während der Ausbildung der Chloroplasten zu einem vielschichtigen System gefaltet. Diese Strukturen werden als *Thylakoide* bezeichnet. Auf diesen befinden sich die Photosynthese-Farbstoffe: die Chlorophylle und die Carotinoide.
Das *Chlorophyll* zeigt in seinem chemischen Aufbau enge Verwandtschaft zum Hämoglobin, dem roten Blutfarbstoff. Sie bestehen beide aus 4 Pyrrolringen, die durch Methingrup-

pen verbunden sind. Im Zentrum befindet sich komplex gebunden ein Metallatom. Im Chlorophyll ist es Magnesium, beim Hämoglobin ist es Eisen. Wir unterscheiden Chlorophyll a und b. Sie sind chemisch sehr ähnlich.

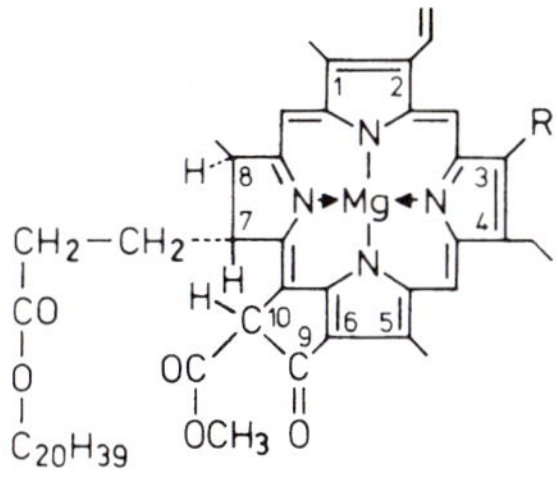

Chlorophyll a: R = CH_3
Chlorophyll b: R = CHO

In den Chloroplasten sind häufig auch *Carotinoide* enthalten. Das sind gelb, orange oder rot gefärbte Pigmente. Bei den grünen Blättern werden sie von der grünen Farbe der Chloroplasten überdeckt. Erst bei der Herbstfärbung der Blätter treten ihre Farben hervor.

5.3.2 Chromoplasten

Chromoplasten sind durch Carotinoide gelb, orange oder rot gefärbt. Sie enthalten kein Chlorophyll und sind daher photosynthetisch inaktiv. Sie finden sich in Blüten, z. B. beim Stiefmütterchen, in Früchten, z. B. in Tomaten, und in Wurzeln, z. B. in der Möhre. Die Chromoplasten entstehen entweder direkt aus Proplastiden oder durch Umwandlung aus Chloro- bzw. Leukoplasten.

5.3.3 Leukoplasten

Leukoplasten sind frei von Farbstoffen. Sie finden sich häufig in unterirdischen Pflanzenteilen, z. B. in Knollen oder Erdsprossen. Leukoplasten entstehen entweder direkt aus Proplastiden oder aus Chloroplasten und können sich wieder in sie zurückverwandeln. Sie können Stärke, Proteine und Fette speichern. Die für die Pflanze wichtigsten Leukoplasten sind die *Amyloplasten*. Sie lagern die bei der Photosynthese entstandenen Kohlenhydrate in Form von Reservestärke ab. Dabei wird die Stärke um ein zentral oder exzentrisch gelegenes „Bildungszentrum" geschichtet. Die Stärkekörner werden teilweise so groß, dass sie nur noch von einer sehr dünnen Plastidenhaut umgeben sind.
Neben diesen großen Zellorganellen (Zellkern, Mitochondrien, Plastiden) befinden sich im Zytoplasma noch weitere kleinere Organelle. Hierzu zählen das Endoplasmatische Retikulum, die Ribosomen und der Golgi-Apparat.

5.4 Endoplasmatisches Retikulum (ER)

Das *ER* stellt ein System aus Hohlräumen und Kanälen dar, die miteinander verbunden sind. Dieses System ist in seiner Form sehr veränderlich. Es ist zum Zytoplasma durch Biomembranen abgegrenzt.
Das ER bewirkt eine starke Kompartimentierung des Protoplasmas. Ausläufer des ER verbinden in den Plasmodesmen benachbarte Zellen. Die Außenseiten der Membranen des ER sind häufig mit Ribosomen besetzt. Man spricht dann von einem *rauen ER*. Daneben gibt es ER-Teile ohne Ribosomenbesatz. Hierbei handelt es sich um das *glatte ER*.

5.5 Ribosomen

Ribosomen sind die Organelle für die Eiweißbiosynthese. Sie sind entweder im Zytoplasma verteilt oder befinden sich auf der Oberfläche des ER (raues ER).

5.6 Golgi-Apparat

Als *Golgi-Apparat* bezeichnet man die Gesamtheit der Diktyosomen. Das sind abgeflachte, durch Biomembranen begrenzte Hohlräume, die übereinandergeschichtet sind. Sie werden von der einen Seite stets neu gebildet. Auf der gegenüberliegenden Seite werden kleine Bläschen, die Golgi-Vesikel, abgeschnürt. Damit ist der Golgi-Apparat ein Teil des Transportsystems innerhalb der Zelle. Außerdem ist hier der Ort für die Synthese von Zellwandsubstanzen, Schleimen und ätherischen Ölen.

II. Histologie

1 Gewebebildung

Gleichartige Zellen treten normalerweise nicht einzeln, sondern in größeren Verbänden auf. Ein solcher Verband wird als *Gewebe* bezeichnet. Grundsätzlich unterscheiden wir *Bildungsgewebe (Meristeme)* und *Dauergewebe*. Meristeme bestehen aus kleinen, plasmareichen, dicht aneinander liegenden Zellen, die eine große Teilungsfähigkeit besitzen. Zellen im Dauergewebe können sich in der Regel nicht mehr vermehren. Sie können in verschiedener Weise differenziert sein und sind dadurch befähigt, bestimmte physiologische Leistungen zu erfüllen. Je nach Funktion unterscheiden wir Grund-, Abschluss-, Leit-, Festigungs- und Exkretionsgewebe. Befinden sich innerhalb eines bestimmten Gewebes einzelne Zellen mit abweichender Gestalt oder mit anderen Funktionen, so werden diese als *Idioblasten* bezeichnet.
Das Ende der embryonalen Phase und der Beginn der Differenzierungsvorgänge wird durch die Bildung von Vakuolen angezeigt. Diese Vakuolenbildung bedingt eine Zellvergrößerung und die Dehnung der Zellwand. Zunächst setzt das Flächenwachstum ein, das zu einer Erweiterung des Zellumfangs oder zur Längsstreckung der Zelle führt. Mit dem Ende dieser Zellvergrößerung beginnt die Verstärkung der Zellwand. Dadurch verliert die Zellwand die Fähigkeit zu einer weiteren Dehnung, gewinnt aber an Festigkeit.

1.1 Interzellularen

Wenn sich Zellen während des Wachstums runden, schließen sie im Gewebeverband nicht mehr ganz lückenlos aneinander. Die Zwischenräume durchziehen als *Interzellularräume* das Gewebe und ermöglichen seine Durchlüftung.
Sie entstehen einerseits durch Auseinanderweichen einzelner Zellen (*schizogene Interzellularen*) (Abb. 5). Zum anderen werden sie durch Auflösung ganzer Zellen gebildet (*lysigene Interzellularen*).
In manchen Fällen werden in Interzellularräumen bestimmte Exkretstoffe abgelagert, z. B. ätherisches Öl in den Interzellularen der Apiaceen (Doldenblütler) oder Harz in den Gängen von Nadelhölzern.

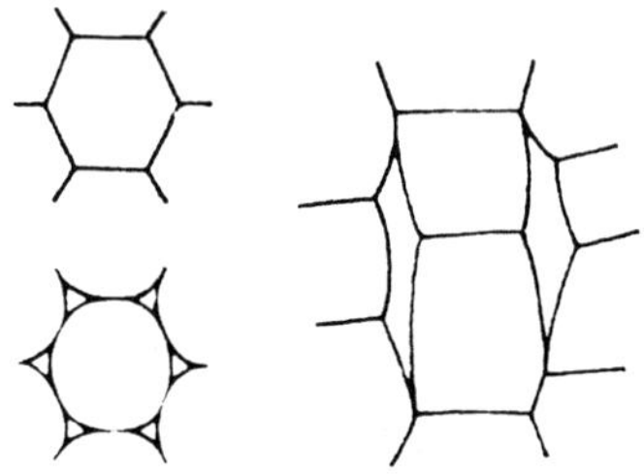

Abb. 5 Schema zur schizogenen Interzellularbildung durch Auseinanderweichen der Zellwände an den Ecken (links Querschnitt, rechts Längsschnitt)

2 Bildungsgewebe

Bildungsgewebe, auch *Meristeme* genannt, sind teilungsfähige Gewebe. Sie werden unterteilt in primäre und sekundäre Meristeme. Primäre embryonale Bildungsgewebe behalten ihre Teilungsaktivität bei (*Ur-* oder *Promeristeme*). Manche Dauergewebe erhalten ihre Teilungsfähigkeit wieder zurück und werden damit zu sekundären oder *Folgemeristemen*. Sind nur einzelne Zellen zu Teilungen befähigt, so spricht man von *Meristemoiden*.

Meristeme

Primär : Urmeristeme : Radikula, Plumula

positiv geotrop   positiv heliotrop

Sekundär :

Korkkambium Phellogen

Primär

Dauergewebe beim Samen: Testa = Samenschale
Endosperm = Nährgewebe

Wurzel wächst zum Erdmittelpkt = positiv geotrop
(durch Kitzelreiz)

3 Dauergewebe

In den Dauergeweben finden keine Zellteilungen mehr statt. Diese ausdifferenzierten Zellen sind größer als die meristematischen Zellen, relativ plasmaarm und von mehr oder minder großen Vakuolen durchzogen.
Je nach Herkunft lassen sich auch die Dauergewebe unterteilen. *Primäre Dauergewebe* entstehen aus Urmeristemen, *sekundäre Dauergewebe* gehen aus Folgemeristemen hervor.

3.1 Grundgewebe

Die Hauptmasse eines Pflanzenkörpers macht das Grundgewebe (*Parenchym*) aus. Es besteht aus meist isodiametrischen Zellen mit nur schwach verdickten Zellwänden. In diesen Zellen laufen die wichtigsten Stoffwechselvorgänge ab. Sie sind prall gefüllt mit Zellsaft. Das Welken einer Pflanze ist auf den Wasserverlust in diesem Parenchym zurückzuführen. Entsprechend ihrer funktionellen Differenzierung kann man verschiedene Parenchymarten unterscheiden.
Assimilationsparenchyme sind in den Blättern und im grünen Rindengewebe der Sprosse zu finden und dienen der CO_2-Assimilation (s. Kap. V. 1.3).
In den Speicherorganen, z. B. in der Kartoffelknolle, liegen *Speicherparenchyme* vor, in denen bestimmte Reservestoffe abgelagert werden. Außerdem gibt es *Leitparenchyme*, die den Stofftransport ermöglichen und *Durchlüftungsparenchyme*, die für den Gasaustausch zuständig sind.
Die oberirdischen Teile der Pilze bestehen aus einem Geflecht von verzweigten und miteinander verwachsenen Pilzfäden. Diese bilden ein Pseudoparenchym oder *Plektenchym*. Dieses Scheingewebe kann im Querschnitt ein echtes Parenchym vortäuschen, aber im Gegensatz zu diesem fehlen hier die Mittellamellen.

3.2 Abschlussgewebe

Das Abschlussgewebe dient der Pflanze als Schutz gegen äußere Einwirkungen. Man unterscheidet das primäre und das sekundäre Abschlussgewebe. Das *primäre Abschlussgewebe* besteht in der Regel aus einer einschichtigen Oberhaut, der *Epidermis*. Wird diese infolge des Dickenwachstums der Pflanzenteile zerrissen, so wird der Abschluss vom *sekundären Abschlussgewebe* oder *Korkgewebe* übernommen.

3.2.1 Epidermis

Die Epidermis geht aus der äußersten Schicht des Urmeristems hervor. Sie soll einerseits eine schützende Hülle für die Pflanze sein, aber auch einen Stoffaustausch mit der Außenwelt ermöglichen. Die Epidermis besteht daher aus lückenlos zusammenschließenden Zellen, die häufig noch miteinander verzahnt sind. Der Gasaustausch mit der Atmosphäre wird durch *Spaltöffnungen* ermöglicht.
Als zusätzlicher Schutz wird an der Oberfläche der Epidermiszellen eine sehr widerstandsfähige, wasserabstoßende Schicht abgeschieden. Diese wird als *Kutikula* bezeichnet. Zusätzlich kann aus der Kutikula noch Wachs nach außen hervortreten. Es entstehen Wachsüberzüge, wie man sie bei Früchten, z. B. bei Pflaumen, und manchen Blättern, z. B. denen des Rotkohls, beobachten kann.

3.2.1.1 Spaltöffnungen

Der Gasaustausch und die Abgabe von Wasserdampf sind trotz lückenlos aneinander schließender Epidermiszellen durch die *Spaltöffnungsapparate* oder *Stomata* gewährleistet. Diese Stomata bestehen aus zwei meist bohnenförmig gestalteten Zellen, die einen Spalt zwischen sich frei lassen. Diese beiden *Schließzellen* werden von den *Nebenzellen* umgeben. Spalt, Schließ- und Nebenzellen bilden zusammen den Spaltöffnungsapparat. Der Spalt stellt die Verbindung her zwischen der Atmosphäre und den Interzellularräumen. Im Gegensatz zu den übrigen Epidermiszellen enthalten die Schließzellen Chloroplasten. Sie sind in der Lage, durch Änderungen des Innendrucks ihre Gestalt so zu verändern, dass sich der Spalt zwischen ihnen schließt und öffnet. Die Spaltöffnungen sind also die Regulatoren des Gasaustausches und der Transpiration.
Die Spaltöffnungsapparate sind wichtige Unterscheidungsmerkmale bei der Identifizierung von Blatt- und Krautdrogen. Es gibt vier verschiedene Typen (Abb. 6). *Anisocytische* Spaltöffnungen liegen vor, wenn von mehr als zwei Nebenzellen eine wesentlich kleiner

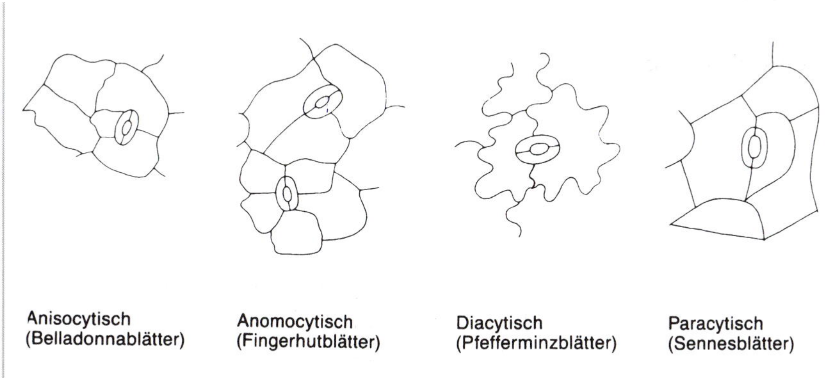

Abb. 6 Spaltöffnungsapparate

als die anderen ist (Beispiel: Belladonnablätter). Bei *anomocytischen* Stomata liegen die Nebenzellen unregelmäßig, ohne besondere Anordnung um die Schließzellen (Beispiel: Fingerhutblätter). Wenn zwei Nebenzellen die Schließzellen so umgeben, dass ihre aneinander grenzenden Wände quer zum Spalt liegen, spricht man von *diacytischen* Öffnungen (Beispiel: Pfefferminzblätter). Bilden die gemeinsamen Wände der Nebenzellen die Verlängerung zum Spalt, so werden die Stomata *paracytisch* genannt (Beispiel: Sennesblätter). Zur Erkennung der Drogen sind außer Gestalt der Spaltöffnungen auch Lage und Anzahl im Verhältnis zu den Epidermiszellen wichtig. Diese Unterscheidung findet in der Bestimmung des Spaltöffnungsindex im Ph. Eur. Verwendung.

3.2.1.2 Haare

Pflanzliche Haare, auch *Trichome* genannt, sind Anhangsgebilde der Epidermis. Sie gehen ausschließlich durch weiteres Wachstum aus Epidermiszellen hervor. In ihrer Form und Funktion zeigen sie große Mannigfaltigkeit. Sie können ein- oder mehrzellig, verzweigt oder unverzweigt, lebend oder abgestorben sein (Abb. 7). Sind sie in großer Zahl vorhanden, dienen sie im Allgemeinen als Schutz gegen Verdunstung. Charakteristische Haarformen dienen wie auch die Spaltöffnungsapparate zur Erkennung von Blattdrogen.
Eine besondere Form von Haaren stellen die *Drüsenhaare* dar (s. Teil B, Kap. 5.4.1, Pfefferminzblätter). Hier sitzt auf einem meist mehrzelligen Stiel eine köpfchenförmige Endzelle, in der ätherisches Öl produziert wird. Dieses wird durch die Außenwände abgeschieden, gelangt aber zunächst nicht ins Freie. Es sammelt sich in einem Spaltraum, der durch Abheben der Kutikula von der Zellwand entsteht (Subkutikularraum). Erst bei stärkerem Druck wird die Kutikula gesprengt, und das ätherische Öl tritt aus. Liegen die Drüsenzellen in Gruppen vor, so spricht man von *Drüsenschuppen* (s. Teil B, Kap. 5.3, Abb. 5 und Kap. 5.4.1, Abb. 8). Auch hier reichert sich das ätherische Öl unter der abgehobenen Kutikula an. Drüsenschuppen findet man u. a. bei Asteraceen (Korbblütlern) und Lamiaceen (Lippenblütlern).
Brennhaare sind die einzelligen borstenförmigen Trichome der Brennnessel und anderer Urticaceen (Abb. 7). Der obere Teil dieser Haare läuft spitz aus und endet mit einer kleinen Kuppe. Diese ist durch Kieselsäureeinlagerung sehr spröde und bricht bei Berührung leicht ab. Das Haarende dringt wie eine Kanüle in die Haut ein und entleert seinen Zellsaft in die Wunde. In diesem befinden sich u. a. Histamin und Acetylcholin, die eine allergische Reaktion hervorrufen, welche sich durch Brennen und Jucken bemerkbar macht.

3.2.2 Korkgewebe

Die Epidermis der Sprossachse ist nur in wenigen Fällen zu einem Dehnungswachstum befähigt. Im Allgemeinen verlieren die Epidermiszellen schnell ihre Teilungsfähigkeit und werden zerrissen. Jetzt wird ein sekundäres Abschlussgewebe erzeugt, das zumeist aus reihenweise angeordneten Korkzellen besteht. Diese werden durch eine besondere meristematische Schicht, das *Korkkambium*, gebildet. Korkkambium und die Gesamtheit der Korkzellen werden zusammen als *Periderm* bezeichnet (Abb. 8).

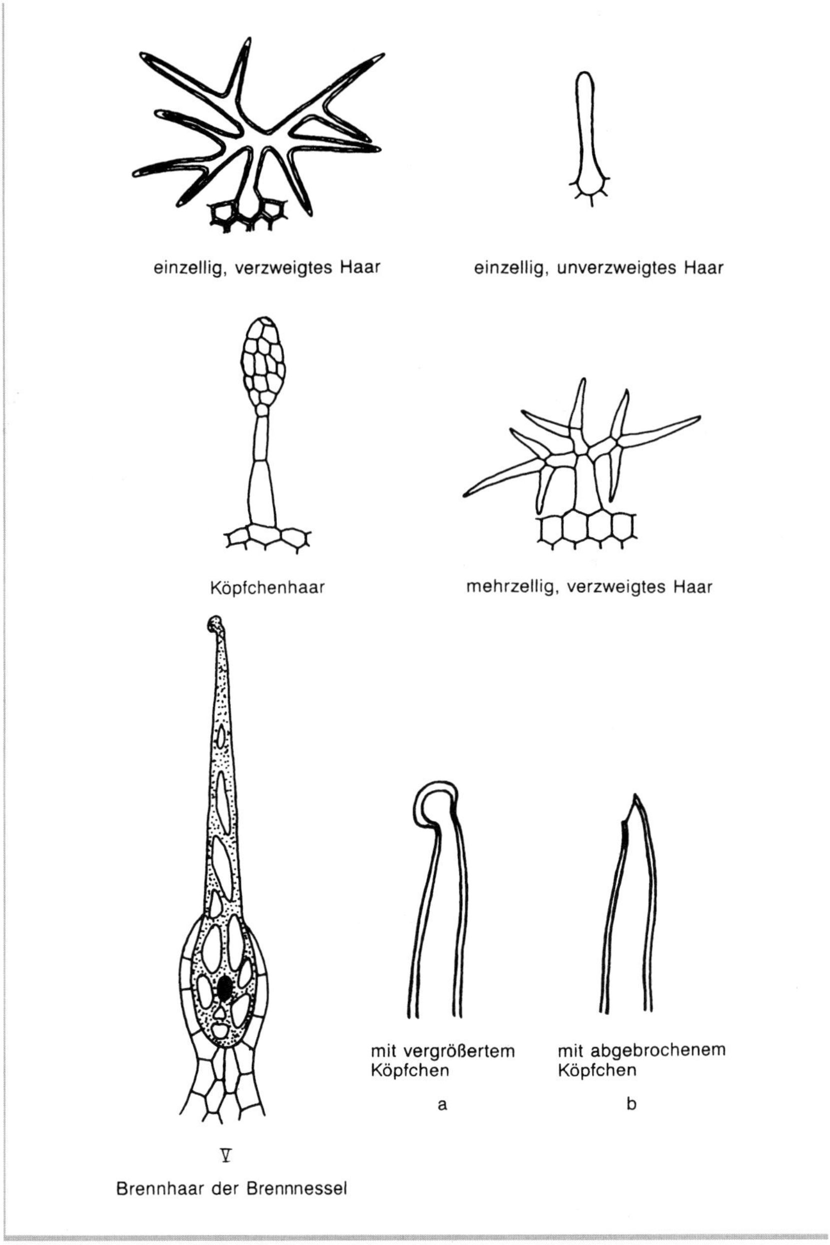

Abb. 7 Haartypen

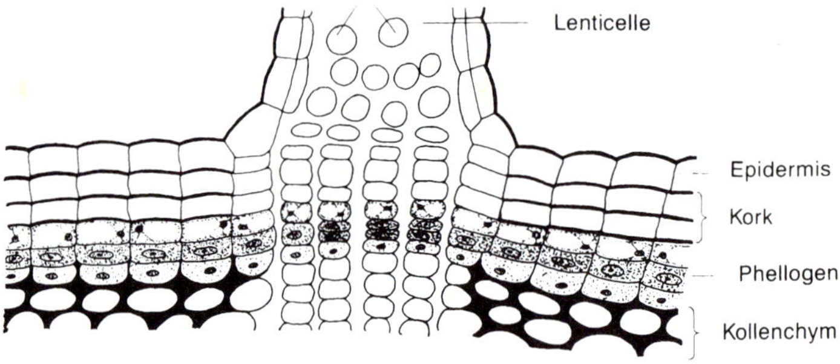

Abb. 8 Schnitt durch ein Periderm mit Lenticelle

Korkzellen sind tote Zellen. Sie sind mit Suberin (Korkstoff) und häufig mit Phlobaphenen (gerbstoffartigen Verbindungen) ausgekleidet. Damit sind sie wasser- und luftundurchlässig und bilden einen guten Schutz gegen äußere Einflüsse. Um einen Gasaustausch des Gewebes mit der Umgebung zu ermöglichen, sind besondere Luftporen im Korkgewebe ausgespart. Diese werden als *Lenticellen* bezeichnet. Sie entstehen an den Stellen der ehemaligen Spaltöffnungen und bestehen aus locker liegenden Füllzellen. Die Anordnung der Lenticellen kann lang gestreckt sein wie z. B. beim Holunder oder auch quer gestreckt wie bei der Faulbaumrinde.
Durch Verletzung an Stämmen oder Zweigen kommt es zur vermehrten Korkbildung (Wundkork).

3.3 Leitgewebe

Je größer und je differenzierter der Körper einer Pflanze wird und je mehr sich dieser Körper aus dem Boden in den Luftraum erstreckt, desto dringender wird die Notwendigkeit, verdunstendes Wasser zu ersetzen und in den Blättern gebildete Assimilate in der Pflanze zu verteilen. Diese Verteilung geschieht mit Hilfe besonderer Zellen, die in ihrer Gesamtheit als *Leitgewebe* bezeichnet werden. Dieses Leitgewebe besteht aus längs gestreckten, röhrenförmigen Zellen, die sich durch Bau und Funktion von den umgebenden Zellen unterscheiden. Es ist unterteilt in einen *Siebteil*, der den Transport der gelösten organischen Stoffe übernimmt, und einen *Holzteil*, der der Leitung der Salze und des Wassers dient.

3.3.1 Siebteil

Der Siebteil (*Phloem*) setzt sich in erster Linie aus *Siebröhren* zusammen. Das sind lang gestreckte Zellen mit siebartig durchbrochenen Querwänden. Diese Querwände werden daher als *Siebplatten* bezeichnet. Die Siebröhren enthalten lebende Protoplasten; ihre Zellwände sind unverholzt.
Begleitet werden sie von so genannten *Geleitzellen*, deren Zellwände aber nicht durch Poren durchbrochen sind. Außerdem sind im Siebteil Parenchymzellen vorhanden.
Die Siebröhren leiten die in Wasser gelösten organischen Bau- und Betriebsstoffe von den Blättern zu den Orten des Verbrauchs und der Speicherung.

3.3.2 Holzteil

Der Holzteil (*Xylem*) übernimmt die Leitung des Wassers und der darin gelösten Nährsalze von der Wurzel bis zu den Blättern. Er besteht vornehmlich aus *Tracheen*. Das sind Röhren, die aus Einzelzellen durch weit gehende oder vollständige Auflösung der Querwände entstanden sind. Bei den Nadelhölzern bestehen die wasserleitenden Gefäße aus lang gestreckten Einzelzellen, die schräg aneinander stoßen. Diese Schrägwände sind reich getüpfelt und gewährleisten so den Wassertransport. Diese Gefäße werden als *Tracheiden* bezeichnet.
Tracheen und Tracheiden sind tote Gefäße. Somit fehlt ihnen der aktive Innendruck, und sie sind dem Außendruck des umgebenden Gewebes stärker ausgesetzt. Um diesem entgegenwirken zu können, sind ihre Wände mit verholzten Verdickungen ausgesteift. Diese Lignin enthaltenden Wandverdickungen sind oft auf schmale Leisten begrenzt. Dazwischen bleibt die wenig verdickte Wand erhalten, durch die eine Abgabe von Wasser an die Umgebung möglich ist.
Die Leisten können unterschiedliche Formen annehmen. So werden *ring-* oder *spiralförmige, netz-* oder *treppenartige* Wandverdickungen unterschieden. Bei den *Tüpfelgefäßen* nehmen die verholzten Verdickungen den größten Teil der Zellwand ein. Hier bleiben nur kleine Tüpfel (s. Kap. I. 3.1) ausgespart.
Neben den Tracheen und Tracheiden sind im Holzteil noch *Holzfasern* enthalten. Sie dienen mit ihren gleichmäßig verdickten Wänden ebenfalls der Festigung. Gelegentlich kommen auch lebende *Holzparenchymzellen* vor.

3.3.3 Leitbündel

Xylem und Phloem sind in der Regel nicht voneinander getrennt, sondern sind in einem Verband zusammengefasst, der als *Leitbündel* bezeichnet wird. Sie verlaufen als Stränge in Richtung der Längsachse von Wurzel und Stängel.
Je nach Anordnung der Siebröhren und der Holzgefäße unterscheidet man kollaterale, konzentrische und radiale Leitbündel (Abb. 9).
Bei den *kollateralen* Leitbündeln sind Xylem und Phloem nebeneinander angeordnet. Hierbei liegt der Holzteil stets nach innen, der Siebteil nach außen. Beim *geschlossen kolla-*

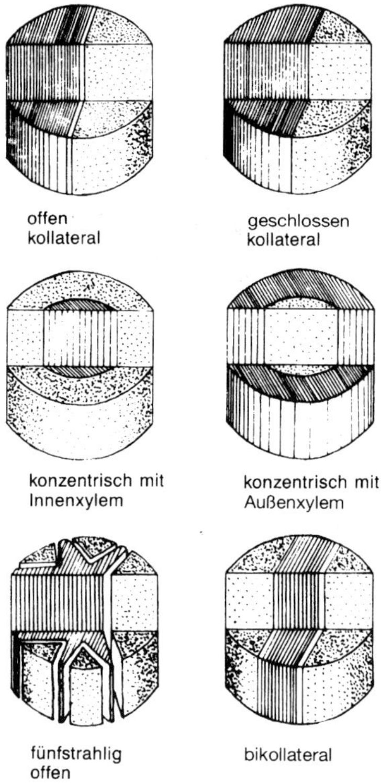

Abb. 9 Leitbündeltypen (Xylem: schraffiert, Phloem: punktiert, Kambium: weiß)

teralen Leitbündel, das bei vielen monokotylen Pflanzen (einkeimblättrigen Pflanzen) zu finden ist, stoßen Xylem und Phloem direkt aneinander. Bei den Dikotylen sind Holz- und Siebteil durch einen meristematischen Gewebestreifen, das *Kambium*, getrennt. Diese Art wird als *offen kollaterales* Leitbündel bezeichnet (Abb. 10).

Hinsichtlich der Anordnung der Leitbündel im Stängel gibt es ebenfalls Unterschiede zwischen monokotylen und dikotylen Pflanzen.

Der Stängelquerschnitt einer monokotylen Pflanze zeigt verstreut angeordnete Leitbündel; im Dikotylenstängel sind die Leitbündel ringförmig angeordnet (Abb. 11).

Bei den Farnen treten *konzentrische* Leitbündel auf. Hierbei umgreift der Siebteil ringförmig den Holzteil (Innenxylem). Es gibt auch den umgekehrten Fall mit Außenxylem, z. B. bei den Erdsprossen einiger Monokotylen. Im typischen Fall sind die Leitbündel der Wurzel *radial* angeordnet. Hier hat das Xylem Strahlenform; es verläuft vom Zentrum zur Peripherie. Zwischen den Gefäßsträngen liegen die Siebstränge, die meist durch Parenchymschichten voneinander getrennt sind.

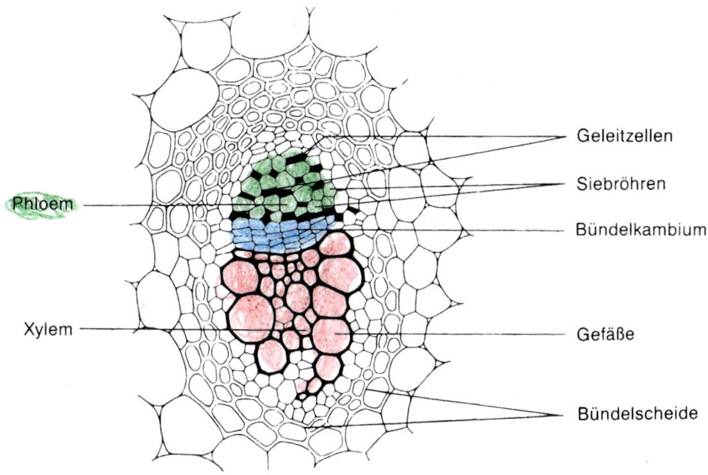

Abb. 10 Offen kollaterales Leitbündel

bei Dikotyledonae (enthält faszi-kuläres Kambium

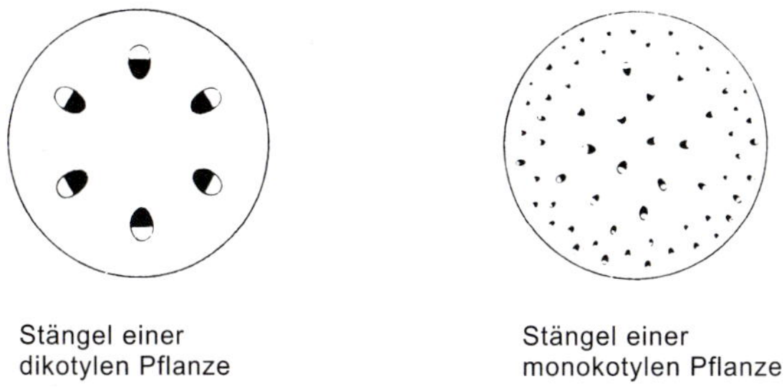

Abb. 11 Schematische Anordnung der Leitbündel (Holzteil = schwarz, Siebteil = weiß)

In der Regel ist jedes Leitbündel von einer *Bündelscheide* umschlossen, die aus Parenchymzellen oder Festigungsgewebe bestehen kann.

3.4 Festigungsgewebe

Um ihre typische Gestalt zu bewahren, benötigt die Pflanze eine gewisse Festigkeit. Zwar bietet der Innendruck in den Parenchymzellen ein gewisses Maß an Festigkeit, doch reicht dies in vielen Fällen nicht aus. Deshalb sind in den meisten Pflanzen besondere Festigungselemente vorhanden. Wir unterscheiden Zellen, die nur stellenweise oder allseitig verdickt sind.

3.4.1 Kollenchym *lebend*

Die noch entwicklungsfähigen Pflanzenteile beinhalten das lebende Festigungsgewebe, das *Kollenchym*. Seine Wände sind nur teilweise verdickt, und je nach Lage der Verdickung unterscheidet man Ecken- (Kanten-) und Plattenkollenchym (Abb. 12). Beim Eckenkollenchym sind nur die Ecken verstärkt, beim Plattenkollenchym die Seitenwände.

3.4.2 Sklerenchym *tot; Lignineinlagerung*

Sklerenchymfasern besitzen keinen lebenden Inhalt mehr. Ihre Wände sind gleichmäßig verdickt (Abb. 12). Die unverholzten Wände zeichnen sich durch eine hohe Elastizität aus. Durch Lignineinlagerungen werden sie mehr oder weniger starr. Je nachdem, ob das Gewebe auf Druck oder auf Zug beansprucht wird, unterscheidet man Steinzellen und Sklerenchymfasern.

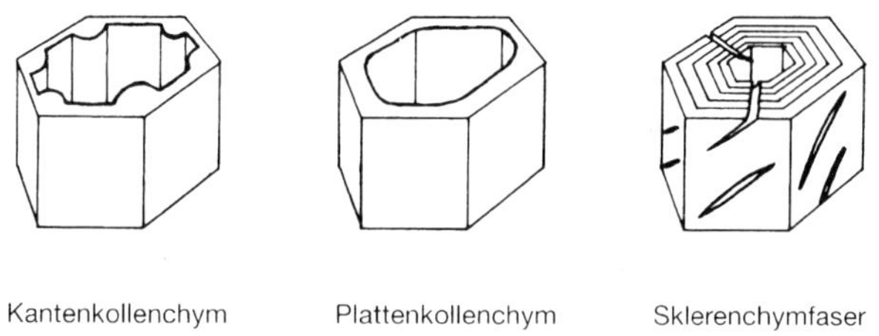

Abb. 12 Festigungsgewebe

3.5 Exkretionsgewebe

In die lebende Zelle werden nicht nur Stoffe aufgenommen, umgeformt und eingebaut, sondern auch einige wieder abgeschieden. Wenn diese Stoffe als Abfallprodukte keine weitere Verwendung im Organismus finden, werden sie als *Exkrete* bezeichnet. Sollen sie noch ganz bestimmte Aufgaben für den Organismus erfüllen, nennt man sie *Sekrete*. Viele Exkrete finden in der Pharmazie Verwendung, wie z. B. ätherische Öle, Milchsäfte, Harze, Balsame u. a. Die Gewebe, in denen sie gebildet werden, nennt man *Exkretionsgewebe*. Exkretzellen finden sich einzeln oder in Gruppen vereint in fast allen Gewebearten als primäre oder sekundäre Elemente.

3.5.1 Milchröhren

Zu den Exkretzellen gehören die *Milchröhren* (Abb. 13). Ungegliederte Milchröhren sind lange, meist reich verzweigte, schlauchartige Einzelzellen ohne Querwände. Sie enthalten eine milchige Emulsion. Die *ungegliederten* Schläuche finden wir bei Euphorbiaceen (z. B. Euphorbia-Arten) und Moraceen (z. B. Gummibaum).

Wolfsmilchgewächse

Feigengewächse

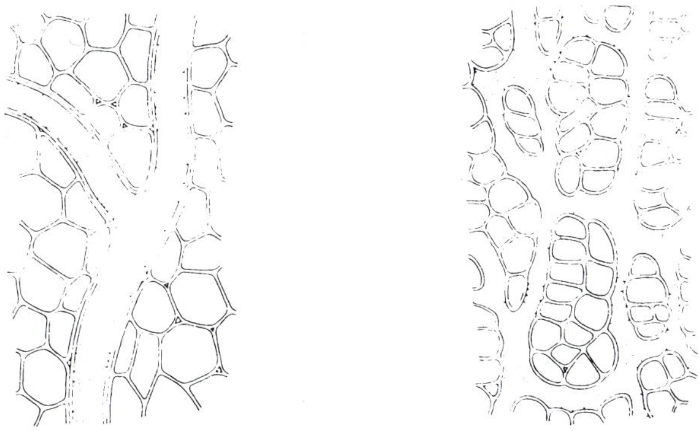

Abb. 13 Milchröhren

Bei den *gegliederten* Milchröhren sind mehrere Exkretzellen durch Auflösung der Querwände miteinander verschmolzen. Diese Schläuche sind vielfach zu einem Netzwerk verbunden. Sie kommen bei den Papaveraceen (z. B. Schöllkraut) und bei manchen Euphorbiaceen (z. B. Kautschukbaum) vor.

3.5.2 Behälter für ätherische Öle

Ätherisches Öl kann in den unterschiedlichsten Exkretbehältern gefunden werden. Häufig findet man es in Interzellularen. Lysigene Interzellularen (s. Kap. II. 1.1) treten bei den Rutaceen (z. B. Orangen, Zitronen) auf. Schizogene Exkretbehälter kommen bei den Apiaceen (z. B. Fenchel, Anis, Kümmel) vor. Außerdem werden ätherische Öle in epidermalen Drüsenhaaren erzeugt, z. B. bei den Lamiaceen (s. Kap. II. 3.2.1.2).

3.5.3 Diverse Exkretbehälter

Hydathoden (Wasserspalten) sind feine Öffnungen, die sich häufig an Blattzähnen befinden, z. B. bei der Erdbeerpflanze und beim Frauenmantel. Sie dienen der Abscheidung flüssigen Wassers.
Nektarien sondern zuckerreiche Sekrete ab, die Insekten anlocken. Sie finden sich vor allem innerhalb der Blüte.
Bei den insektenfressenden Pflanzen (*Insektivoren*) finden wir Drüsenzellen, die ein nach Honig duftendes Sekret absondern, das die Insekten anlockt.

III. Morphologie

1 Morphologische Organisationsstufen

Die Gesamtheit der Pflanzen wird nach dem Grad ihrer morphologischen Entwicklung in drei große Organisationsstufen eingeteilt: Protophyten, Thallophyten und Kormophyten. Die Übergänge zwischen diesen drei Gruppen sind durch verschiedene Übergangsformen fließend. Die Protophyten und Thallophyten sind im typischen Fall an das Leben im Wasser gebunden und sind noch nicht in der Lage, ihren eigenen Wasserhaushalt so zu regulieren, dass ihnen ein Leben außerhalb des Wassers möglich wäre. Erst die weitergehende Differenzierung bei den Kormophyten ermöglicht dieses Leben außerhalb des Wassers (s. Kap. III. 4).

Protophyten sind einzellige Pflanzen oder lockere Zellverbände, z. B. Bakterien und Blaualgen. Sie sind noch nicht oder nur wenig differenziert und können daher den Verband leicht wieder verlassen.

Bei den vielzelligen *Thallophyten* hat dagegen schon eine „Arbeitsteilung" unter den einzelnen Zellen stattgefunden. Hierzu gehören höher organisierte Algen und Pilze. Sie sind noch nicht in Spross und Wurzel gegliedert, sondern stellen fädige oder blattartige Gebilde dar.

Die *Kormophyten* haben den höchsten Differenzierungsgrad erreicht. Diese Pflanzen sind in Wurzel, Stängel und Blätter gegliedert. Zu den Kormophyten gehören die farnartigen Gewächse und die Samenpflanzen.

Die Moose (*Bryophyten*) nehmen eine Sonderstellung bei den Kormophyten ein. Sie haben teilweise noch eine ausgesprochen thallöse Organisation, zeigen andererseits aber schon eine Gliederung in Stämmchen und Blättchen, haben aber keine echten Wurzeln.

2 Protophyten

Die Protophyten sind die einfachste pflanzliche Organisationsstufe. Hierzu gehören alle Bakterien und Blaualgen, einige andere Algen und niedere Pilze.

Die einfachste Form der Protophyten sind die Einzeller. Bei ihrer Teilung entstehen Tochterzellen, deren Gesamtheit häufig durch Gallerten zusammengehalten wird. Diese lockeren Aggregate heißen *Zönobien*. Bestehen sie nicht aus umhäuteten Zellen, sondern aus nackten Plasmamassen, so werden sie als *Plasmodien* bezeichnet. Es gibt bei den Protophyten Vertreter, die während bestimmter Entwicklungsphasen mehrkernig sind, z. B. Schlauchalgen.

Hier entstehen große, meist schlauchförmig gestaltete Gebilde mit einer großen Anzahl von Zellkernen. Bei diesen Gebilden sprechen wir von *Zönoblasten*.

3 Thallophyten

Der *Thallus* ist ein mehrzelliges Gebilde, das bereits arbeitsteilige Differenzierung zeigt. Thalli können durch Zusammenlagerung von zuvor freien Einzelzellen entstehen (Aggregationsverbände) oder durch unvollkommene Trennung der Tochterzellen nach der Zellteilung (echte Vielzeller). Von der Form her werden Faden-, Flecht- und Gewebethalli unterschieden.

Bei den *Fadenthalli* kommt es zur Ausbildung von unverzweigten Zellfäden, die im Gegensatz zum Zönoblasten aus mehreren Zellen bestehen. Diese Einzelzellen haben gemeinsame Zellwände und sind durch Tüpfel mit einander verbunden. Der Fadenthallus zeigt bereits polare Differenzierung. Er bildet zur einen Seite eine so genannte Rhizoidzelle, die den Thallus im Boden festheftet, zur entgegengesetzten Seite eine Scheitelzelle aus. Diese ist zur Zellteilung befähigt. Sie teilt sich quer zur Längsachse des Fadens und gliedert basalwärts Segmente ab. Bei den Fadenthalli kommen bereits seitliche Verzweigungen vor.

Flechtthalli sind die Organisationsform von Rotalgen und den Fruchtkörpern der höheren Pilze. Es sind reichverzweigte, dichte Fadensysteme, die durch Verflechtung der einzelnen Zellfäden entstanden sind. Die Schnittbilder der Pilzfruchtkörper täuschen oft ein parenchymatisches Gewebe vor. Dieses Pseudoparenchym wird auch als *Plektenchym* bezeichnet. Als Pilzfruchtkörper wird der Teil des Pilzes bezeichnet, der die Bodenoberfläche durchbricht und einem unterirdischen Myzel aufsitzt. Das ist z. B. der essbare Teil des Champignons.

Bei den *Gewebethalli* kann sich die Scheitelzelle sowohl längs als auch quer teilen. Auf diese Weise entstehen mehrschichtige Thalli, die für viele Braunalgen charakteristisch sind. Die Zellen der Gewebethalli lassen bereits eine deutliche Differenzierung in ihren Funktionen erkennen.

4 Kormophyten

Der *Kormus* ist die Organisationsforen der höheren Pflanzen (Kormophyten). Er besteht aus drei Grundorganen: Sprossachse, Blatt und Wurzel (Abb. 14.) Die *Sprossachse* übernimmt den Transport von Wasser und Nährsalzen von der Wurzel zu den Blättern. In den auch als Haftorganen dienenden *Wurzeln* erfolgt die Aufnahme dieser Substanzen. In der Regel sind die *Blätter* die Assimilationsorgane der Pflanze. Diese Aufgabenverteilung findet nicht nur in der äußeren, sondern auch in der inneren Gestaltung des Kormus ihren Ausdruck. Es sind differenzierte Gewebe und Gewebesysteme für diese Arbeitsteilung entstanden.

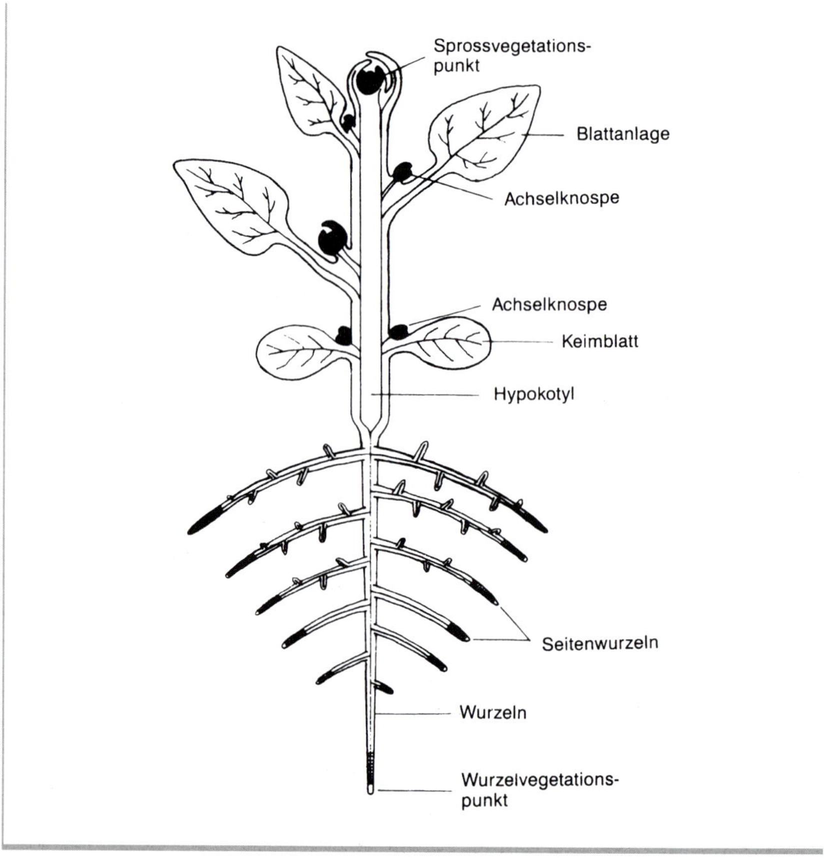

Abb. 14 Organisation des Kormus

Charakteristisch für die Mehrzahl der Kormophyten ist die Ausbildung besonderer *Scheitelmeristeme* an den Vegetationspunkten (s. Kap. III. 4.4.1 und Kap. III. 4.6.1). Diese Meristeme bestehen bei den Angiospermen (Bedecktsamern) aus mehreren Zellen, die in Schichten übereinander angeordnet sind. Die äußeren Zellen der meristematischen Schichten teilen sich nur antiklin (senkrecht zur Oberfläche) und bilden eine periphere *Tunika*, die den zentralen Gewebekomplex umgibt. Die inneren meristematischen Zellen teilen sich sowohl antiklin als auch periklin (parallel zur Oberfläche des Vegetationspunktes) und bilden das zentrale Gewebe, das als *Korpusgewebe* bezeichnet wird.
Die Blattanlagen entstehen als seitliche Auswüchse aus den äußeren Zellschichten des Sprossvegetationskegels. Die jungen Blätter wachsen jedoch schneller als die Sprossachse und umgeben den empfindlichen Vegetationspunkt als schützende Knospe.
Der Wurzelvegetationspunkt unterscheidet sich von dem des Sprosses dadurch, dass er keine Blattanlagen ausbildet. Hier entsteht jedoch eine Wurzelhaube (*Kalyptra*), die die meristematischen Zellen vor mechanischen Beschädigungen durch das Erdreich schützt.

4.1 Samenkeimung und Keimpflanzen

epigäische Keimung: Hypokotyl + Kotyledonen oberhalb d. Bodenoberfläche

hypogäisch: Keimblätter bleiben unter der Erde

Samenpflanzen (*Spermatophyten*) sind solche Organismen, die zu ihrer Fortpflanzung Blüten und Samen ausbilden. Aus den Samen einer Art gehen unter geeigneten Bedingungen neue Individuen dieser Art hervor.
In jedem Samen steckt in Gestalt des Embryos ein junges Pflänzchen mit Keimachse und Keimblättern, Spross- und Wurzelvegetationspunkt. Die Samenkeimung wird durch Wasseraufnahme eingeleitet. Dadurch quillt der Samen, und die Samenschale wird gesprengt. Als erstes tritt die *Primärwurzel* nach außen und verankert den Keimling im Boden. Danach streckt sich ein kurzer Teil der Achse, das *Hypokotyl*, über den Boden. Jetzt wachsen die Keimblätter (*Kotyledonen*) heran und bilden im Licht Chlorophyll. Bei dieser *epigäischen* Keimung befinden sich Hypokotyl und Kotyledonen oberhalb der Bodenoberfläche. Bleiben die Keimblätter während der Entwicklung unter der Erde, sprechen wir von einer *hypogäischen* Keimung. Bei den Monokotylen ist es ein Keimblatt, bei den Dikotylen sind es zwei Kotyledonen, die hervortreten.
Der Sprossvegetationspunkt bringt durch dauernde Teilungsaktivität weitere Sprossabschnitte und Blätter hervor. Der Wurzelvegetationspunkt treibt die Wurzel in die Länge. Einkeimblättrige Pflanzen haben ein primäres Wurzelsystem, dessen Wachstum nur begrenzt ist. Die Hauptwurzel wird durch sekundäre, *sprossbürtige Wurzeln* ersetzt.

4.2 Wuchsformen der Höheren Pflanzen

In Abhängigkeit von Gestalt und Bau der Sprossachsen sowie ihrer Lebensdauer werden verschiedene Wuchsformen unterschieden.
Bäume und Sträucher sind *perennierende*, d. h. ausdauernde Holzgewächse. In beiden Fällen überdauert das gesamte Sprosssystem bis auf Blätter und Blüten, die in jedem Früh-

jahr neu gebildet werden. Die *Bäume* besitzen einen Stamm, der durch reiche Verzweigung der bleibenden Seitenäste eine Krone erhält. Hier ist die Hauptachse gefördert. Bei den *Sträuchern* werden die Seitenäste gefördert, die die ursprüngliche Hauptachse übergipfeln.
Halbsträucher zeigen nur basale, verholzte Achsenteile; die krautigen Sprossenden sterben regelmäßig ab. Als Beispiele seien Lavendel, Thymian und Salbei genannt.
Kräuter sind unverholzte Pflanzen. Wir unterscheiden ein- (*annuelle*) und zweijährige (*bienne*) Kräuter. Die Biennen sind häufig Rosettenpflanzen, die im ersten Jahr nur eine Blattrosette hervorbringen und im zweiten Jahr die Blüten ausbilden. Beispiele: Fingerhut (Digitalis), Königskerze (Verbascum). Zu den zweijährigen Pflanzen ohne Blattrosette gehört z. B. die Petersilie.
Stauden sind mehrjährig, aber unverholzt. Gegen Ende der Vegetationsperiode sterben nur ihre oberirdischen Teile ab. Sie überwintern mit unterirdischen Organen oder mit Sprossteilen, die der Erdoberfläche dicht anliegen. Zu den Stauden gehören z. B. Erdbeeren (Fragaria) und Rhabarber (Rheum).

4.3 Spezielle Überlebensformen

Durch Anpassung an die Lebensweise und an bestimmte Umweltbedingungen ergibt sich eine Vielfalt von Sprossgestalten. So finden sich Anpassungen an extrem trockene Klimata bei den *Xerophyten* (Trockenpflanzen), an feuchte Standorte bei den *Hygrophyten* (Sumpfpflanzen), an das Leben im Wasser bei den *Hydrophyten* (Wasserpflanzen), an salzhaltige Böden bei den *Halophyten* (Salzpflanzen) u. a.
Dabei können die Abwandlungen (*Metamorphosen*) eines bestimmten Grundorgans sehr tiefgreifend sein. Als Beispiel seien die *Sukkulenten* angeführt. Um in ihrem extrem trockenen Lebensraum das kostbare Wasser festzuhalten, bilden sie fleischig-saftige Wasserspeichergewebe aus. Werden diese von der Sprossachse gebildet, so spricht man von *Stammsukkulenten*. Hier sind die Blätter zu Dornen reduziert. Die Sprossachse ist dabei soweit umgebildet, dass sie als Assimilationsorgan dient.
Eine andere Form der wasserspeichernden Pflanzen sind die *Blattsukkulenten*, bei denen die Blätter zusätzlich zu ihrer Aufgabe als Assimilatoren noch eine Wasserspeicherfunktion übernehmen.
Zu den Sprossmetamorphosen gehören auch die *Rhizome*. Das sind unterirdische, der Überwinterung dienende, meist horizontal wachsende, verdickte Sprossachsen, die Speicherfunktionen besitzen. Einige *Kletterpflanzen* besitzen *Sprossranken* wie z. B. der Wein. Auch die *Sprossknollen* sind Metamorphosen der Sprossachse. Sie entstehen entweder aus dem Hypokotyl (z. B. Radieschen) oder aus oberirdischen (z. B. Kohlrabi) oder unterirdischen (z. B. Kartoffeln) Sprossabschnitten. Die Kartoffeln bilden sich aus Seitentrieben, die im basalen Bereich der Sprossachse gebildet werden. Diese Seitentriebe schwellen am Ende knollenförmig an und übernehmen dann Speicherfunktionen. Die so genannten Augen sind Knospenanlagen, die in der nächsten Vegetationsperiode austreiben.

Während bei Pflanzen mit Rhizomen und Sprossknollen die Reservestoffe in der Sprossachse gespeichert werden, erfolgt die Ablagerung bei den *Zwiebelgewächsen* in Blattorganen. Bei der Küchenzwiebel gehen die Zwiebelschuppen aus abgestorbenen Laubblättern hervor. Der Spross ist stark verkürzt. In den Achseln der Zwiebelschuppen liegen Achselknospen, die zu Beginn der neuen Vegetationsperiode austreiben.

4.4 Die Sprossachse

Die *Sprossachse*, der „Stängel". ist meistens ein zylindrischer, stabförmiger Körper. Sie trägt die Blätter an besonderen Ansatzstellen, den *Knoten* (Nodi). Die Sprossabschnitte zwischen den Knoten werden als *Internodien* bezeichnet. Außerdem leitet die Sprossachse die Nährstoffe zwischen Wurzeln und Blättern. Daher besitzt sie für den Transport der Assimilationsprodukte und des nährstoffhaltigen Wassers bestimmte Leitungsbahnen. Zur mechanischen Festigung werden besondere Festigungselemente ausgebildet (s. Kap. III. 4.4.2).

4.4.1 Primärer Bau und Gewebedifferenzierung

Das Scheitelmeristem der Vegetationspunkte ist ein Urmeristem und behält seine Teilungsfähigkeit bei. Die basalwärts abgegliederten Zellen teilen sich noch eine Zeitlang weiter. Man spricht hier deshalb von einer *meristematischen Zone*. Diese geht ohne deutliche Grenze in die *Determinationszone* über. Hier erfolgt die Aufteilung in einen peripheren Mantel aus künftigem Rindengewebe (Urrinde) und einen zentralen Strang künftigen Markgewebes (Urmark). An diesen Teil schließt sich die *Zone der Differenzierung* an. Hier werden die ersten Leitungselemente gebildet. Mit zunehmender Entfernung vom Vegetationspunkt schreitet die Differenzierung fort. Die endgültige Ausbildung der Leitbündel und der anderen Gewebe der Sprossachse ist mit dem Hauptstreckungswachstum und dem primären Dickenwachstum verbunden.
Bei einem Schnittbild durch einen Dikotylenstängel (Abb. 15) ergibt sich folgendes Bild: im Zentrum befindet sich das parenchymatische *Markgewebe*, das der Stoffspeicherung dient. Die Markzellen werden häufig zerrissen oder weichen auseinander, so dass eine Markhöhle entsteht. Darauf folgen die *Leitbündel* mit Xylem nach innen, Phloem nach außen. Dieser Leitbündelzylinder ist von einem Ring *sklerenchymatischer Zellen* umgeben. Alle diese Elemente zusammen bilden den *Zentralzylinder*. Darauf folgt nach außen das *Rindengewebe*, das als Assimilations- und Speichergewebe dient. Den äußeren Abschluss bildet die chlorophyllfreie Epidermis.

4.4.2 Sekundäres Dickenwachstum

Im Laufe vieler Vegetationsperioden erfahren Bäume und manche Sträucher eine so starke Ausdehnung, dass ihre Leitungselemente zur Wasserversorgung und ihre Festigungselemente zum Tragen der Baumkronen nicht mehr ausreichen. Deshalb muss neues Leitungs-

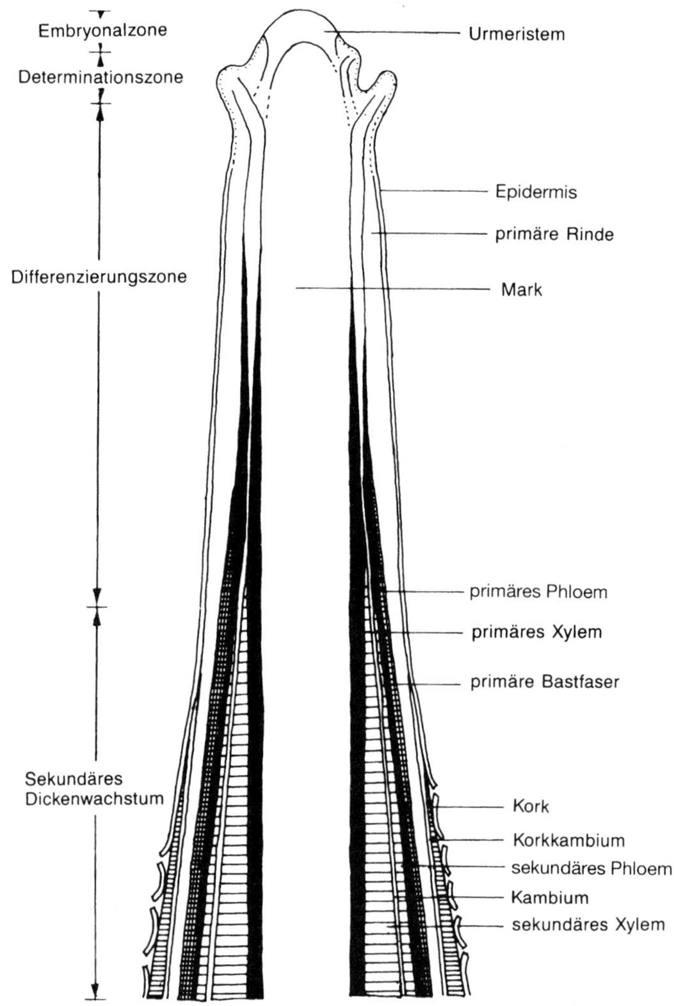

Abb. 15 Schematischer Längsschnitt durch die Sprossspitze einer holzigen dikotylen Pflanze

und Festigungsgewebe gebildet werden, was als sekundäres Dickenwachstum bezeichnet wird. Eine Ausnahme hiervon machen Baumfarne und baumartige Monokotylen. Hier erfolgt eine geringe Umfangsvergrößerung durch Erstarkung des Vegetationspunktes. Der Durchmesser der Sprossachse ist daher im Wesentlichen bereits vorgegeben.

Beim *sekundären Dickenwachstum* der mehrjährigen Dikotylen dagegen erfährt der Spross eine ständige Umfangserweiterung. Dieses wird durch die nachträgliche Aktivierung eines Meristems ermöglicht, des *interfaszikulären Kambiums*. Dieses befindet sich

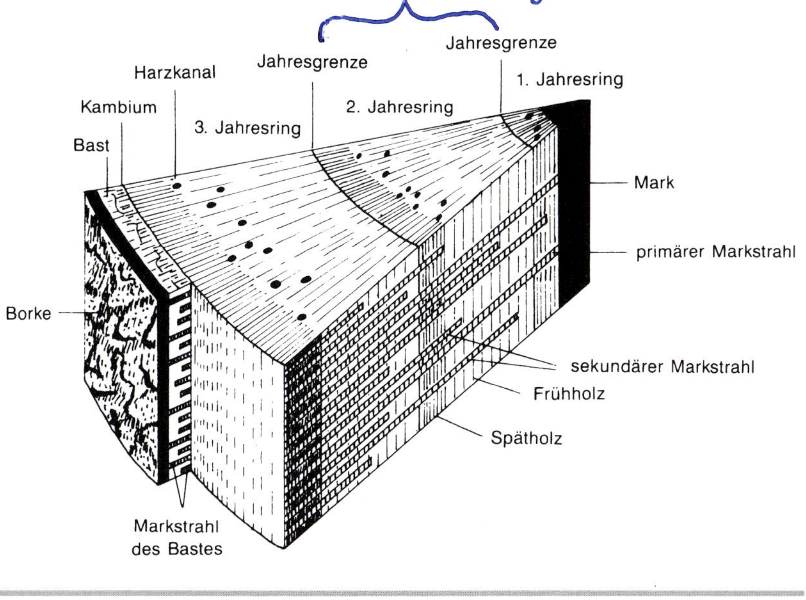

Abb. 16 Stück eines dreijährigen Pinus-Stammes

zwischen den ringförmig angeordneten offen kollateralen Leitbündeln (s. Kap. II. 3.3.3) und bildet mit dem Kambium der Leitbündel einen geschlossenen *Kambiumring*. Dieser Kambiumring bildet nun fortlaufend neue Elemente: nach außen Phloem-, nach innen Xylemanteile. Zwischen den Leitbündeln bleiben parenchymatische Streifen erhalten. Sie verbinden den zentralen Markkörper der Achse mit der Rinde und werden deshalb als *Markstrahlen* bezeichnet (Abb. 16).

Die Tätigkeit des Kambiums ist abhängig von der Jahreszeit. So beginnt es im Frühjahr mit der Bildung weitlumiger Tracheen und Tracheiden (*Frühholz*) und beendet seine Tätigkeit im Herbst mit der Bildung von englumigen Tracheen und Tracheiden (*Spätholz*) (s. Kap. II. 3.3.2). Das Frühholz dient überwiegend der Wasserleitung, das Spätholz übernimmt Festigungsaufgaben. Im Winter stellt das Kambium seine Tätigkeit ganz ein, um im Frühjahr wieder aktiv zu werden. So entsteht eine scharfe Jahresgrenze. Das zwischen zwei Jahresgrenzen liegende Gewebe entspricht einem Jahreszuwachs. Durch Auszählen dieser *„Jahresringe"* ergibt sich somit das Alter des Stammes. Bei tropischen Hölzern, deren Wachstum keinen jahresperiodischen Schwankungen unterliegt, sind die Jahresringe nur schwach ausgeprägt.

Das ältere, innen liegende Leitungsgewebe und das umgebende Parenchym werden außer Funktion gesetzt. Man bezeichnet sie als *Kernholz*. Sie dienen nur noch der Festigung. Häufig sind in ihren Zellwänden fäulnishemmende Gerbstoffderivate (Phlobaphene s. Teil B Kap. 6.5) eingelagert. Dadurch wird das Holz härter und haltbarer gemacht (z. B. Teak, Ebenholz). Im Gegensatz zum toten Kernholz bezeichnet man den funktionsfähigen Teil des Holzkörpers als *Splint*. Dieses Holz übernimmt die Wasserleitung.

Gerbstoffderivate = Phlobaphene

Die im Verlaufe des sekundären Dickenwachstums vom Kambiumring nach außen abgegliederten Elemente sind: Siebröhren, Geleitzellen, Bastfasern. Dieser äußere Teil wird in seiner Gesamtheit als *sekundäres Abschlussgewebe* bezeichnet.
In den meisten Fällen kann die Epidermis einer derartigen Erweiterung des Umfangs der Sprossachse nicht standhalten und wird zerrissen. Sie muss durch ein sekundäres Abschlussgewebe ersetzt werden. Dieses wird durch eine besondere meristematische Schicht, das Korkkambium (*Phellogen*), erzeugt. Dieses gibt nach außen verkorkte, nach innen unverkorkte Zellen ab. Der äußere Teil wird als Kork (*Phellem*), der innere Teil als *Phelloderm* bezeichnet. Kork, Phellogen und Phelloderm bilden zusammen das *Periderm* (Abb. 8). Das erste Korkkambium stirbt jedoch bald ab, und es werden neue Korkkambien im Bast angelegt, die ihrerseits wieder neue Korkschichten erzeugen. Auf diese Weise werden durch die Peridermschichten die äußeren Gewebe der Rinde und des Bastes abgetrennt.
Die Gesamtheit dieser Gewebe bezeichnen wir als *Borke*. Verlaufen die Korkkambien konzentrisch, so sprechen wir von *Ringelborke*, wie z. B. beim Wein und der Birke. Schließen die Phellogene bogenartig aneinander und umfassen nur begrenzte Teile der Stammoberfläche, so liegt eine *Schuppenborke* vor, wie z. B. bei Kiefer und Eiche. Bei der Korkeiche bildet das Phellogen Korkzellen in so großer Anzahl, dass dicke Korkkrusten entstehen, die zur Gewinnung der Flaschenkorke genutzt werden.

4.4.3 Verzweigung der Sprossachse

Im einfachsten Falle ist der Spross eine aufrechte Achse; in den meisten Fällen ist er jedoch verzweigt. Die Verzweigung kann sowohl dichotom als auch axillär erfolgen. Die *Dichotomie* ist bei den Kormophyten auf die Bärlappgewächse beschränkt. Bei dieser gabeligen Verzweigung (Abb. 17) teilt sich der Sprossscheitel unabhängig zur Beblätterung in zwei neue Scheitel auf. Die ursprüngliche Wachstumsrichtung des Sprosses wird dabei aufge-

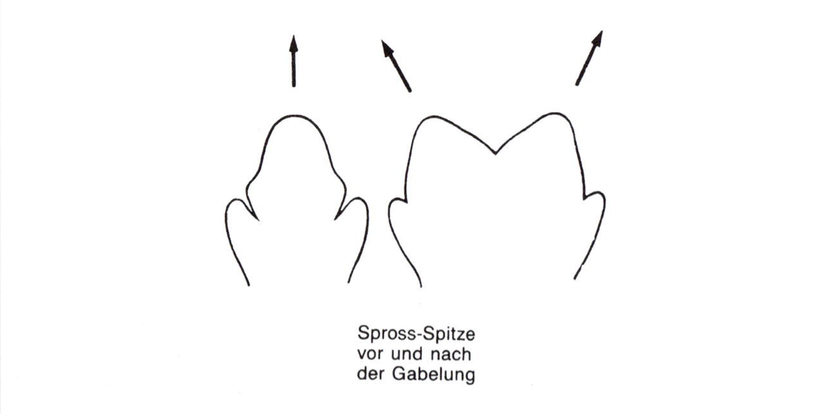

Abb. 17 Schema der dichotomen Verzweigung

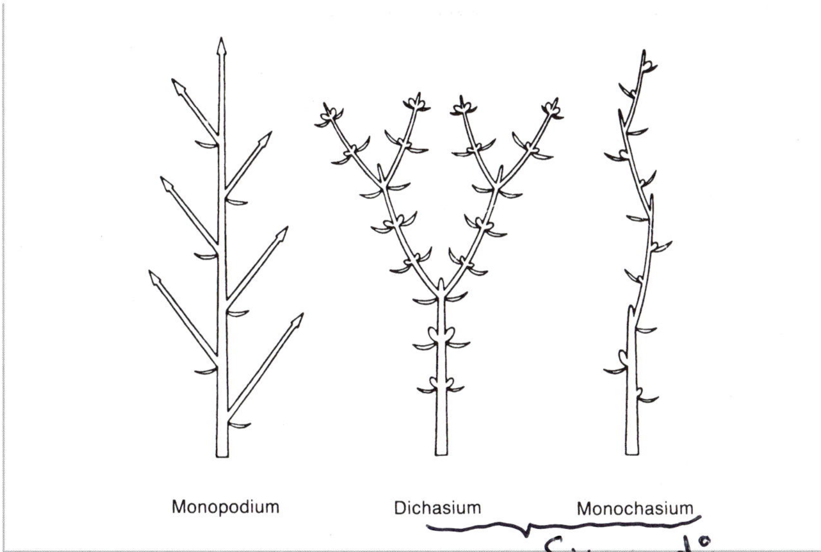

Abb. 18 Schematische Darstellung der Verzweigungssysteme

geben, und es treiben zwei Gabeläste nach neuen Richtungen aus. Wächst einer der Zweige stärker als der andere, wird eine seitliche Verzweigung vorgetäuscht.

Alle anderen Kormophyten zeigen eine seitliche oder *axilläre* Verzweigung. Im typischen Fall entstehen hier die Seitensprosse in den Achseln der Blätter.

Man unterscheidet bei der seitlichen Verzweigung verschiedene Formen. Bleibt die Hauptachse den Seitenzweigen übergeordnet, so sprechen wir von einem *Monopodium* (Abb. 18). Beispiele dafür sind die Fichte und die Tanne. Im umgekehrten Fall bleibt die Hauptachse nach Anlage der Seitentriebe in ihrer Entwicklung zurück oder stellt das Wachstum ganz ein. In diesem Falle handelt es sich um eine *sympodiale* Verzweigung. Setzt nur jeweils ein Seitentrieb die Entwicklung fort, so entsteht ein *Monochasium*. Diese Verzweigung wird bei den Sprossachsen der Weinrebe beobachtet. Ein *Dichasium* liegt vor, wenn zwei Seitentriebe weitergebildet werden. Charakteristische Beispiele hierfür sind der Flieder und die Mistel.

4.5 Das Blatt

Die Blätter entstehen exogen, also aus den äußeren Zellschichten der Vegetationskegel der Sprossachse. Sie haben die Aufgabe, unter Ausnutzung der Energie des Sonnenlichtes die Assimilation von Kohlendioxid durchzuführen, und sie regulieren den Wasserhaushalt der gesamten Pflanze. Trotz großer Mannigfaltigkeit der Formen zeigen vollständig ausgebildete Blätter einen einheitlichen Bauplan. Jedes Blatt gliedert sich in Unter- und Oberblatt.

Das *Unterblatt* oder der *Blattgrund* ist der dem Spross ansitzende Teil; das *Oberblatt* setzt sich aus *Stiel* und *Spreite* (Lamina) zusammen.

4.5.1 Blattfolge

Die ersten Blattbildungen einer Sprossachse sind stets die *Keimblätter* (Kotyledonen). Die Monokotylen haben nur eines, die Dikotylen haben zwei Keimblätter. Den Kotyledonen folgen die *Laubblätter*, die häufig alle gleich aussehen. Fast regelmäßig gehen den eigentlichen Laubblättern einfacher gestaltete, kleinere Blätter voraus. Sie befinden sich an der Basis eines Triebes oder an den Knoten ausläuferartiger Sprosse und werden als *Niederblätter* bezeichnet. Von *Hochblättern* spricht man, wenn Blattorgane oberhalb der Laubblattregion vorkommen. Sie finden sich vor allem in der Blütenregion. Zuweilen sind sie blumenblattartig gefärbt und dienen dazu, Insekten anzulocken (z. B. beim Wachtelweizen, Weihnachtsstern). Bei den Lindenblüten sind die Hochblätter die Flugorgane für die Früchte.
Sind an einer Sprossachse zwei unterschiedliche Blattformen vorhanden, so sprechen wir von *Heterophyllie*. Ein typisches Beispiel ist die Efeupflanze, die während ihrer vegetativen Entwicklung gelappte Blätter hervorbringt. Kommt es zur Blütenbildung, entstehen ungelappte Blattorgane. Unterscheiden sich gleichgeformte Blätter am selben Knoten nur durch ihre Größe, so wird diese Erscheinung als *Anisophyllie* bezeichnet.

4.5.2 Blattformen

Blätter zeigen in Form und Gestalt eine große Vielfalt (Abb. 19). Schon beim Blattgrund reicht die Variationsbreite vom Fehlen bis zur Umwandlung in nicht mehr als Blattgrund erkennbare Teile. Bei den Gräsern ist der Blattgrund scheidenförmig ausgebildet und umgibt den Stängel („Blattscheide"). Häufig zeigt der Blattgrund Auswüchse neben dem Blattstiel, die *Nebenblätter* oder *Stipeln*. Das sind kleine, meist schuppenförmige Gebilde.

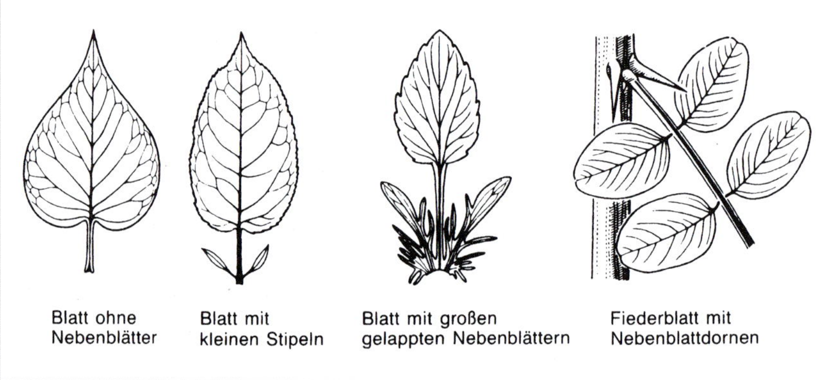

Abb. 19 Verschiedene Blattformen

Beim Stiefmütterchen (Viola) erreichen die Nebenblätter jedoch eine im Vergleich zu den Laubblättern recht beachtliche Größe. Bei der Robinie sind die Nebenblätter zu holzigen Dornen umgebildet.

Die große Mannigfaltigkeit ergibt sich auch durch die unterschiedlichen Größenverhältnisse von Blattgrund, Stiel und Spreite zueinander, durch die Symmetrieverhältnisse und durch die Ausbildung des Blattrandes. Dieser kann glatt, gezähnt, gesägt, gekerbt oder gelappt sein. Die Blattspreite ist einteilig oder besteht aus mehreren Teilblättchen, den *Blattfiedern*. Diese sitzen einer gemeinsamen Achse an, der *Blattspindel*. Diese Fiederblätter können paarig und unpaarig sein. Im letzten Fall ist eine Endfieder vorhanden.

Die Nadelblätter zeigen einen charakteristischen, xeromorphen Bau. Ihre Epidermiswände sind so stark verdickt, dass nur noch ein kleines Zelllumen übrig bleibt. Die Spaltöffnungen sind in das Blatt eingesenkt. Zusammen mit dem darunter liegenden Sklerenchymgewebe verleiht die Epidermis der Nadel ihre Festigkeit.

Sind Blätter sowohl in der äußeren Gestalt als auch im inneren Aufbau total umgewandelt, so haben wir es mit *Blattmetamorphosen* zu tun. Bei der Insekten fangenden Kannenpflanze ist der Blattgrund als Assimilationsorgan ausgebildet, die Spreite zu einem Schlauchblatt geworden. Nicht selten sind die Blätter zu Dornen umgewandelt, z. B. bei der Berberitze und den Kakteen. Bei den Kletterpflanzen sind alle oder ein Teil der Blätter in Ranken umgebildet, z. B. bei der Erbse.

4.5.3 Anatomie des Blattes

In der Mehrzahl der Fälle sind die Laubblätter *bifazial* gebaut, d. h. Ober- und Unterseite sind verschieden (Abb. 20). Bei den *äquifazialen* Blättern sind Ober- und Unterseite gleich. Beide Blattarten haben auf der Ober und Unterseite eine chloroplastenfreie *Epidermis*. Dazwischen liegt das eigentliche Blattgewebe, das *Mesophyll*. Dieses besteht beim bifazialen Blatt aus dem oberseits liegenden Palisadenparenchym und dem darunter liegenden Schwammparenchym. Beim äquifazialen Blatt wird das Schwammparenchym beiderseits von einem Palisadenparenchym umgeben.

Im *Palisadenparenchym* sind die längs gestreckten Zellen senkrecht zur Epidermis angeordnet. Die Zellen liegen ziemlich dicht und enthalten zahlreiche Chloroplasten. Es ist das eigentliche Assimilationsgewebe. Es kann ein- oder mehrschichtig sein.

Die Zellen des chloroplastenärmeren *Schwammparenchyms* sind unregelmäßig gestaltet und durch große Interzellularräume voneinander getrennt. Dieses Interzellularensystem steht durch die Spaltöffnungen, die die Epidermis durchbrechen, mit der Außenluft in Verbindung. Es vermittelt den Gasaustausch und die Wasserdampfabgabe.

Die lückenlose Epidermisschicht wird nur durch die Spaltöffnungen unterbrochen. Sind sie nur auf der Blattunterseite zu finden, sprechen wir vom *hypostomatischen* Blatt. Befinden sie sich auf beiden Seiten, so handelt es sich um *amphistomatische* Blätter. Einen Sonderfall bilden die *epistomatischen* Schwimmblätter, die mit der Unterseite dem Wasser aufliegen und deshalb die Spaltöffnungen auf der Oberseite tragen.

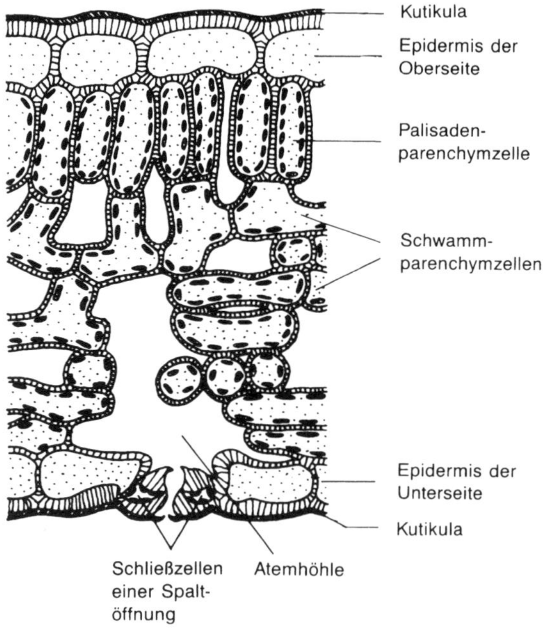

Abb. 20 Querschnitt eines bifazialen Blattes

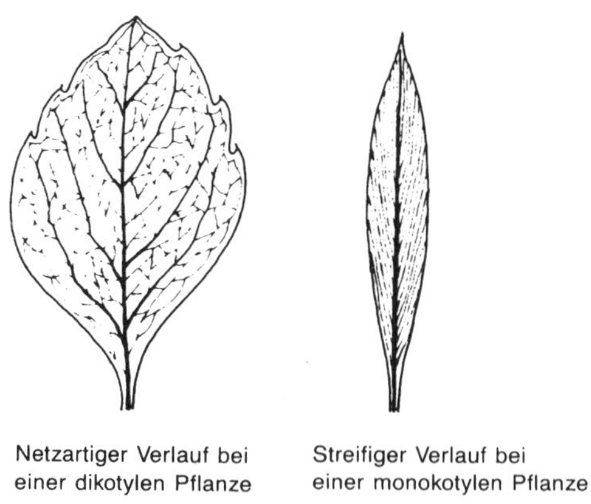

Abb. 21 Leitbündelverlauf im Blatt

Die Leitbündel (Abb. 21) treten von der Sprossachse durch die so genannte *Blattspur* in das Blatt ein. Bei den meisten Dikotylen bilden die Leitbündel ein reich verzweigtes Netz (Netznervatur). Die hier auch als Blattnerven bezeichneten Leitbündel gehen von einem relativ starken, in der Mitte liegenden Hauptnerv aus und enden blind im Mesophyll. Bei den Monokotylen werden die Blätter in der Längsrichtung von etwa gleich starken und fast parallel laufenden Leitungsbahnen durchzogen (Parallelnervatur).

4.5.4 Blattstellung

Die Stellung der Blätter am Spross unterliegt einer eindeutigen Gesetzmäßigkeit. Je nachdem ob ein oder mehrere Blätter an einem Stängelknoten angelegt werden, entstehen ein- oder mehrzählige *Wirtel*. Für mehrzählige Wirtel gelten zwei Regeln:

1. Der Winkel, den die Blätter eines Wirtels miteinander bilden, ist stets gleich (*Äquidistanz*).
2. Bei aufeinander folgenden Wirteln stehen die Blätter stets über den Blattlücken des vorhergehenden Wirtels (*Alternanz*).

Denkt man sich die übereinander stehenden Blätter jetzt auf einer Linie, so entstehen die so genannten Geradzeilen (*Orthostichen*). Projiziert man die einzelnen Knoten der Sprossachse in die Zeichenpapierebene und stellt sie durch Kreise dar, so erhalten wir ein *Blattstellungsdiagramm*.

Als Beispiel sei die Blattstellung bei den Lamiaceen (Lippenblütlern) gewählt. Hier trägt jeder Knoten zwei Blätter. Nach obigen Regeln stehen Blattpaare aufeinander folgender Knoten jeweils gekreuzt zueinander. Diese gekreuzt gegenständige Blattstellung nennt man *Dekussation* (Abb. 22).

Trägt jeder Wirtel nur ein Blatt, so spricht man von *spiraliger* Blattstellung. Auch hier ist die Anordnung der Blätter nicht regellos. Jedes Blatt ist gegen das vorhergehende durch einen bestimmten Winkel (*Divergenzwinkel*) versetzt, der annähernd gleich ist. Verbindet man die Spitzen aufeinander folgender Blätter mit einer Linie, so ergibt sich die *Grundspirale*.

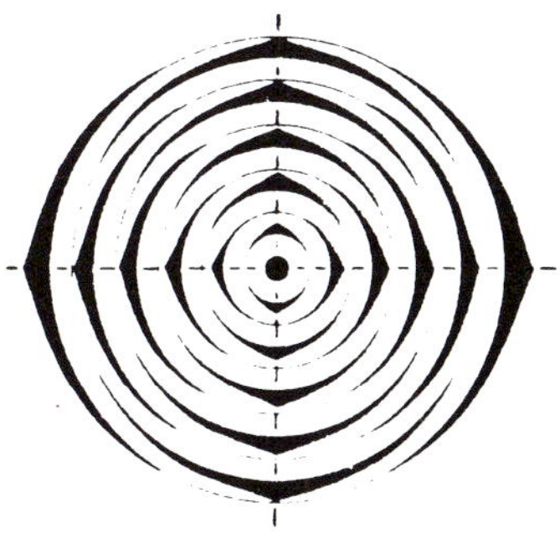

Abb. 22 Blattstellungsdiagramm am Beispiel der Dekussation

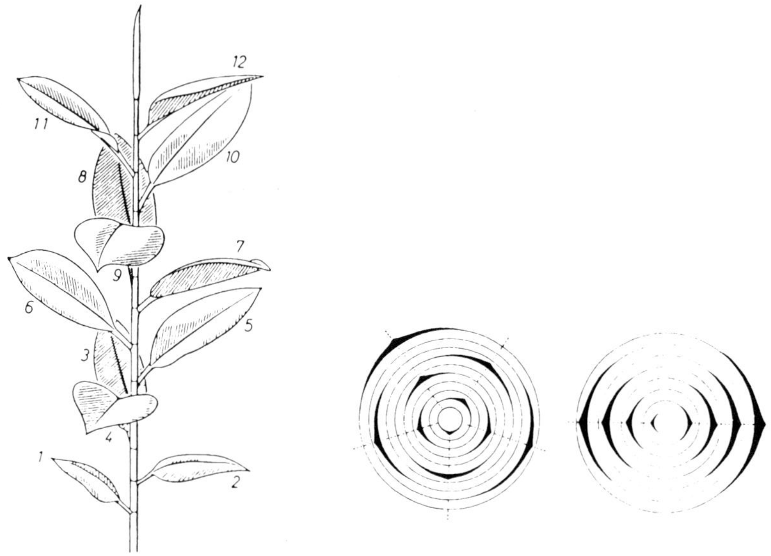

Zweig des Gummibaumes (die Zahlen 1—12 kennzeichnen die aufeinanderfolgenden Blätter)

Diagramm der 2/5 Blattstellung

Diagramm der 1/2 Blattstellung

Abb. 23 Blattstellungsdiagramme

Der Divergenzwinkel beträgt in sehr vielen Fällen $2/5$ (= 144 Grad). Bei dieser $2/5$ -Stellung kommt regelmäßig das 6. Blatt über das 1., das 7. über das 2. zu liegen usw. In diesem Fall lassen sich 5 Geradzeilen oder Orthostichen feststellen, in welche die jeweils übereinander liegenden Blätter eingeordnet sind. Ein Beispiel dafür ist der Gummibaum (Abb. 23).
Eine besondere spiralige Blattstellung ist die *Distichie*. Hier beträgt der Divergenzwinkel 180 Grad, d. h. zwei aufeinander folgende Blätter stehen sich genau gegenüber, z. B. die nicht blühenden Triebe des Efeus.

4.6 Die Wurzel

Die Wurzel stellt neben Spross und Blatt das dritte Grundorgan des Kormus dar. Sie soll den Organismus im Boden verankern und ihm Wasser und mineralische Nährstoffe zuführen. Wichtige Unterscheidungsmerkmale zur Sprossachse sind der Besitz einer Wurzelhaube, radiale Leitbündel und das Fehlen der Blätter. An der Spitze der Wurzel (Abb. 24) befindet sich die Wurzelhaube oder *Kalyptra*, die den Wurzelvegetationspunkt umschließt. In der sich anschließenden *Wachstumszone* erfolgt vorwiegend das Längenwachstum. Diese

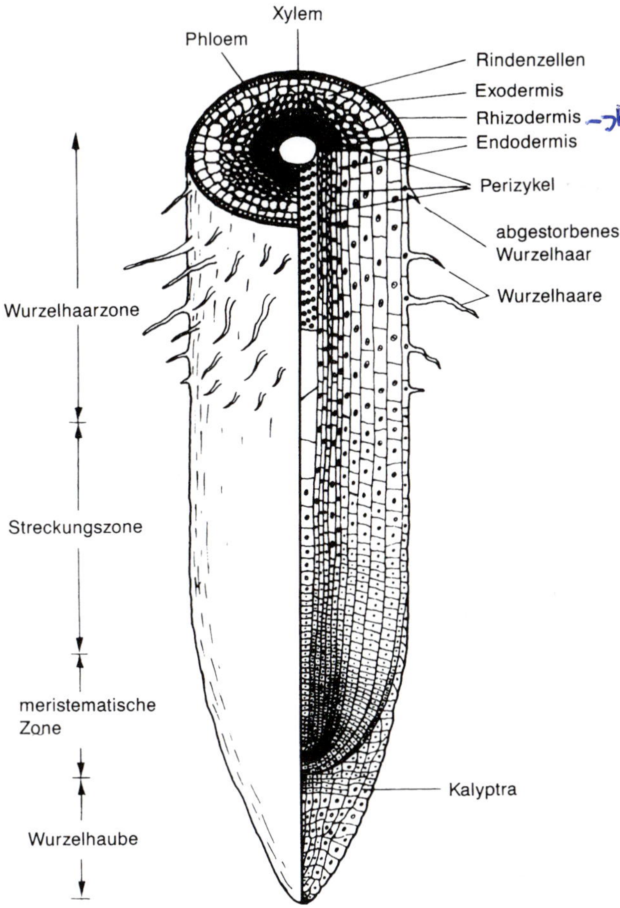

Abb. 24 Schematischer Bau einer Wurzelspitze

geht in die *Wurzelhaarzone* über, in der die Wurzelhaare gebildet werden. Daran schließt sich die *Verzweigungszone* an, in der die Seitenwurzeln entstehen.

4.6.1 Primärer Bau

Die Wurzel ist wie die Sprossachse von einer Epidermis umgeben. Sie ist im Gegensatz zur Sprossepidermis weder verdickt noch von einer Kutikula überzogen. Dieses ist notwendig, damit die Wurzel Wasser und die darin gelösten Salze aufnehmen kann. Um eine Vervielfachung der Wurzeloberfläche und damit eine größere Wasseraufnahme zu erreichen,

gehen aus der Epidermis zahlreiche Wurzelhaare hervor, die meist nach einigen Tagen wieder absterben. Im Hinblick auf diese Besonderheiten wird die Wurzelepidermis auch als *Rhizodermis* von der Sprossepidermis unterschieden.
Mit dem Absterben der Wurzelhaare gehen auch die Rhizodermiszellen zugrunde. Deshalb muss die Wurzel ein neues Abschlussgewebe bilden, die *Exodermis*. Gleichzeitig mit der Wurzelhaarbildung erfolgt die Differenzierung der übrigen Wurzelgewebe, die meist deutlich in *Rinde* und *Zentralzylinder* aufgeteilt sind. Die Rindenzellen sind parenchymatisch und dienen als Speichergewebe. Die innerste Rindenschicht wird als *Endodermis* bezeichnet. Als physiologische Scheide kontrolliert sie den Übertritt des Wassers und der Salze in das Xylem.
Im Zentralzylinder befinden sich die Gefäße und Siebröhren, die hier als radiale Leitbündel (s. Kap. II. 3.3.3) angeordnet sind. Die äußerste, an die Endodermis angrenzende Zellschicht ist der *Perizykel*. In ihm haben die *Seitenwurzeln* ihren Ursprung. Sie entstehen also *endogen*, d. h. sie wachsen von innen durch die gesamte Rinde nach außen und schieben dabei die Rindenzellen mechanisch beiseite.

4.6.2 Sekundäres Dickenwachstum

Gleichzeitig mit dem sekundären Dickenwachstum der Sprossachse setzt auch das Dickenwachstum der Wurzel ein. Es entsteht ein Kambiummantel aus parenchymatischem Gewebe und Perizykel. Dieses Wurzelkambium erzeugt wie das Sprosskambium nach innen Holz und nach außen sekundäre Rinde. Es entstehen schließlich ein zentraler Holzzylinder und breite Baststreifen.

4.6.3 Wurzelsysteme und besondere Wurzelformen

Durch die Verzweigung der Hauptwurzel entsteht ein *Wurzelsystem*. Je nach Art und Form der Ausbildung von Haupt- und Seitenwurzel sehen diese Systeme unterschiedlich aus. Wächst die Hauptwurzel stark in die Tiefe und nimmt dabei an Dicke zu, sprechen wir von *Pfahlwurzeln*. Hierbei bleiben die Seitenwurzeln dünn und kurz (Beispiele: Hauhechel, Steinklee).
Wächst die Primärwurzel stärker in die Dicke, so ergeben sich Rüben, z. B. bei der Möhre und beim Gelben Enzian. Meist ist am Aufbau der Rüben auch das Hypokotyl (Keimachse) beteiligt.
Bei den Monokotylen stirbt die Primärwurzel frühzeitig ab. Sie wird durch zahlreiche *sprossbürtige Wurzeln* ersetzt.
Besondere Wurzelformen finden wir in Form der *Haftwurzeln* bei Wurzelkletterern, z. B. beim Efeu, als *Stelz- und Atemwurzeln* bei Sumpfpflanzen, als grüne *Assimilations- und Luftwurzeln* bei Epiphyten (s. Kap. V. 1.6) und Kletterpflanzen.
Die Dahlie überwintert mit Hilfe der *Wurzelknollen*. Diese unterscheiden sich von den äußerlich ähnlich erscheinenden Sprossknollen durch den Besitz einer Wurzelhaube und das Fehlen von Niederblättern.

4.7 Die Blüte

Die Blüte stellt morphologisch gesehen kein selbständiges Grundorgan dar. Sie ist ein besonderer Sprossabschnitt, dessen Wachstum begrenzt ist und der andersartig gestaltete Blätter trägt (Abb. 25). Dieses sind die Blütenhüllblätter, Staubblätter und Fruchtblätter. Die große Mannigfaltigkeit bei den Blüten ergibt sich daraus, dass diese Organe in Form, Farbe und Anzahl sehr stark variieren.

Auch die Symmetrieverhältnisse sind unterschiedlich. Es gibt *radiäre* Blüten, die sich durch mehrere Schnitte in spiegelbildlich gleiche Teile zerlegen lassen (Beispiel: Tulpe). *Zygomorphe* Blüten lassen sich nur durch einen Schnitt in zwei gleiche Hälften teilen (Beispiel: Stiefmütterchen). *Asymmetrische* Blüten weisen keine Schnittebene auf (z. B. die Blüten der Canna-Pflanze).

Genau wie beim Blattstellungsdiagramm werden im *Blütendiagramm* die einzelnen Organe, auf Kreisen aufgetragen, in die Ebene projiziert (Abb. 25). Die Bauverhältnisse kann man auch in einer Blütenformel zum Ausdruck bringen.

Für die Tulpe lautet sie: $* \; P\,3+3 \; A\,3+3 \; G\,(\underline{3})$.

Hierbei bedeutet:

* *radiär*

P *Perianth* (Blütenhülle)

A *Andrözeum* (Gesamtheit der Staubblätter)

G *Gynözeum* (Gesamtheit der Fruchtblätter)

Die Blütenformel ist folgendermaßen zu deuten: Perianth und Andrözeum bestehen aus je zwei Organkreisen mit je drei Einheiten. Im Perianth sind die Blätter von Kelch und Krone gleichgestaltet. Es handelt sich um ein Perigon (s. u.). Das Gynözeum hat einen oberständigen Fruchtknoten (Strich unter der Zahl), deren drei Fruchtblätter miteinander verwachsen sind (Klammer um die Zahl).

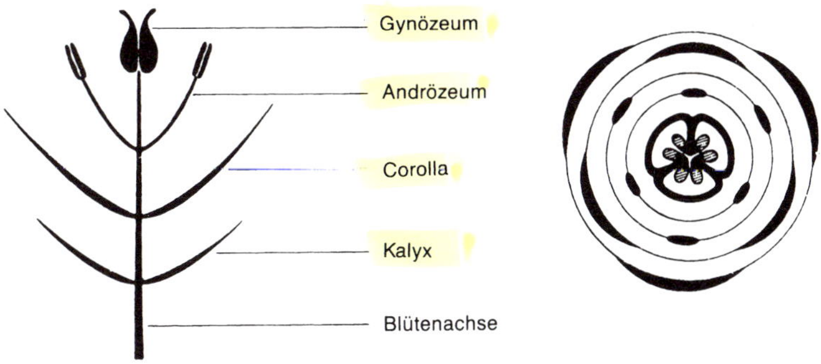

Schema zur Erläuterung des Aufbaus einer Blüte

Diagramm einer Tulpenblüte

Abb. 25 Blütendiagramm

4.7.1 Perianth

Das Perianth (Blütenhülle) ist in den meisten Fällen noch einmal unterteilt in *Kelch (Kalyx)* und *Krone (Corolla)*. Sind die Glieder beider Blütenblattkreise gleich, so sprechen wir von einem *Perigon*.

Der Kelch besteht in der Regel aus grünen Blättern, den Kelchblättern oder *Sepalen*. Sie haben die Aufgabe, die Blütenknospe schützend zu umgeben. Morphologisch sind sie als Hochblätter anzusehen, die sehr dicht an die Blüte herangerückt sind.

Die eigentliche „Blumen"-Krone wird von den Blumenblättern oder *Petalen* gebildet. Sie haben oft eine auffallende Form und Färbung und dienen der Insektenanlockung.

4.7.2 Andrözeum

Als Andrözeum wird die Gesamtheit der Staubblätter bezeichnet. Es ist der männliche Teil des Fortpflanzungsapparates. Ein Staubblatt (Abb. 26) besteht aus einem stielartigen Teil, dem *Filament*, und einem oberen verbreiterten Abschnitt, der *Anthere*. Diese teilt sich in zwei *Theken*, die durch das *Konnektiv* miteinander verbunden sind. In jeder Theke befinden sich 2 *Pollensäcke*, in denen der Blütenstaub oder *Pollen* erzeugt wird. Der Pollen wird bei der Reife freigesetzt.

Die Staubblätter stehen entweder einzeln oder sind an den Filamenten miteinander verwachsen (z. B. bei der Malve) oder an den Antheren miteinander verklebt (bei den Asteraceen). Die Anzahl der Staubblätter ist sehr unterschiedlich. Bei den Orchideen ist häufig nur ein einziges Staubblatt vorhanden; bei den Rosaceen (Rosengewächsen) sind es mehr als 10 pro Blüte. Sind Staubblätter unfruchtbar und bringen keinen Pollen hervor, bezeichnet man sie als *Staminodien*.

Der Blütenstaub setzt sich aus vielen einzelnen *Pollenkörnern* zusammen. Bei den Orchideen sind sämtliche Pollenkörner einer Anthere zu einem so genannten *Pollinium* verklebt.

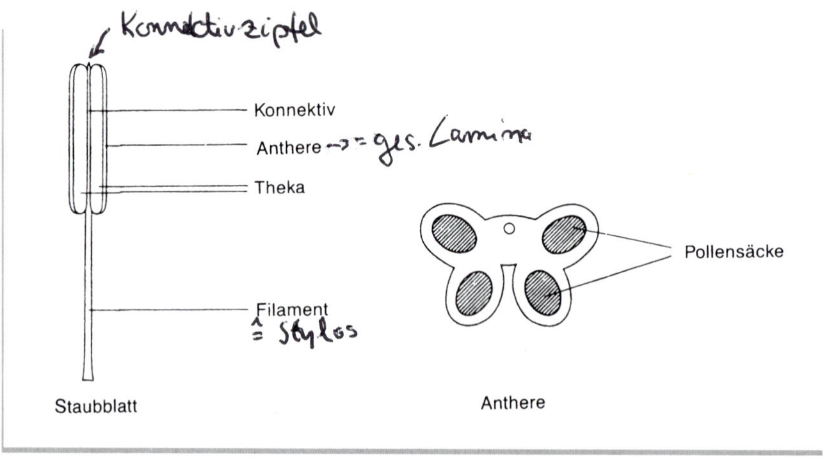

Abb. 26 Schematische Darstellung eines Staubblattes und einer Anthere

Das einzelne Pollenkorn ist ein rundlicher oder ovaler Körper, der von der Exine als äußerer Schicht umgeben wird. Diese kann glatt sein wie im Falle der windblütigen Pflanzen oder stachelige Fortsätze besitzen wie bei vielen insektenblütigen Pflanzen.

4.7.3 Gynözeum

Das Gynözeum (Abb. 27) umfasst die Gesamtheit der Fruchtblätter oder *Karpelle*. Sie enthalten die Samenanlagen mit den weiblichen Geschlechtszellen. Bei den Gymnospermen (Nacktsamern) liegen die Samenanlagen frei auf der Oberfläche der Fruchtblätter; bei den Angiospermen (Bedecktsamern) werden sie dagegen von den Fruchtblättern umschlossen. Wir unterscheiden bei den Angiospermen weiterhin das *chorikarpe* Gynözeum, bei dem die Karpellen frei an der Blütenachse stehen, und ein *zönokarpes* Gynözeum. Hierbei sind die Fruchtblätter miteinander verwachsen und bilden einen Stempel. Ein chorikarpes Gynözeum finden wir bei den Ranunculaceen (Hahnenfußgewächse) und einigen Rosaceen (Rosengewächsen).

Die Anzahl der Karpelle ist ebenso wie die der Staubblätter sehr unterschiedlich. Sie reicht von eins bei den Fabaceen (Schmetterlingsblütlern) bis zu vielen bei den Ranunculaceen. Die Lage des Fruchtknotens und der übrigen Blütenteile ist von der Ausbildung der Blütenachse abhängig. Im Allgemeinen ist diese sehr gestaucht und wird als *Blütenboden* bezeichnet. Je nach Art der Verwachsung des Fruchtknotens mit dem Blütenboden unterscheidet man ober- und unterständige Gynözeen. Beim *oberständigen* ist der Fruchtknoten so mit dem Blütenboden verwachsen, dass die übrigen Blütenteile unterhalb des Gynözeums ansetzen. Der *unterständige* Fruchtknoten ist von der becherförmig erweiterten Blütenachse umgeben; hierbei sind die übrigen Blütenteile höher angesetzt.

Das zönokarpe Gynözeum bildet durch die Verwachsung der einzelnen Fruchtblätter einen so genannten Stempel (*Pistill*). Dieser besteht an der Basis aus einem erweiterten Teil, *dem Fruchtknoten*, der die Samenanlagen enthält. Nach oben folgt ein stielartiger Abschnitt, der *Griffel*, der in einer *Narbe* endet. Die Narbenlappen lassen im Allgemeinen die Zahl der beteiligten Fruchtblätter erkennen.

Die Fruchtknoten werden nach Art der Verwachsung unterschieden. Sind die Karpelle nicht durch Septenbildung (s. Kap. III. 4.8.2) getrennt, sondern bilden einen einheitlichen Hohlraum, so sprechen wir von einem *parakarpen* Fruchtknoten. Erfasst die Fächerung den Großteil oder die Gesamtheit des Fruchtknotens, so handelt es sich um ein *synkarpes* Gynözeum. Die Samenanlagen gehen aus besonderen *Plazentarleisten* hervor. Sie sitzen wandständig oder zentralwinkelständig (Abb. 27).

4.7.4 Blütenbiologie

Die meisten angiospermen Pflanzen zeigen *zwittrige* Blüten, d. h. sie besitzen beide Geschlechtsorgane, Staubblätter und Fruchtblätter. Befindet sich nur das eine oder das andere Geschlechtsorgan in der Blüte, sprechen wir von *eingeschlechtigen* Blüten. Sie sind entweder männlich oder weiblich. Bringt eine Pflanze männliche und weibliche Blüten getrennt auf einem Individuum hervor, so handelt es sich um *einhäusige* oder *monözische*

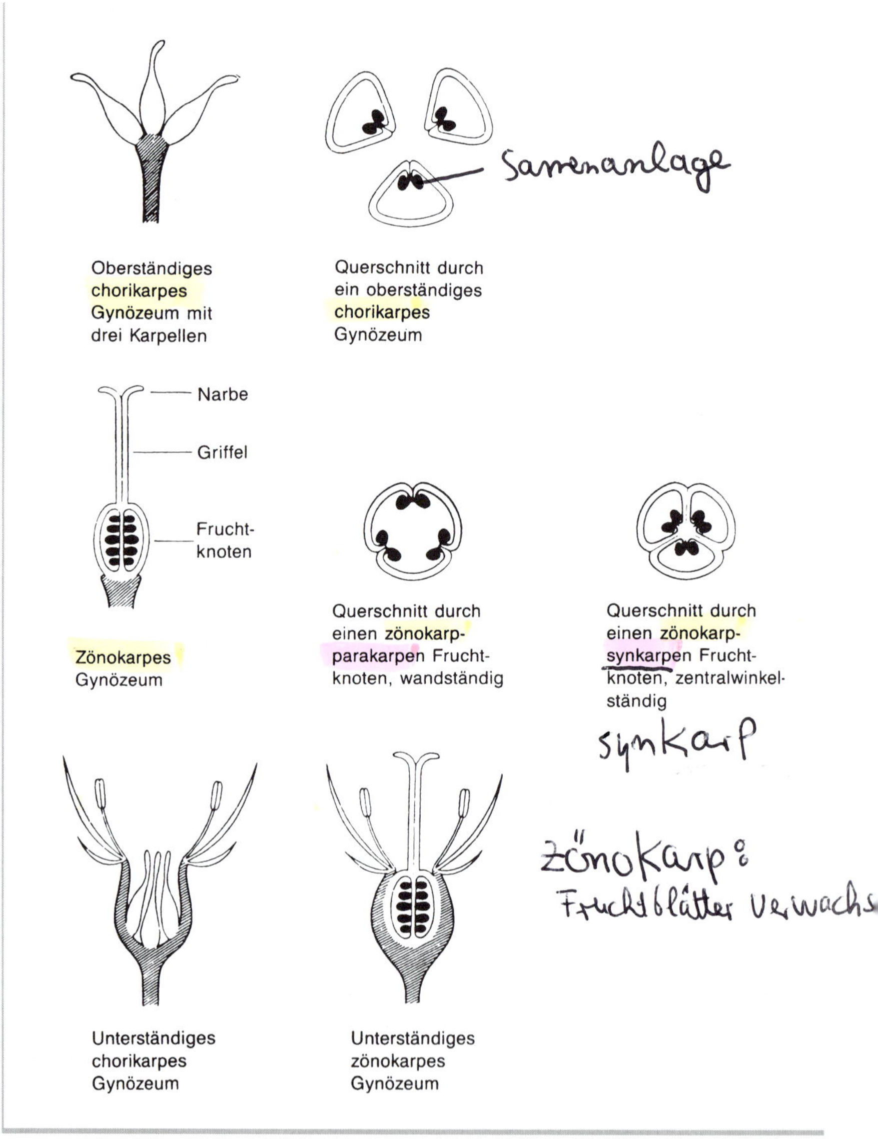

Abb. 27 Verschiedene Gynözeen (Samenanlagen = schwarz, Blütenachsen = schraffiert)

Gewächse (Beispiel: Haselnuss, Birke und Nadelhölzer). Bei den *zweihäusigen* oder *diözischen* Pflanzen sind die Geschlechter auf verschiedene Individuen verteilt (Beispiel: Weide, Hanfpflanze).

Die generative Vermehrung wird durch die *Bestäubung* eingeleitet. Dabei wird der keimfähige Pollen auf die Narbe aufgebracht. Zwittrige Blüten sind teilweise zur *Selbstbestäu-*

bung in der Lage. Hier keimt blüteneigener Pollen auf der Narbe. Die Selbstbestäubung ist jedoch meist unvorteilhaft, da sie zu geringerem Fruchtansatz führt. Häufig sind die Blüten darum selbststeril, d. h. der eigene Blütenstaub ist wirkungslos. In diesen Fällen und bei zwittrigen Blüten ist eine *Fremdbestäubung* erforderlich. Hierbei unterscheidet man die *Wind-* und die *Insektenblütigkeit*.

Windblütler besitzen ähren- oder kätzchenförmige Blütenstände mit kleinen Blüten. Diese können gut vom Wind bewegt werden. Im reifen Zustand wird der Pollen durch die Bewegung freigesetzt und dann durch die Luft transportiert.

Insektenblütler haben im allgemeinen auffällige „Blumen". Sie besitzen also buntgefärbte Corollen und erzeugen vielfach einen spezifischen Duft, um die Insekten anzulocken. Bei diesen Blüten ist der Pollen meist klebrig, die Exine hat Stacheln oder Warzen, die das Festhaften am Insektenkörper fördern.

Bei einigen tropischen Pflanzen wird die Bestäubung durch Vögel herbeigeführt; bei wenigen Wasserpflanzen wird der Pollen durch Wasserbewegung verbreitet.

4.7.5 Blütenstände

Der Verzweigung der Blütenstände (Infloreszenzen) liegen dieselben Gesetzmäßigkeiten zugrunde wie bei der Sprossverzweigung. Die Laubblätter werden durch Hochblätter ersetzt, die hier als *Tragblätter-* oder *Brakteen* bezeichnet werden. Die Verzweigung erfolgt entweder monopodial oder sympodial (Abb. 28). Monopodial verzweigte Infloreszenzen bezeichnet man als *razemös* (traubig), sympodiale Blütenstände heißen *zymös* (trugdoldig).

4.7.5.1 Razemöse Infloreszenzen

Gehen aus der Achsel von Brakteen, die einer Hauptachse ansitzen, gestielte Blüten hervor, so haben wir es mit einer Traube (Abb. 28) zu tun. Sie kann mit einer Endblüte abschließen, oder das Achsenende bleibt frei. Bei einer *Rispe* (Abb. 28) sind die Seitentriebe noch weiter verzweigt. Eine *Ähre* (Abb. 28) liegt vor, wenn die Internodienstreckung der Seitenäste unterbleibt. Auch „Kätzchen" sind Ähren. Wenn die Ährenachse kolbenförmig verdickt wird, entsteht der *Kolben* (Abb. 28 z.B. beim Aronstab). Ist die Infloreszenzachse zu den Seiten verbreitert, spricht man von *Köpfchen*. (Abb. 28 z.B. bei den Asteraceen). Bei der *Dolde* (Abb. 28) bleiben die Internodien der Traubenachse völlig unentwickelt. Sind die Seitentriebe der Dolde nochmals verzweigt, so ergibt sich die *zusammengesetzte Dolde* (Abb. 28).

4.7.5.2 Zymöse Infloreszenzen

Bei den zymösen Infloreszenzen beendet die Hauptachse frühzeitig ihr Wachstum mit der Bildung einer Endblüte (E in Abb. 28). Dieser gehen zwei Hochblätter voraus, die hier als *Vorblätter* bezeichnet werden. In deren Achsel entstehen Seitenäste, die wieder mit einer Endblüte abschließen. Auf diese Weise entsteht ein Dichasium, das für die Caryophyllaceen (Nelkengewächse) charakteristisch ist. Bei den monochasialen Blütenständen setzt die Verzweigung aus der Achsel nur eines Vorblattes ein. Dann entsteht ein *Wickel* (Abb. 28), z. B. bei den Boraginaceen (Raublattgewächsen).

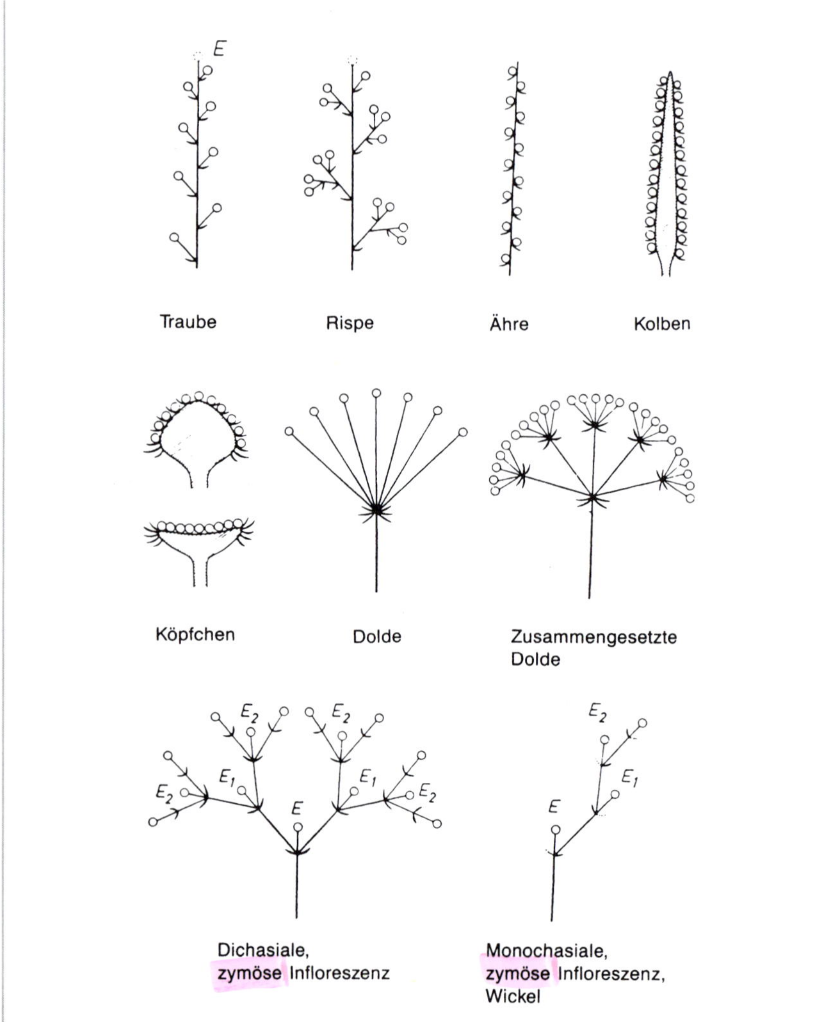

Abb. 28 Verschiedene Blütenstandsformen

4.8 Die Frucht

Die Frucht ist die *Blüte im Zustand der Samenreife*. An der Entwicklung zur Frucht, der ein Befruchtungsvorgang vorausgeht (s. Kap. IV. 6.2.2), sind im Wesentlichen der Fruchtknoten, daneben auch die Blütenachse und andere Organe beteiligt. Die Fruchtblätter werden zum Gehäuse für den Samen, zum *Perikarp* (Fruchtwand).

Es gliedert sich zuweilen in drei verschiedene Schichten auf, in *Exo-* und *Endokarp* mit dem dazwischen liegenden *Mesokarp*.
Die Fruchtbildung kommt nur bei den bedecktsamigen Pflanzen vor. Bei den Gymnospermen liegen die Samenanlagen frei an den Karpellen, so dass hier keine Fruchtbildung stattfindet.

4.8.1 Schließfrüchte

Diese Früchte bleiben auch im Zustand der Reife geschlossen. Die Samen bleiben weiterhin vom Perikarp umgeben. Je nach Ausbildung des Perikarps unterscheidet man:

1. *Nussfrüchte:* Sie haben ein holziges Perikarp und umschließen normalerweise nur einen Samen, z. B. die Haselnuss. Als Sonderform gehört hierzu die einsamige Schließfrucht der Gräser, die *Karyopse* (z. B. Weizenkorn), und der Asteraceen, die *Achäne* (z. B. Sonnenblumenkern).
2. *Beerenfrüchte:* Hier ist das Perikarp fleischig und umhüllt mehrere oder viele Samen, z. B. Stachelbeere, Heidelbeere, Tomate. Die Dattel kann als einsamige Beere bezeichnet werden.
3. *Steinfrüchte:* Das Perikarp ist hier dreischichtig und besteht aus einem häutigen Exokarp, einem fleischigen Mesokarp und einem holzigen Endokarp, z. B. Kirsche, Pflaume, Walnuss. Was als Kirschkern bezeichnet wird, ist also der Same mit dem ihn umgebenden Endokarp.
4. *Spaltfrüchte:* Mehrere Fruchtblätter bilden die Gesamtfrüchte, die im Zustand der Reife als Teilfrüchte voneinander getrennt werden, z. B. Früchte der Apiaceen (Doldenblütler) mit zwei Teilfrüchten, Früchte der Malvaceen (Malvengewächse) mit zahlreichen Teilfrüchten.

4.8.2 Springfrüchte

Aus diesen Früchten wird der Samen zur Zeit der Reife in Freiheit gesetzt. Das Perikarp, das bei der Reife eine trockenwandige Kapsel bildet, springt in bestimmter Weise auf. Die Springfrüchte werden nach der Öffnungsweise unterteilt.
Bei der *Deckelkapsel* löst sich ein Deckel ab, wie z. B. beim Bilsenkraut. Viel häufiger springt die Kapsel an bestimmten Längslinien auf. Erfolgt die Öffnung im Bereich der Scheidewände (Septen), so bezeichnen wir sie als *septizid* (z. B. Herbstzeitlose). *Lokulizid* wird sie genannt, wenn an der Mittellinie der Fruchtblätter aufgespalten wird (Beispiel: Tulpe). Wenn bei der Aufspaltung nur Löcher oder Risse entstehen, liegt eine *porizide* Öffnungsweise vor (Beispiel: Mohnkapsel).
Eine Sonderform ist die *Schote*. Sie ist die typische Frucht der Brassicaceen (Kreuzblütler) und entsteht aus zwei Fruchtblättern. Sie öffnet sich durch Abspringen zweier falscher Scheidewände von zwei fertilen Karpellen. Bei den Fabaceen (Schmetterlingsblütlern) finden wir die *Hülse*. Diese aus einem Karpell bestehende Frucht springt an der Verwachsungsnaht und an dem Mittelnerv auf (z. B. Erbse, Bohne, Senna). Als Ausnahme muss die Erdnusspflanze genannt werden, deren „Hülsen" Schließfrüchte darstellen.

4.8.3 Sammelfrüchte

Sammelfrüchte kommen bei Pflanzen mit chorikarpem Gynözeum vor, z. B. bei den Ranunculaceen und Rosaceen. Hier sind mehrere freie Fruchtblätter an der Bildung einer Frucht beteiligt. Es bilden also mehrere *Früchtchen* gemeinsam eine Sammelfrucht. Bei der Erdbeere sind es einsamige Nüsschen, die der fleischig erweiterten essbaren Blütenachse ansitzen. Brombeere und Himbeere bestehen aus einer größeren Anzahl von Steinfrüchtchen. Bei vielen Ranunculaceen treten *Balgfrüchte* auf, die bei der Reife längs der Bauchnaht aufspringen.

4.8.4 Scheinfrüchte

Hierbei handelt es sich um Fruchtstände, die aus einer größeren Anzahl von Fruchtblättern hervorgehen. Als Beispiele seien Feigen und Ananas genannt.

IV. Fortpflanzung und Genetik

1 Vegetative Fortpflanzung

Diese Fortpflanzung ist eine ungeschlechtliche Vermehrung, der also keine Verschmelzung zweier geschlechtsverschiedener Zellen vorausgeht. Im einfachsten Fall findet hier eine Teilung des Vegetationskörpers statt, dessen Teilstücke dann getrennt weiterwachsen. Einige Pflanzen bilden jedoch auch besondere Organe aus, die eine unabhängige vegetative Fortpflanzung ermöglichen. Hier sind vor allem die Brutkörper und Sporen (nicht zu verwechseln mit den durch Meiose entstandenen Sporen der Moose und Farne, s. Kap. IV. 6) zu nennen.

Brutorgane entstehen häufig an Seitentrieben oder an Stelle von Achselsprossen. An der Erdbeere z. B. bilden sich an deren Ausläufern Knospen, die dann zu bewurzelten Pflanzen auswachsen.

Sporen sind einzellige Fortpflanzungseinheiten, die oft auch als Dauerorgane zur Überbrückung ungünstiger Bedingungen dienen. Sie treten bei zahlreichen Algen und einigen niederen Pilzen auf. Je nachdem, ob sie in Behältern, den Sporangien, gebildet werden oder nicht, unterscheidet man Endosporen und Exosporen.

1.1 Chromosomen

Die Chromosomen sind das wichtigste Element des Zellkerns (s. Kap. I. 5.1) und Träger der Erbinformation. Sie verdanken ihren Namen der Tatsache, dass sie sich mit basischen Farbstoffen gut anfärben lassen. Im typischen Fall liegen sie als unregelmäßig gewundene, lange Fäden im Zellkern vor (Funktionsform). Sie sind dann auf verhältnismäßig kleinem Raum zusammengedrängt und machen den Eindruck eines unregelmäßig gebauten Kerngerüstes. Nur während der Kernteilung (s. Kap. IV. 1.2) nehmen sie die Gestalt von Stäbchen an, die meist gekrümmt sind (Transportform).

Die Chromosomen sind die Träger der Erbanlagen, der so genannten *Gene*. Die Gesamtheit der Gene eines Chromosomensatzes wird als *Genom* bezeichnet. Im Kern ist somit das genetische Steuerzentrum der Zelle enthalten.

Für jede Art ist die Anzahl der Chromosomen pro Zelle konstant. Sie kann zwischen zwei und einigen hundert schwanken; der Mensch hat z. B. 2×23 Chromosomen in jeder Körperzelle.
Jedes Chromosom kommt in einem Satz nur einmal vor. Die Anzahl der Chromosomensätze kann jedoch variieren. Die Geschlechtszellen enthalten nur einen Chromosomensatz, sie sind *haploid*. Im Zellkern der Körperzellen sind dagegen zwei Chromosomensätze vorhanden. Hier gleichen sich jeweils zwei Chromosomen in Gestalt und Größe. Die Chromosomen werden als *homologe* Chromosomen, die Zellen als *diploid* bezeichnet. Manche Kulturpflanzen enthalten drei oder vier bis viele Chromosomensätze; man nennt sie deshalb triploid, tetraploid oder polyploid.

1.2 Mitose

Jede Zelle ist durch Teilung aus ihresgleichen entstanden. Diese Teilung ist stets mit einer hochkomplizierten Teilung des Zellkerns verbunden. Sie wird als *Mitose* bezeichnet und bewirkt eine identische Reduplikation und Verteilung der Kernsubstanz auf die beiden Tochterkerne. Diese Teilungsfähigkeit ist auf junge, meristematische Zellen beschränkt, wie sie z. B. an den Vegetationspunkten von Spross und Wurzel vorhanden sind.
Den Ablauf der Mitose (Abb. 29), die etwa zwei Stunden dauert, unterteilt man willkürlich in mehrere Phasen, obwohl es sich um einen kontinuierlich ablaufenden Prozess handelt.

a) *Prophase:* Der Zellkern, der zunächst auch als *Ruhekern* bezeichnet wird, besitzt eine netzartig erscheinende Gerüstsubstanz. Diese wird zu Beginn der Teilung aufgerollt und entwirrt, so dass bei lichtmikroskopischer Betrachtung stäbchen- und schleifenförmige Gebilde sichtbar werden, die *Chromosomen*. Bereits in dieser Phase liegen die Chromosomen, die durch Längsspaltung geteilt wurden, als Spalthälften vor. Diese Spalthälften werden als *Chromatiden* bezeichnet. Die auf diese Weise entstandenen Tochterchromosomen gleichen sich sowohl im Gengehalt als auch in der Gestalt.
   Nun lösen sich Kernmembran und Kernkörper auf. Von den Zellpolen ausgehend erfolgt die Bildung feiner Fäden, der so genannten *Spindelfasern.*
b) *Metaphase:* Die Chromosomen ordnen sich in der Mitte zwischen den beiden Zellpolen, in der so genannten *Äquatorialplatte*, an. Die Spindelfasern sind nun fertig gestellt.
c) *Anaphase:* Die Chromatiden werden an den Spindelfasern entlang zu den Polen hingezogen.
d) *Telophase:* Die Tochterchromosomen knäueln sich wieder zusammen; die Kernspindel verschwindet. Aus Teilen des Endoplasmatischen Retikulums wird jetzt die Kernmembran gebildet; die Nukleoli der neuen Tochterkerne entstehen.
   Nach der Teilung des Kerns teilt sich nun auch das Zellplasma mittels einer einfachen Durchschnürung. Die Zellwand zwischen den beiden Tochterprotoplasten entsteht zunächst aus einer Pektinlamelle, der weitere Wandschichten angelagert werden.

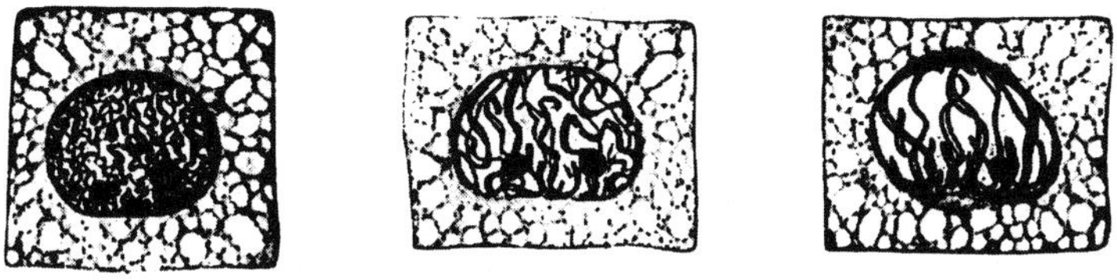

Prophase: Sichtbarwerden der Chromosomen in Gestalt eines knäuelartigen Fadenwerkes; sie sind bereits in Längsrichtung gespalten.

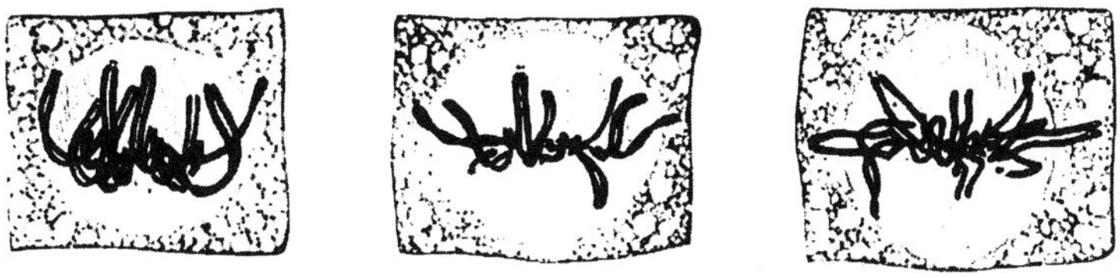

Metaphase: Anordnung der Chromosomen in die Äquatorialebene; Kernmembran und Kernkörper sind verschwunden; die Kernspindel ist gebildet.

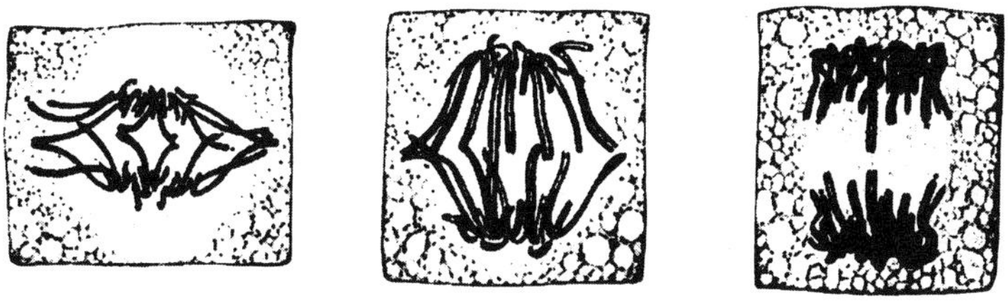

Anaphase: Auseinanderweichen der Chromosomen-Spalthälften nach den Polen und erneute Längsspaltung.

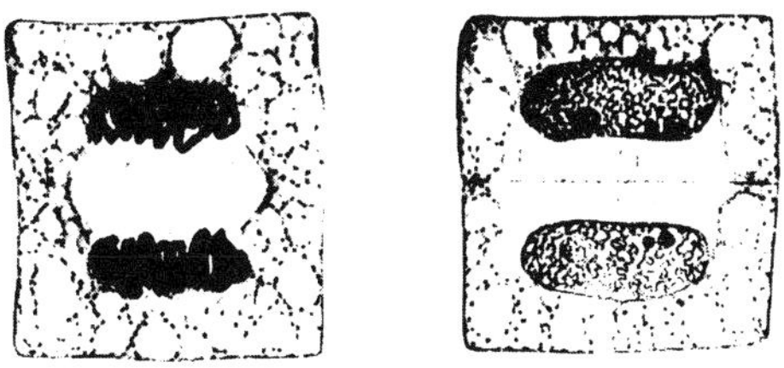

Telophase: Zusammenknäuelung der Chromosomen; Bildung von Kernkörperchen und Kernmembran; Teilung der Zelle.

Abb. 29 Kern- und Zellteilung

2 Sexuelle Fortpflanzung

Die sexuelle oder geschlechtliche Fortpflanzung ist charakterisiert durch die Verschmelzung (Befruchtung) zweier geschlechtsverschiedener Zellen (Gameten) zu einer Zygote. Bei diesem Prozess bilden die beiden haploiden Chromosomensätze der Geschlechtszellen einen diploiden Satz. Würde die Befruchtung mit diploiden Zellen stattfinden, so würde die Anzahl der Chromosomen immer weiter ansteigen. Dieses wird durch die Reduktionsteilung oder Meiose verhindert.

2.1 Meiose

Die Meiose findet im Verlauf der Bildung von Eizelle und Spermazellen statt; es entstehen hierbei aus diploiden Körperzellen haploide Geschlechtszellen. Die Meiose besteht aus zwei miteinander gekoppelten Teilungsschritten, die als erste und zweite *Reifungsteilung* bezeichnet werden. Bei der ersten Reifungsteilung werden ganze Chromosomen auf die Tochterzellen verteilt, die zweite gleicht einer Mitose. Bei der Meiose wird also die Anzahl der Chromosomen auf die Hälfte reduziert. Im Gegensatz hierzu bleibt bei der Mitose die Anzahl der Chromosomen in den beiden Tochterzellen konstant. Während der Meiose kommt es zur Neukombination des genetischen Materials.
Die erste Reifungsteilung beginnt ähnlich wie bei der Mitose, indem die Chromosomen sichtbar werden und sich ordnen. Hierbei kommen jeweils zwei homologe Chromosomen parallel zueinander zu liegen, so dass einzelne Chromosomenabschnitte mit den Genen wechselseitig ausgetauscht werden können. Dieser Austausch wird als *„crossing over"* bezeichnet. Damit kommt es zu einer Neukombination des Erbgutes. Die homologen Chromosomen werden dann wieder getrennt und wandern zu den entgegengesetzten Polen. Es entstehen zwei Tochterkerne mit haploidem Chromosomensatz.
Danach beginnt die zweite Reifungsteilung, die wie eine Mitose abläuft. Hierbei werden die Spalthälften der Chromosomen voneinander getrennt, und es entstehen vier Tochterkerne mit je einem haploiden Chromosomensatz.

3 Grundlagen der Vererbung

Die Individuen zweier aufeinander folgender Generationen, also Eltern und deren Nachkommen, gleichen sich weitgehend in ihrem äußeren Erscheinungsbild. Die Merkmale der Eltern werden durch die Keimzellen auf die Nachkommen übertragen. Die hierbei zugrunde liegenden Vorgänge werden als *Vererbung* bezeichnet.
Die ersten Vererbungsexperimente, d. h. Kreuzungsexperimente mit erblich verschiedenen Organismen, wurden von *Gregor Mendel* durchgeführt. Im Jahre 1865 veröffentlichte er die gefundenen Gesetzmäßigkeiten, die wir heute als *Mendelsche Regeln* bezeichnen. Diese blieben lange Zeit unbeachtet. Erst 1900 wurden sie von *Correns, Tschermak* und *de Vries* wieder entdeckt. Seither hat die Lehre von der Vererbung (*Genetik*) eine stürmische Entwicklung erfahren.
Das äußere Erscheinungsbild eines Organismus wird in seiner Gesamtheit als *Phänotypus* bezeichnet. Der *Phänotypus* umfasst sichtbare morphologische Merkmale und durch physiologische Leistungen bedingte nicht sichtbare Merkmale. Er setzt sich aus einer großen Anzahl von Merkmalen, den *Phänen*, zusammen. Die Realisierung eines jeden Phäns wird durch *Gene* (Erbfaktoren) gesteuert. Deren Gesamtheit bezeichnen wir als *Genotypus*. Jedoch kann der Phänotypus durch eine Vielzahl äußerer Einflüsse verändert werden. So können sich Organismen mit gleichem Genotypus in ihrer endgültigen Ausgestaltung voneinander unterscheiden. Diese umweltbedingte Änderung im Phänotypus wird als *Modifikation* (s. Kap. IV. 4) bezeichnet.
Gene (s. Kap. IV. 5), die in zwei homologen Chromosomen den gleichen Ort einnehmen, aber phänotypisch unterschiedliche Merkmale hervorrufen können, heißen *Allele*. So besteht die Möglichkeit, dass ein Allel die Blütenfarbe rot, das andere die Farbe weiß bedingt. Ein ungleiches Allelpaar wird als *heterozygot* in Bezug auf diese Eigenschaft bezeichnet. Sind beide Allele gleich, so nennt man sie *homozygot*.
Die Allele werden mit großen oder kleinen Buchstaben bezeichnet, also AA, BB usw. oder aa, bb usw. In den haploiden Geschlechtszellen ist für jedes Merkmal nur noch ein Gen vorhanden, also A, B usw. oder a, b usw.

3.1 Mendelsche Regeln

An dem Phänotypus eines Individuums ist nicht erkennbar, welches Gen an der Realisierung eines bestimmten Merkmals beteiligt ist. Um dieses herauszufinden, müssen Kreuzungsexperimente durchgeführt werden. Hierfür kreuzt man zwei homozygote Rassen miteinander, die sich in einem oder in mehreren Allelpaaren unterscheiden. Es werden also die Narben der einen Rasse mit dem Pollen der anderen Rasse bestäubt und anschließend befruchtet. Dabei bezeichnen wir die Eltern als *Parentalgeneration* (P-Generation), die entstehenden Tochterorganismen als 1. *Filialgeneration* (F_1-Generation).

a) *Uniformitätsregel:* Kreuzt man zwei Rassen miteinander, die sich nur in einem Allelpaar (AA bzw. aa) unterscheiden, so sind alle Individuen der 1. Filialgeneration untereinander gleich (uniform).
   Die F_1-Generation ist heterozygot (Aa). Die Individuen werden deshalb als *Bastarde* oder *Hybriden* bezeichnet.
   Grundsätzlich unterscheidet man den dominanten und den intermediären Erbgang. Beim *dominanten* Erbgang gleichen die Individuen der F_1-Generation im Phänotyp dem einen oder anderen Elternteil. In diesem Fall setzt sich ein Allel gegenüber dem anderen durch, es ist *dominant*. Das unterlegene Allel wird als *rezessiv* bezeichnet. Bei der *intermediären* Vererbung liegt die Merkmalsausbildung zwischen der der Eltern. Beide Erbgänge sollen an Hand eines Beispiels erläutert werden.
   Im dominanten Erbgang führt die Kreuzung zwischen den Brennnesselarten *Urtica pilulifera* (gezähnte Blätter, dominant, AA) und *Urtica dodartii* (ganzrandige Blätter, rezessiv, aa) zu Hybriden in der F_1-Generation, die alle gezähnte Blätter (Aa) haben (Abb. 30).
   Die japanische Wunderblume (*Mirabilis jalapa*) gibt es in Rassen mit roten (AA) und weißen (aa) Blüten. Der intermediäre Erbgang führt in der F_1-Generation zu Individuen mit rosa Blüten (Abb. 31).

b) *Spaltungsregel:* Kreuzt man Monohybride der F_1-Generation untereinander, so sind die Individuen der F_2-Generation nicht mehr gleich.
   Beim intermediären Erbgang treten drei verschiedene Phänotypen und drei verschiedene Genotypen auf. Diese sollen am Beispiel der japanischen Wunderblume aufgezeigt werden. In der F_2-Generation entstehen 1. Bastarde mit rosa Blüten, 2. Individuen mit roten Blüten, die dem einen Elternteil gleichen, und 3. Individuen mit weißen Blüten, die dem anderen Elternteil gleichen.

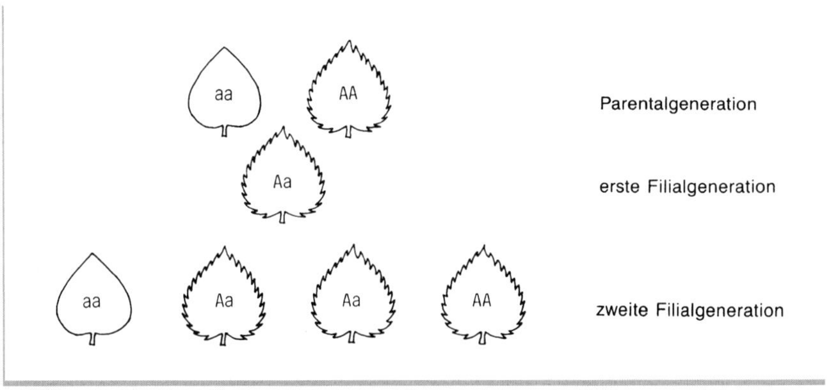

Abb. 30 Kreuzung zwischen ***Urtica pilulifera*** (Allele AA, gezähnte Blätter) und ***Urtica dodartii*** (Allele aa, ganzrandige Blätter) mit dominantem Erbgang

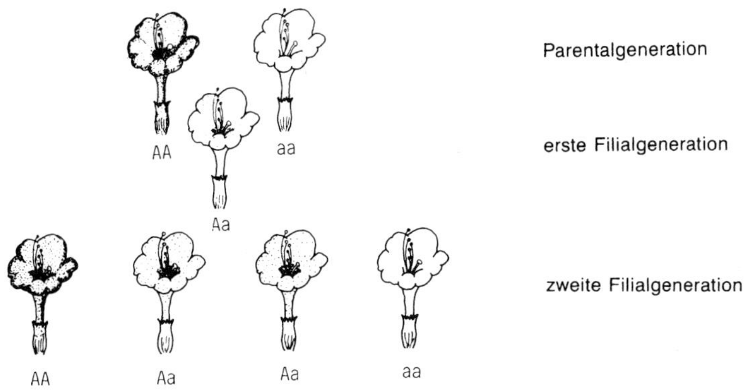

Abb. 31 Kreuzung einer roten (Allele AA) und einer weißen (Allele aa) Rasse der japanischen Wunderblume ***(Mirabilis jalapa)*** mit intermediärem Erbgang

Züchtet man die Individuen der F_2-Generation in größerem Maße, so ergibt sich bei der statistischen Auswertung der Verteilung der Blütenfarben ein Verhältnis von 1:2:1 (rot: rosa:weiß). Die Spaltung hat ihre Ursache darin, dass die haploiden Gameten nur eins der beiden Allele enthalten, also A oder a. Bei der Zygotenbildung entstehen also die Kombinationen AA, Aa, aA oder aa, wobei Aa und aA phänotypisch gleich sind.
Bei der Kreuzung der Brennnesselarten *Urtica pilulifera* und *Urtica dodartii* handelt es sich um einen dominanten Erbgang. In der F_2-Generation gibt es nur zwei Phänotypen im Zahlenverhältnis 3:1. Legen wir den Genotypus zugrunde, so ist auch das Verhältnis 1:2:1 (AA:(Aa+aA):aa). Das gezähnte Blatt (A) als dominante Form tritt in der F_2-Generation dreimal auf: einmal homozygot (AA) und zweimal heterozygot (Aa und aA).

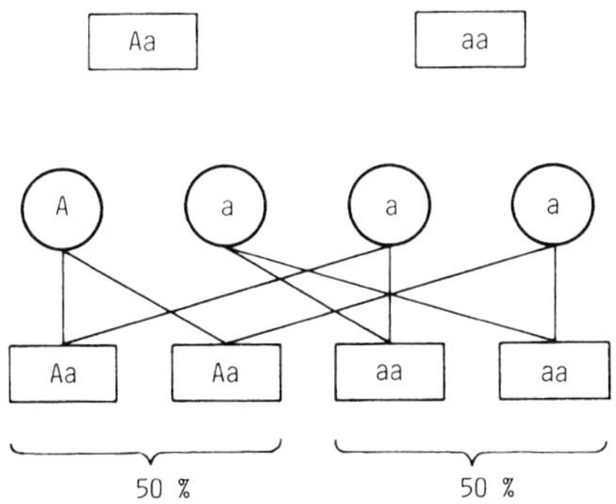

Abb. 32 Schema einer Rückkreuzung einer monohybriden mit der rezessiven Elternrasse (A = dominantes Allel, a = rezessives Allel)

Kreuzt man ein homozygotes Individuum mit rezessivem Merkmal (aa) mit einem Bastard (Aa), so ändert sich das Zahlenverhältnis in der F_3-Generation zugunsten des Reinerbigen. Diese Art der Kreuzung bezeichnet man als *Rückkreuzung* (Abb. 32). Sie ergibt 50% Organismen mit dem Phänotypus des dominanten Elternteils, die aber Bastarde sind (Aa), und 50% Individuen vom rezessiven Elternteil, die also homozygot sind (aa).

c) *Regel von der Neukombination der Gene:* Kreuzt man Rassen, die sich in zwei oder mehr Allelen voneinander unterscheiden, so werden die einzelnen Allele unabhängig voneinander vererbt. Die verschiedenen Erbanlagen sind also frei miteinander kombinierbar, bedingt durch die Meiose (s. Kap. IV. 2.1).

Für dieses Experiment eignen sich z. B. zwei Rassen der Erbsenpflanze, die sich in zwei Allelpaaren unterscheiden (Abb. 33). Die eine Rasse bringt gelbe, glatte Samen hervor, mit den Genen AA BB, die andere grüne, runzelige Samen mit den Genpaaren aa bb. Dabei sind die Allele für grün und runzelig rezessiv, für gelb und glatt dominant. In der F_1-Generation erhalten wir, der 1. Mendelschen Regel folgend, gleich aussehende Bastarde mit gelben, glatten Samen und der Genformel AaBb. Die Dihybriden der F_1-Generation bilden also folgende Gameten: AB, Ab, aB, ab. Durch die Verschmelzung der Gameten zur Zygote ergeben sich also 16 Rekombinationsmöglichkeiten mit vier verschiedenen Phänotypen für die F_2-Generation. Hiervon gleichen zwei Phänotypen den Eltern, nämlich gelb-glatt und grün-runzelig, während die beiden anderen, gelb-runzelig und grün-glatt, Neukombinationen sind. Die statistische Auswertung ergibt ein Verhältnis der Phänotypen von 9:3:3:1. Die freie Kombinierbarkeit der Gene ermöglicht also die Züchtung neuer Rassen.

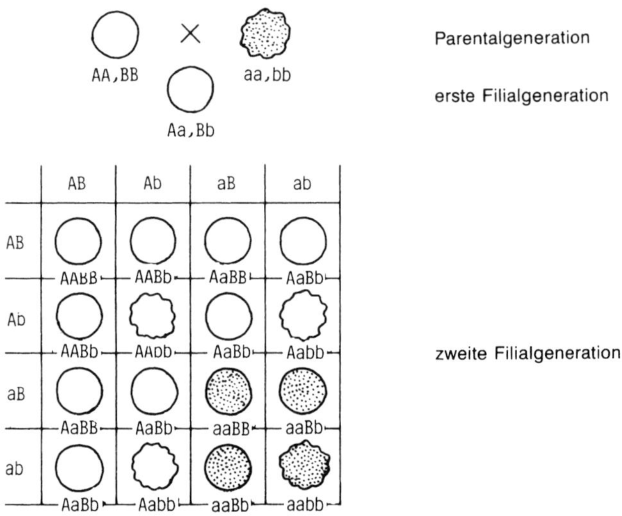

Abb. 33 Kreuzung zweier Rassen der Erbsenpflanze mit folgenden Allelen: Samen gelb, glatt (AA, BB) und Samen grün, runzelig (aa, bb)

4 Variabilität und Mutation

Individuen bestimmter Pflanzenarten können in einer mehr oder weniger großen Zahl voneinander abweichender Formen auftreten. Man denke z. B. an die zahlreichen Rosen- und Tulpensorten. Auch bei den Arzneipflanzen werden unterschiedliche Varietäten kultiviert, z. B. bei Baldrian, Königskerze, Pfefferminze, Kamille u. a. Werden die abweichenden Merkmale durch Veränderung der Gene hervorgerufen und sind somit weiter vererbbar, so handelt es sich um eine *Mutation*. Kommt eine Variante durch den Einfluss äußerer Bedingungen zustande und ist also nicht vererbbar, sprechen wir von *Modifikation*.

Ein Gen zeigt in seiner Merkmalsausbildung einen gewissen Entfaltungsspielraum, so dass die äußeren Bedingungen ein Merkmal modifizieren können. Hierbei ist der Spielraum der Modifikationswirkung bei den einzelnen Merkmalen unterschiedlich groß. Durch Umweltfaktoren, z. B. durch Strahlung, Klima, Standort, Ernährung u. a., werden Form und Farbe, Gewicht, Größe und Gehalt der Inhaltsstoffe wesentlich beeinflusst. Alle diese Veränderungen führen aber nicht zur Ausprägung von erblichen Varianten.

Vererbbare Varianten kommen durch Veränderung am Erbgut zustande. Hierbei unterscheidet man verschiedene Arten der Mutation. *Genommutationen* liegen vor, wenn die Anzahl der Chromosomen eines Satzes geändert wird, während die Chromosomen in ihrem Gengehalt unverändert bleiben. Das ist bei der Polyploidie der Fall, bei der eine Verdoppelung oder Vervielfachung der Chromosomensätze eintritt. Diese polyploiden Organismen werden häufig künstlich erzeugt. Von unseren Kulturpflanzen sind z. B. Weizen, Hafer und Kartoffeln polyploid. Diese polyploiden Formen sind oftmals widerstandsfähiger und ertragreicher und damit als landwirtschaftliche Nutzpflanzen besonders geeignet.

Die Änderung in der Anordnung der Gene im Chromosom führt zur *Chromosomenmutation*. Hierbei kommt es zu Chromosomenbrüchen und zur Neuzusammensetzung der Bruchstücke.

Schließlich können die einzelnen Basen der DNA-Helix chemisch oder in ihrer Reihenfolge verändert werden (*Genmutation*).

Mutationen können spontan auftreten oder experimentell durch Strahlung oder chemische Agenzien ausgelöst werden. Die spontane Mutationsrate ist jedoch gering. Sie beträgt im Mittel 10^{-5} bis 10^{-9} je Gen und Generation.

5 Die chemische Natur der Gene

Die Chromosomen bestehen aus kettenförmigen Molekülen der *Desoxyribonukleinsäure* (DNS; nach dem englischen Wort *D*esoxyribo*n*ucleinic *a*cid DNA genannt). Nukleinsäuren wiederum setzen sich aus drei Komponenten zusammen: N-haltigen Basen, Zuckern und Phosphorsäure.

Als N-haltige Basen treten die Purinderivate *Adenin* und *Guanin* sowie die Pyrimidinderivate *Cytosin, Thymin* und *Uracil* auf.

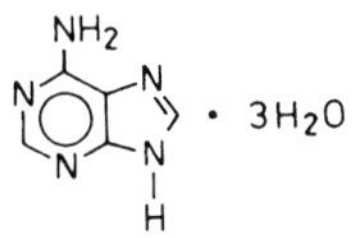

Adenin (A)

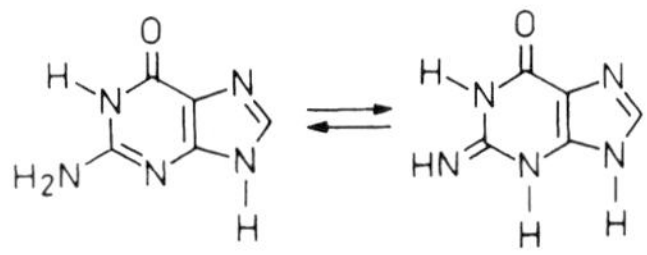

Guanin (G)

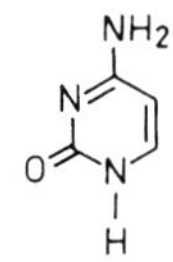

Cytosin (C)

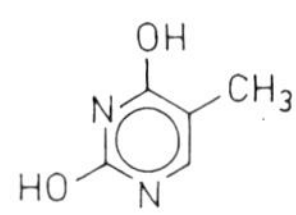

Thymin (T)

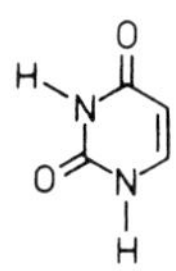

Uracil (U)

Die DNA enthält vier dieser Basen, nämlich A, G, T und C. Sie sind jeweils mit einem Zucker, der Desoxyribose, verknüpft. Diese Verbindungen werden als *Nukleoside* bezeichnet.

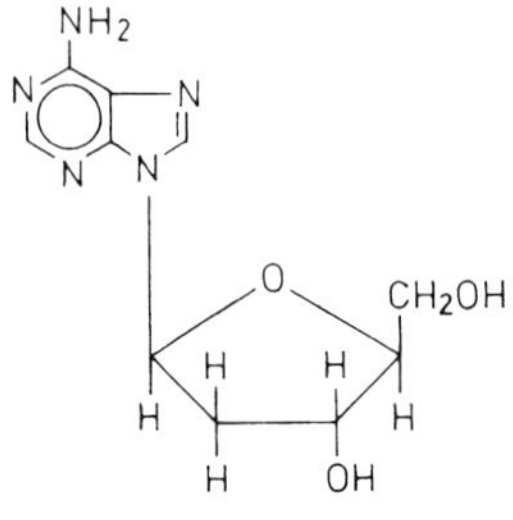

Desoxyadenosin

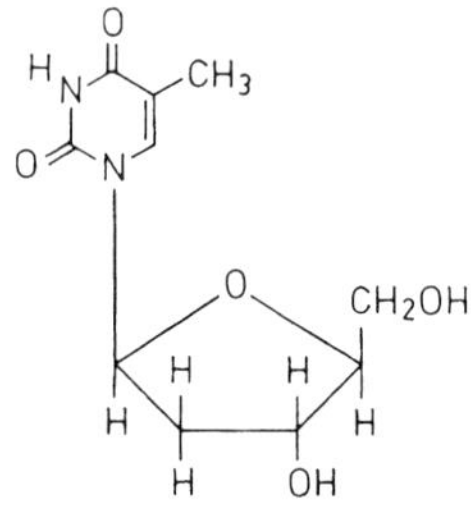

Desoxythymidin

Die Nukleoside sind über die Desoxyribose am C 5′ esterartig mit Phosphorsäure verknüpft und werden dadurch zu *Nukleotiden*.

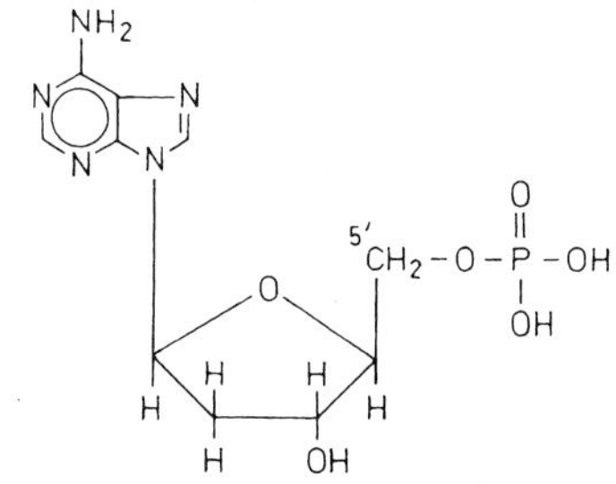

Desoxyadenosin – 5' – monophosphat

Die einzelnen Nukleotide sind nun noch untereinander zu Polynukleotiden verknüpft. Die Verknüpfung erfolgt über die Hydroxylgruppe am C-Atom 3′ der Pentose mit der Phosphorsäure. Dadurch entstehen Molekülketten aus Zucker und Phosphorsäure mit den Basen in der Seitenkette.

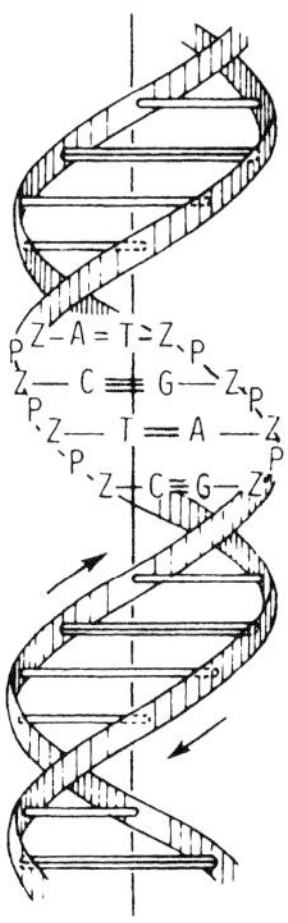

Helixstruktur

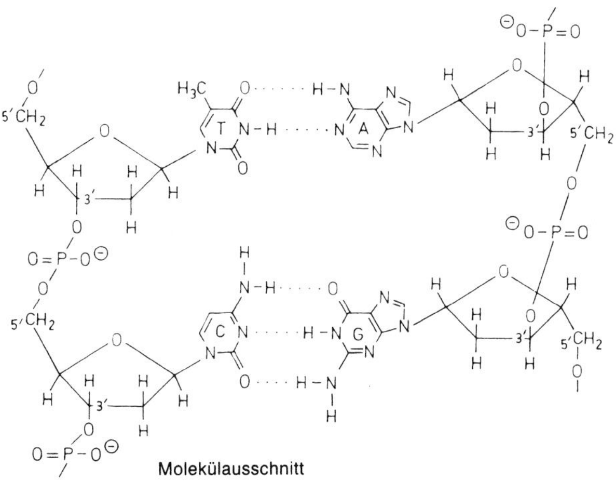

Molekülausschnitt
Doppelsträngige DNA

Die DNA besteht nicht nur aus einer Kette, sondern aus zwei parallelen, unverzweigten Polynukleotidsträngen. Diese laufen in Form einer rechtsgewundenen Schraube um eine gemeinsame Achse. Sie werden deshalb als Doppelschraube oder *Doppelhelix* bezeichnet. Dabei liegen die Phosphatgruppen nach außen, während die Basen nach innen gerichtet sind. Es liegen sich hierbei immer zwei bestimmte Basen gegenüber, nämlich Thymin dem

Adenin und Guanin dem Cytosin. Dieses sind die *komplementären* Basenpaare. Zwischen den benachbarten Amino- und Ketogruppen der entsprechenden Basen bestehen Wasserstoffbrückenbindungen. Die DNA besitzt folgende Eigenschaften:

1. Eine hohe Spezifität, die sich durch die unterschiedliche Anordnung der Basen ergibt.
2. Die Fähigkeit zur *identischen Reduplikation*, also zur Selbstverdoppelung. Dadurch wird die Weitergabe von genetischen Informationen ermöglicht.

5.1 Proteinbiosynthese

Bestimmte Abschnitte auf dieser DNA-Kette stellen die Gene dar. Das Gen enthält die Information für die Synthese eines bestimmten Proteins. Um dieses ausbilden zu können, enthalten die Gene durch die Nukleotide eine Art „Code". Eine Codierungseinheit wird von drei aufeinander folgenden Nukleotiden (*Triplett*) gebildet. Dieses Triplett determiniert eine Aminosäure. Die Reihenfolge (*Sequenz*) der Tripletts bestimmt die Aminosäuresequenz im Protein.
Die Proteinbiosynthese findet an den Ribosomen des Zytoplasmas statt (s. Kap. I. 5.5). Da die DNA den Zellkern nicht verlässt, muss eine andere Substanz die Information aus dem Zellkern in das Plasma übertragen. Diese Aufgabe übernimmt die *Ribonukleinsäure RNA*. Diese ist der DNA sehr ähnlich, enthält aber statt der Desoxyribose als Zuckeranteil die Ribose und statt der Base Thymin die Base Uracil.
Mit Hilfe spezifischer Enzyme wird an der DNA die *messenger-RNA* (Boten-RNA) komplementär aus Nukleotidbausteinen gebildet. Diesen Vorgang bezeichnet man als *Transkription*. Als Paarungspartner für das Adenin fungiert hierbei aber nicht das Thymin, sondern das Uracil. Die fertige m-RNA wird zu den Ribosomen transportiert und lagert sich an diese an. Eine weitere RNA, die *transfer-RNA* (t-RNA), bindet die im Zytoplasma freien Aminosäuren. Für jede Aminosäure gibt es eine spezifische t-RNA. Diese t-RNAs führen die Aminosäuren an die Ribosomen heran. Dort findet die eigentliche Proteinbiosynthese statt. Durch den Anticodon (eine drei Basen umfassende Nukleotidsequenz) der t-RNA wird erreicht, dass die Aminosäure an die richtige „Stelle" der m-RNA gelangt. Die Übersetzung der Nukleinsäuresequenz in die entsprechende Aminosäuresequenz wird als Translation bezeichnet. Die Translation lässt sich in drei Unterabschnitte gliedern:

a) *Kettenstart* (Initiation): Mit Hilfe eines Enzyms und ATP (s. Kap. V. 1.3) werden die einzelnen Aminosäuren aktiviert und jede an ihre spezifische t-RNA angehängt. Für den Beginn der Synthese werden bestimmte Startaminosäuren gebraucht, die ebenfalls durch die t-RNA zu den Ribosomen transportiert werden. Zu Beginn bilden Startaminosäure-t-RNA, m-RNA, Ribosomen und weitere Startfaktoren einen Komplex. Die Proteinbiosynthese kann beginnen.
b) *Kettenverlängerung* (Elongation): Die aktivierten Aminosäuren werden von den t-RNA-Molekülen zu den Ribosomen transportiert. Die dort angelagerte m-RNA bedingt die Information für die Reihenfolge, in der die Aminosäuren mit Hilfe von spezifischen Enzymen durch Peptidbindung miteinander verknüpft werden. Nachdem die Aminosäure an die Peptidkette angeknüpft worden ist, wird die t-RNA wieder frei.

c) *Kettenabschluss* (Termination): Wenn die genetische Information der m-RNA quantitativ abgelesen ist, wird die Translation durch einen so genannten Nonsens-Codon gestoppt. Ein Nonsens-Codon ist ein Triplett, das keine Aminosäure determiniert, also das Kettenende bei der Proteinbiosynthese bedingt. Die Peptidkette wird jetzt freigesetzt; der Komplex aus m-RNA, Ribosom und Startaminosäure löst sich.

Informationsübertragung und Proteinsynthese sind in Abbildung 34 schematisch dargestellt.

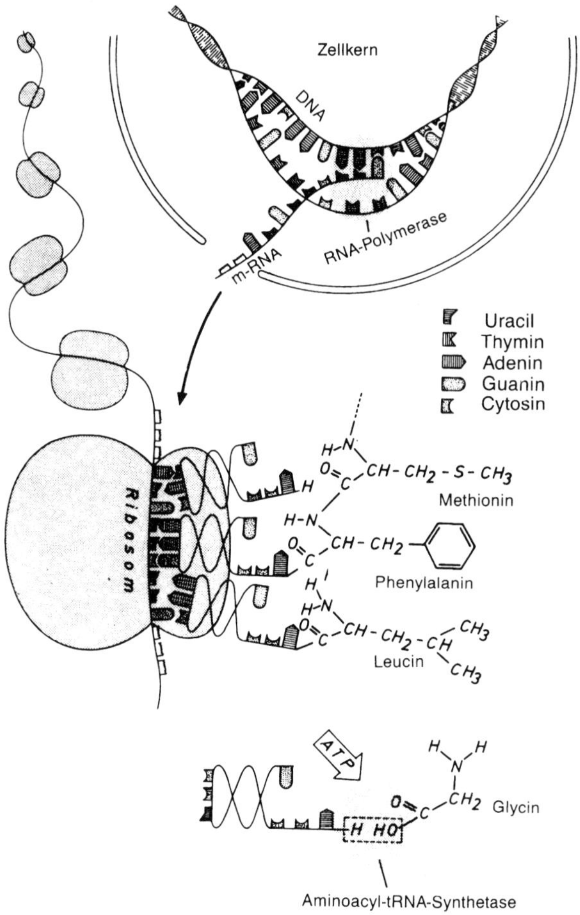

Abb. 34 Informationsübertragung und Proteinsynthese, schematisch. Die auf der DNA liegende Information TAC AAG AAC wird der messenger-RNA als folgender Code aufgeprägt: AUG UUC UUG. Am Ribosom reihen sich an ihr die transfer-RNA-Moleküle mit folgenden Anticodons auf: UAC, AAG und AAC, was der Aminosäuresequenz Methionin-Phenylalanin-Leucin entspricht (Aus Nultsch, Allgemeine Botanik, 11. Aufl., Thieme-Verlag, Stuttgart 2001).

6 Generationswechsel

Als *Generationswechsel* bezeichnen wir den regelmäßigen Wechsel zweier Generationen, die sich unterschiedlich fortpflanzen. Es wechselt sich also eine geschlechtliche Generation mit einer ungeschlechtlichen ab. Die erstere stellt den *Gametophyten* dar, der mit der keimenden Spore beginnt und mit der Bildung von Gameten abschließt. Die zweite Generation bildet der *Sporophyt*, der mit der Zygote beginnt und sich durch Sporen fortpflanzt. Bereits bei einigen Algen und Pilzen findet ein Generationswechsel statt. Die klassischen Beispiele dafür sind jedoch die Moose und Farne (s. unten).

6.1 Generationswechsel der Archegoniaten

Unter dem Begriff *Archegoniaten* fasst man *Moose* und *Farne* zusammen. Trotz der Verschiedenheit ihres äußeren Erscheinungsbildes zeigen sie bei ihren weiblichen Geschlechtsorganen, den *Archegonien*, weitgehende Übereinstimmung.

6.1.1 Moose

Am Ende eines Triebes befindet sich, von einem Stiel getragen, eine *Sporenkapsel*. Bei der Reife wird die Kapsel geöffnet und die in ihr gebildeten *Sporen* werden ausgestreut. Gelangen diese haploiden Sporen in ein günstiges Milieu, so beginnen sie zu keimen. Sie bilden zunächst einen aus einer einfachen Zellreihe bestehenden, mehrfach verzweigten Faden, das *Protonema* (haploid). An diesem Protonema entstehen Knospen, die zu neuen haploiden Moospflänzchen auswachsen. An ihrer Spitze entwickeln sich Geschlechtsorgane in Form von *Gametangien* (Gametenbehälter). Die männlichen Gametangien werden als *Antheridien* bezeichnet, die weiblichen heißen *Archegonien*. In den Antheridien entwickeln sich die *Spermatozoiden*, die begeißelten männlichen Gameten. In den Archegonien ist jeweils eine *Eizelle* enthalten. Alle diese aus den Sporen hervorgegangenen Gewebe bestehen aus Zellen mit einem haploiden Chromosomensatz. Sind die Gameten herangereift, erfolgt die Befruchtung. Angelockt durch einen chemischen Reiz, gelangen die Spermatozoiden in die Archegonien, und hier verschmilzt einer mit der Eizelle. Die entstehende Zygote (diploid) keimt jetzt zur Sporenkapsel mit Stiel aus. Es entsteht also ein diploider Sporophyt, der mit seinem Fuß in der haploiden Moospflanze verankert bleibt. In der Sporenkapsel erfolgt die Sporenentwicklung, in deren Verlauf es zur Meiose kommt. Die Sporen sind also haploid, ebenso wie das Protonema und das Moospflänzchen, die aus ihnen hervorgehen (Abb. 35).

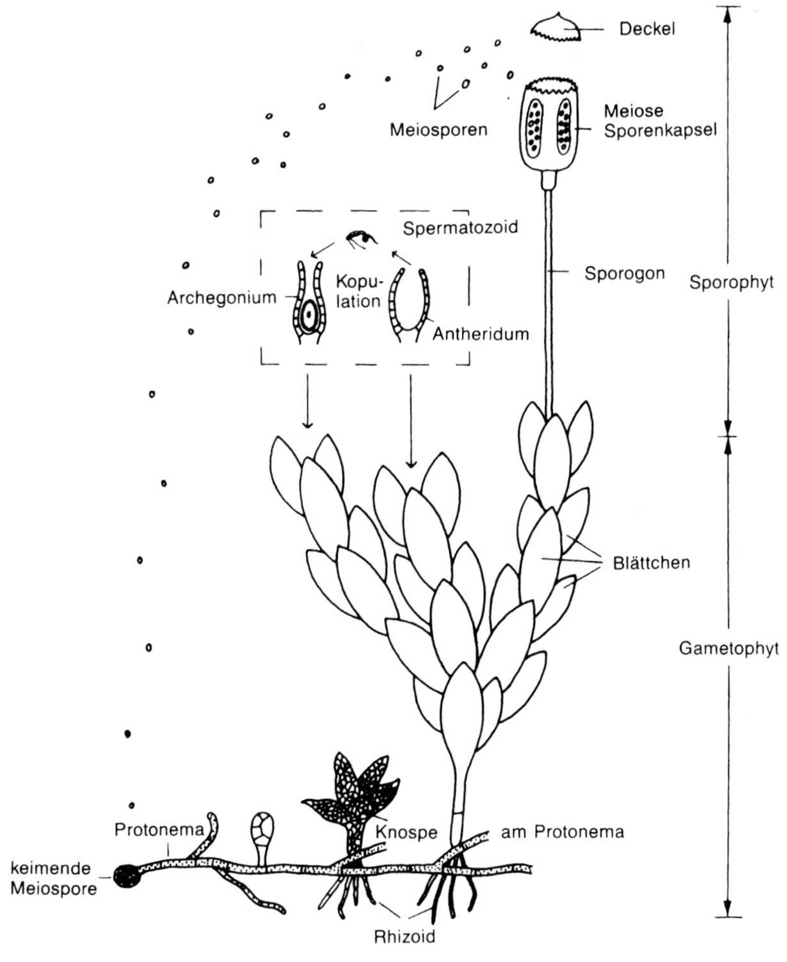

Abb. 35 Generationswechsel eines Laubmooses, schematisch

6.1.2 Farne

Der Generationswechsel der Farne ist dem der Moose recht ähnlich (Abb. 36). Der Unterschied liegt darin, dass die ausdauernde Pflanze der Sporophyt ist, während der Gametophyt nur eine begrenzte Lebensdauer hat.

Die Blätter (Wedel) der Farne tragen auf ihrer Unterseite kleine braune Häufchen, die *Sori*, die von einem Schleier, dem *Indusium*, bedeckt sind. Die Sori enthalten die *Sporangien*, in denen die haploiden Sporen gebildet werden. Bei der Keimung der Sporen geht aus ihnen das *Prothallium* hervor, das dem Protonema der Moose entspricht. Auf der Unterseite des

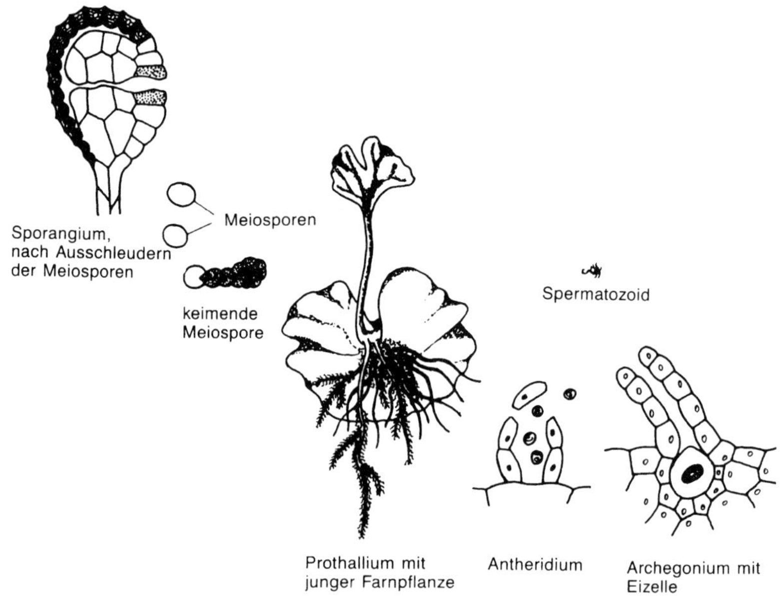

Abb. 36 Zur Entwicklung einer Farnpflanze

Prothalliums entstehen die Antheridien und Archegonien. Die Befruchtung verläuft ähnlich wie bei den Moosen. Aus der Zygote entwickelt sich der diploide Sporophyt, der schließlich zu einer selbstständigen Farnpflanze heranwächst. In diesem Fall sind Sporen, Prothallium und Gameten haploid, die Farnpflanze selbst jedoch diploid.
Bei den meisten Farnen dienen die Blätter außer zur Sporenbildung auch der Photosynthese. Nur wenige Arten entwickeln zweierlei Blattorgane.

6.2 Generationswechsel der Spermatophyten

Der Generationswechsel bei den Spermatophyten (Samenpflanzen) lässt sich nur noch schwer erkennen. Der Gametophyt ist hier so weit reduziert, dass er nicht mehr sichtbar ist.
Die männlichen Gameten sind die haploiden *Spermazellen*, die weiblichen heißen *Eizellen*. Verschmilzt eine Spermazelle mit einer Eizelle, so entsteht eine diploide Zygote. Hieraus entwickelt sich der Embryo im Samen und unter geeigneten Bedingungen die Samenpflanze mit Staub- und Fruchtblättern. Die Pollensäcke (diploid) der Staubblätter entsprechen den Mikrosporangien der Farne. Aus ihnen gehen durch Meiose die haploiden Pollenkörner hervor, entsprechend den Mikrosporen der Farne. Das Makrosporangium ist der Nucellus (s. unten) der Samenanlage. Durch Meiose entsteht hier die Embryosackzelle, die

der Makrospore der Farne homolog ist. Die Pollenkörner enthalten die Spermazellen; aus der Embryosackzelle geht die Eizelle hervor.

6.2.1 Samenanlagen

Die Samenanlagen, die in dem Fruchtknoten stehen (s. Kap. III. 4.7.3), werden von einem besonderen Bildungsgewebe der Fruchtblätter, der *Plazenta*, hervorgebracht. Mit dieser Plazenta sind sie durch ein Stielchen, dem *Funiculus*, verbunden. Das Grundgewebe einer solchen Samenanlage wird vom *Nucellus* gebildet. Dieser gliedert ein oder zwei Hüllen ab, die *Integumente*. Sie lassen an ihrer Spitze eine Öffnung frei, die *Mikropyle*, durch die die Pollenschläuche in den Nucellus hineinwachsen können.
Aus einer besonderen Zelle im Nucellus entwickelt sich der *Embryosack* (weiblicher Gametophyt). Dieser enthält u. a. die haploide befruchtungsfähige *Eizelle* und einen diploiden *sekundären Embryosackkern*.
Bei den Samenanlagen unterscheidet man je nach Krümmungsverhältnis die aufrechte oder *atrope*, die umgewendete oder *anatrope* und die querliegend-gekrümmte oder *kampylotrope* Samenanlage (Abb. 37).

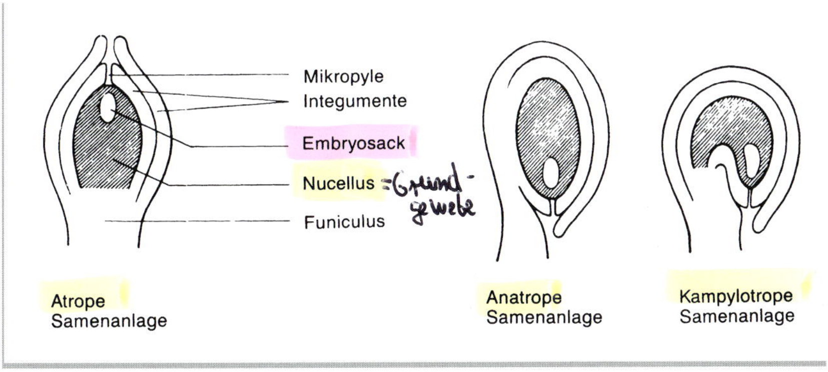

Abb. 37 Verschiedene Samenanlagen

6.2.2 Befruchtung

Der keimfähige Pollen, der auf die Narbe gelangt ist, treibt einen Pollenschlauch durch den Griffel zur Samenanlage. Das reife Pollenkorn enthält zwei haploide Zellen, die *generative* und die *vegetative* Zelle. Die generative Zelle teilt sich in zwei haploide *Spermazellen*. Diese drei Zellen wandern jetzt zur Spitze des Pollenschlauches. Dieser dringt durch die Mikropyle in die Samenanlage ein und setzt die beiden Spermazellen frei. Die eine Spermazelle verschmilzt mit der Eizelle und bildet mit dem sekundären Embryosackkern einen *triploiden* Endospermkern. Es hat also eine *doppelte Befruchtung* stattgefunden.

6.2.3 Samenbildung

Aus der Zygote entwickelt sich der *Embryo*, der aus Keimachse, Keimblättern und Wurzelanlage besteht. Während der Embryonalentwicklung werden die Integumente zur *Samenschale*. Aus dem befruchteten sekundären Embryosackkern entsteht ein besonderes Nähr- und Speichergewebe, das *Endosperm*. Teilweise übernehmen auch die Kotyledonen die Speicherung der Reservestoffe, oder das Nucellargewebe wird zum Speichergewebe (*Perisperm*). Die Stoffe, die gespeichert werden, sind Stärke, Proteine und fette Öle, in geringerem Maße Cellulose und Hemicellulosen.

Samenschale, Endosperm und Embryo zusammen werden als *Same* bezeichnet. Er ist die charakteristische Verbreitungseinheit der Spermatophyten. Erst nach der Samenkeimung wächst der Embryo zu einem Sporophyten heran.

V. Physiologie

1 Der Stoffwechsel

Die Aufgabe der Pflanzenphysiologie ist es, die einzelnen Lebensäußerungen und Funktionen der Pflanze und ihrer Organe zu erforschen wie z. B. Entwicklung und Wachstum, Bewegungserscheinungen und Stoffwechsel. Hierbei kommt der Stoffwechselphysiologie eine besondere Bedeutung zu, da sie die gesamte Ernährung der Pflanze umfasst, den Aufbau körpereigener Substanz und den Abbau solcher Stoffe zwecks Energiegewinn. Hierzu gehört auch die Bildung von solchen Stoffen wie z. B. Alkaloiden und ätherischen Ölen. Die Stoffwechselphysiologie beschäftigt sich mit den chemischen Reaktionsabläufen und den Veränderungen in den Zellen und den Organen der Pflanze.
Zur Aufrechterhaltung ihrer Organisation und ihres Stoffwechsels brauchen alle Lebewesen Energie und bestimmte Ausgangsmaterialien. Die photosynthetische Aktivität der grünen Pflanzen ist der Ausgangspunkt. Das Chlorophyll (s. Kap. I. 5.3.1) der grünen Pflanze absorbiert Sonnenenergie und verwendet diese zur Bildung von Glucose aus Kohlendioxid und Wasser. Aus Glucose werden dann weitere Kohlenhydrate, Fette und Proteine gebildet. Diese organischen Substanzen der Pflanzen dienen den Tieren als Nahrung und somit zum Energiegewinn. Nach Verdauung durch die Tiere wird die organische Substanz als Kohlendioxid wieder an die Atmosphäre abgegeben. Somit ist der *Energiefluss* mit dem *Kreislauf des Kohlenstoffs* gekoppelt.

1.1 Die Zusammensetzung der Pflanzensubstanz

Will man einen Organismus und seine Lebensvorgänge begreifen, so ist die Voraussetzung hierfür die Kenntnis der stofflichen Zusammensetzung.
Zu den unentbehrlichen Stoffen für das Leben überhaupt gehört das *Wasser*. Der Wassergehalt der Pflanzen ist sehr unterschiedlich. Bei manchen Algen beträgt er bis zu 98%, bei Blättern 75 bis 85%. Saftige Früchte, z. B. Gurken, enthalten etwa 95%, trockene Samen dagegen nur 13 bis 14%.
Neben dem Wasser sind verschiedene organische Verbindungen an der chemischen Zusammensetzung der Zelle beteiligt. Den größten Teil an organischer Substanz in der Zelle stellen die Proteine und die Nukleinsäuren. In wechselnden Mengen folgen Lipide, Polysaccharide und anorganische Moleküle.

Die chemische Elementaranalyse ergibt, dass diese Verbindungen im Wesentlichen aus den sechs Grundbausteinen organischer Materie bestehen, nämlich Kohlenstoff C, Sauerstoff O, Wasserstoff H, Stickstoff N, Schwefel S und Phosphor P. Hierbei überwiegt quantitativ der Kohlenstoff. Neben diesen sechs Elementen sind noch weitere Elemente am Aufbau der Pflanzensubstanz beteiligt. Hierzu gehören K, Ca, Na, Mg, Fe, Si, Cl, Al, B, Cu, Mn und Zn. Hiervon kommen einige Elemente nur in geringen Mengen vor. Sie werden deshalb als *Spurenelemente* bezeichnet. Wenn sie jedoch fehlen, so sind massive Wachstumsschäden die Folge.

1.2 Wasserhaushalt

Alle Lebensvorgänge laufen in Wasser als Lösungs- und Trägersubstanz ab. Eine ausreichende Wasserversorgung ist demnach die Voraussetzung für jedes Leben. Bei wasserarmen Pflanzenteilen wie z. B. den Samen sind kaum noch Stoffwechselerscheinungen nachweisbar. Die Erforschung der Wasseraufnahme und -abgabe stellt daher eine wichtige Grundlage der Stoffwechselphysiologie dar.

1.2.1 Wasseraufnahme

Das Wasser wird grundsätzlich durch zwei verschiedene Vorgänge aufgenommen:
1. durch Quellung,
2. durch osmotische Vorgänge.

Bei ruhenden Samen wird eine Wassereinlagerung durch Quellung hervorgerufen. Dieser Vorgang ist also nicht an die lebende Substanz gebunden, sondern ist ein rein physikalisch-chemischer Prozess. Er wird bedingt durch die Fähigkeit bestimmter Substanzen, reversibel und unter Volumenzunahme Wasser aufzunehmen. Für den Samen ist dies die Voraussetzung für das Wiedererwachen der Lebenstätigkeit.

Bei den höheren Pflanzen erfolgt die Wasseraufnahme über die gesamte Pflanzenoberfläche bei den Wasserpflanzen oder über die Wurzel bei den Landpflanzen. Hierfür stellen die Wurzelhaare eine Verbindung zum Wasser des Erdreichs her. Das Wasser gelangt durch Quellungsvorgänge der Cellulosewände und durch Osmose in die Wurzelhaare und wird von hier zum Xylem im Zentralzylinder weitergeleitet. Es wird jetzt über die Wasserleitungsbahnen (s. Kap. II. 3.3) von der Wurzel durch den Spross zu den Blättern weiterbefördert. Die oberirdischen Pflanzenteile, vor allem die Blätter, geben Wasserdampf an die Atmosphäre ab. Die abgegebene Wassermenge muss durch Wasseraufnahme durch die Wurzel ersetzt werden. Dadurch entsteht eine Saugwirkung innerhalb des pflanzlichen Organismus.

1.2.2 Diffusion und Osmose

Unter *Diffusion* versteht man das Bestreben eines gasförmigen oder gelösten Stoffes, den ihm zur Verfügung stehenden Raum gleichmäßig zu füllen bzw. sich in einem Flüssigkeitsvolumen gleichmäßig zu verteilen. Werden zwei Lösungen unterschiedlicher Konzentration innerhalb eines Gefäßes durch eine permeable (durchlässige) Membran getrennt, die sowohl das Lösungsmittel als auch den gelösten Stoff durchlässt, so erfolgt durch Diffusion ein Konzentrationsausgleich (Abb. 38).

Werden die beiden unterschiedlich konzentrierten Lösungen durch eine semipermeable (halbdurchlässige) Membran getrennt, die nur noch für das Wasser, nicht aber für die gelöste Substanz durchlässig ist, so tritt das Wasser durch die Membran von der verdünnten in die höher konzentrierte Lösung über. Dieser Übertritt erfolgt so lange, bis ein Konzentrationsausgleich zwischen den beiden Lösungen stattgefunden hat. Dieser Diffusionsvorgang durch eine semipermeable Membran wird als *Osmose* bezeichnet. Der ständige Wassereintritt in die Lösung mit höherer Konzentration verursacht eine Volumenzunahme und damit einen Ausdehnungsdruck, den *osmotischen Druck*.

Bei den Pflanzen fungieren die Plasmamembranen, Plasmalemma und Tonoplast, als semipermeable Membranen. Die Zellwand selbst ist permeabel. Bedingt durch die höhere Stoffkonzentration des Zellsaftes in den Wurzelhaaren gegenüber dem Wasser des Erdreichs tritt das Wasser von der Bodenlösung in die pflanzliche Zelle ein. Dadurch entsteht in der Zelle ein Innendruck, der als *Turgor* bezeichnet wird. Er drückt den Protoplasten gegen die Zellwand, die dadurch eine gewisse Dehnung und Festigkeit erfährt. Zellen in diesem „Dehnungszustand" bezeichnet man als *turgeszent*. Diese Turgeszenz trägt im Wesentlichen zur Festigung von Geweben bei (s. Kap. II. 3.4).

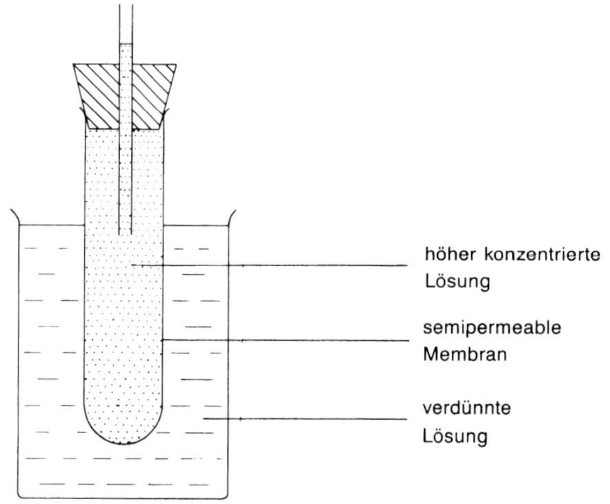

Abb. 38 Versuch zur Osmose

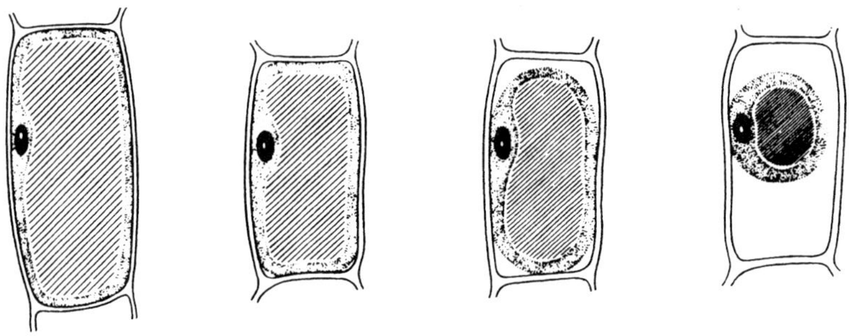

Abb. 39 Plasmolyse (Protoplast = punktiert, Vakuole = schraffiert)

Bringt man eine Pflanzenzelle in eine Lösung mit höherer Konzentration, so tritt Wasser aus der Zelle aus. Damit kommt es zur Entspannung der gedehnten und schließlich zur Verkleinerung des Protoplasten. Dieser löst sich von der Zellwand ab. Diesen Vorgang bezeichnen wir als *Plasmolyse* (Abb. 39).
Ähnliche Vorgänge laufen auch beim Wasserverlust durch Welken ab. Überträgt man die plasmolysierte Zelle in eine Lösung niederer Konzentration, so tritt wiederum Wasser in die Zelle ein, bis sie voll turgeszent ist. Dieses bezeichnet man als *Deplasmolyse*.
Plasmolysierbarkeit ist an intakte semipermeable Membranen der lebenden Zelle gebunden. Sie dient deshalb als Kriterium für den Lebenszustand des Protoplasten. Die Abtötung des Protoplasten führt zum Verlust der Semipermeabilität.

1.2.3 Salzaufnahme

Neben der Wasseraufnahme ist die Aufnahme der Salze eine weitere wichtige Voraussetzung für die Ernährung des Protoplasten. Auch hier kann die Wurzel als das eigentliche Aufnahmeorgan betrachtet werden. Sie nimmt mit dem Wasser die mineralischen Bestandteile des Erdbodens auf. Diese sind als Salze im Wasser gelöst und können als Ionen die Membranen passieren.

1.2.4 Wasserabgabe

Die oberirdischen Pflanzenteile, vor allem die Blätter, geben infolge des bestehenden Dampfdruckgefälles ständig Wasserdampf an ihre Umgebung ab. Dieser Vorgang wird als *Transpiration* bezeichnet. Wir unterscheiden hierbei zwischen *kutikulärer* und *stomatärer* Transpiration.

Die Kutikula (s. Kap. II. 3.2.1) gibt nur in geringem Maße Wasserdampf nach außen ab. Diese Transpiration kann durch die Pflanze nicht reguliert werden, sondern richtet sich nach der Dampfspannung ihrer Umgebung.
Die Transpiration über die Spaltöffnungen (s. Kap. II. 3.3.2) ist durch den Mechanismus der Schließzellen regulierbar. Sie ist abhängig von Licht, Feuchtigkeit und Temperatur. Bei hoher Temperatur und extrem trockener Luft werden die Stomata geschlossen.
Neben dieser Abgabe von Wasserdampf scheiden manche Pflanzen auch Wasser aktiv als Tropfen ab. Dieses wird als *Guttation* bezeichnet.
Durch die Abgabe des Wassers entsteht eine Saugwirkung im Zellverband. Die Wasser abgebenden Zellen sind bestrebt, ihr Wasserdefizit wieder auszugleichen. Sie ersetzen das Wasser aus den weiter innen liegenden Schichten des Xylems (s. Kap. II. 3.3.2). Hierdurch wird das Wasser in den Gefäßen nachgesaugt. Durch diesen Sog wird der Ferntransport von der Wurzel zu den Blättern ermöglicht. Dabei werden bisweilen beträchtliche Höhen überwunden. Die starken Kohäsionskräfte zwischen den Wassermolekülen sorgen dafür, dass die aufsteigende Wassersäule nicht abreißt. Voraussetzung dafür ist, dass keine Luft in die Gefäße eintritt.

1.3 Photosynthese

Wasser und Nährsalze sind notwendige Bestandteile jeder lebenden Zelle. Für den Aufbau der Organismen sind die organischen Kohlenstoff-Verbindungen jedoch ebenso wichtig. In jeder dieser Verbindungen liegt eine bestimmte Energiemenge gebunden vor, die beim Abbau frei wird und die umgekehrt bei der Bildung des betreffenden Moleküls dem Syntheseprozess zugeführt werden muss. Grüne, d. h. mit Chlorophyll ausgestattete Pflanzen sind in der Lage, mit Hilfe der Energie des Sonnenlichtes organische Verbindungen aus anorganischen Stoffen aufzubauen. Diese Pflanzen werden deshalb als *autotroph* bezeichnet. Alle anderen Organismen, Menschen, Tiere und alle chlorophyllfreien Gewächse, sind auf organisches Material angewiesen, das von autotrophen Pflanzen produziert wird. Sie sind *heterotroph*.
Als Kohlenstoffquelle für autotrophe Pflanzen dient das in der Luft vorhandene Kohlendioxid. Es dringt durch die Spaltöffnungen in das chloroplastenreiche Palisadenparenchym (s. Kap. III. 4.5.3) ein. Hier läuft die *Photosynthese* (Assimilation) mit Hilfe des Chlorophylls unter Ausnutzung der Energie des Sonnenlichtes ab. Aus den Ausgangsstoffen Kohlendioxid und Wasser entstehen durch Reduktion Kohlenhydrate. Das gebildete Kohlenhydrat ist eine Hexose, die rasch in Stärke umgewandelt wird. Diese Assimilationsstärke lässt sich durch einen einfachen Versuch nachweisen. Hierfür bedeckt man ein Laubblatt, das durch mehrtägige Verdunkelung stärkefrei geworden ist, mit einer lichtundurchlässigen Schablone. Das Blatt wird nun dem Licht ausgesetzt. Um die Stärkebildung festzustellen, wird das Blatt nach einiger Zeit mit Jodlösung behandelt. Die von der Schablone nicht bedeckten Stellen erscheinen blauschwarz auf der Blattfläche.
Bei der Photosynthese wird Strahlungsenergie absorbiert und in einer energiereichen chemischen Bindung fixiert. Chemisch betrachtet besteht dieser Vorgang in einer Abspaltung

von Wasserstoff aus dem Wasser unter Freisetzung von Sauerstoff. Der Wasserstoff wird auf das Kohlendioxid übertragen. Die Bruttogleichung der Photosynthese ergibt sich somit folgendermaßen:

$$6\,CO_2 + 12\,H_2O \xrightarrow[\text{Licht}]{\text{Chlorophyll}} C_6H_{12}O_6 + 6\,O_2 + 6\,H_2O$$

Der in dieser Bruttogleichung beschriebene chemische Vorgang läuft in einer Vielzahl von Einzelreaktionen ab, die in komplizierter Weise zusammenwirken. Nur einige von ihnen sind Lichtreaktionen, während andere auch im Dunkeln ablaufen. Außerdem sind an diesen Reaktionen zwei Coenzyme beteiligt, auf die hier kurz eingegangen werden muss. *Enzyme* sind die Biokatalysatoren der Zelle, d. h. sie beschleunigen eine bestimmte Reaktion, ohne selbst im Endprodukt zu erscheinen oder eine dauernde Umwandlung zu erfahren. Sie bestehen aus einem Protein (Apoenzym) und Nichtproteinanteil (prosthetische Gruppe), die zusammen eine Funktionseinheit (Holoenzym) bilden. *Coenzyme* wirken ebenfalls als Katalysatoren. Sie werden aber bei den biologischen Reaktionen reversibel verändert (s. Band 1).
Diese Coenzyme sind:

- Träger chemisch gebundener Energie, das *Adenosintriphosphat*, abgekürzt *ATP*.
- Wasserstoffüberträger *Nicotinamid-adenin-dinukleotid*, kurz *NAD*$^+$ oder phosphoryliert *NADP*$^+$.

Das ATP besteht aus Adenin und Ribose, an deren C_5-Atom drei Phosphorsäurereste gebunden sind. Der erste Phosphorsäurerest ist als Ester an den Ribosebaustein gebunden, die beiden endständigen als Anhydride. Die beiden Anhydrid-Verbindungen sind energiereiche Verbindungen (Symbol ~). Bei der Hydrolyse erfolgt die Spaltung des ATP in Adenosindiphosphat (ADP) und Orthophosphat oder in Adenosinmonophosphat (AMP) und Diphosphat. Außerdem wird Energie frei, und zwar 29,3 kJ/mol, die zur Synthese neuer Stoffe verwendet werden kann.
Das NAD^+ bzw. $NADP^+$ ist in der Lage, reversibel Wasserstoff aufzunehmen und dadurch in die reduzierte Form überzugehen.

$$NAD^+ + 2H^+ + 2e^- \rightleftharpoons NADH + H^+$$

Die Photosynthese beginnt mit den so genannten *Lichtreaktionen*. Hierbei wird zunächst das Wasser gespalten. Diese Reaktion ist endergonisch, d. h. es wird Energie verbraucht. Diese Energie bezieht die Pflanze aus dem Licht. Dabei wird Wasser in mehreren Schritten in Protonen, Sauerstoff und Elektronen zerlegt:

$$12\ H_2O \rightarrow 12\ H^+ + 12\ OH^-$$
$$12\ OH^- \rightarrow 6\ H_2O + 3\ O_2 + 12\ e^-$$

Die bei dieser *Photolyse* des Wassers entstehenden Elektronen werden vom Chlorophyll übernommen. Der Sauerstoff wird von der Pflanze wieder abgegeben. Chlorophyll absorbiert aus dem Sonnenlicht Energie in Form von Lichtquanten. Diese Energie ist erforderlich, damit die Elektronen $NADP^+$ unter Aufnahme der bei der Wasserspaltung gewonnenen Protonen in $NADPH+H^+$ reduzieren können:

$$12\ e^- + 12\ H^+ + 6\ NADP^+ \rightarrow 6\ NADPH + 6\ H^+$$

Gleichzeitig wird unter Ausnutzung von Lichtenergie aus ADP und anorganischem Phosphat (P) energiereiches ATP gebildet. Strahlungsenergie wird somit in Form einer energiereichen chemischen Bindung fixiert:

$$6\ ADP + 6\ P \xrightarrow{\text{Chorophyll}} 6\ ATP$$

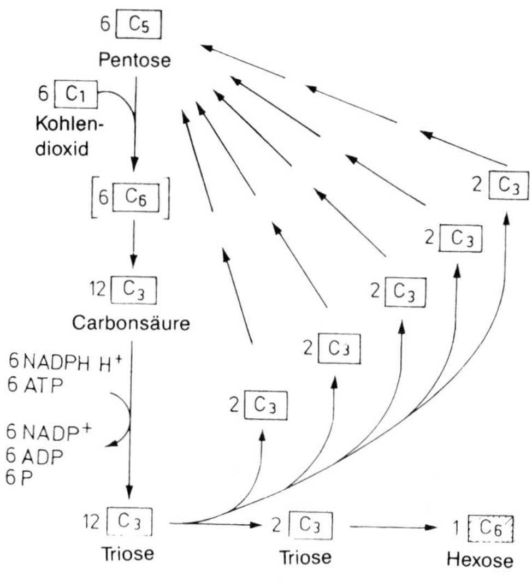

NADPH+H$^+$ und ATP sind die notwendigen Reaktionspartner zur Reduktion von CO_2. Die Bildung der Hexose erfolgt nicht – wie man lange Zeit angenommen hatte – durch Reduktion von sechs Molekülen CO_2 und anschließender Polymerisation, sondern das CO_2 wird zunächst von einer Pentose aufgenommen. Hierdurch entsteht ein instabiler C_6-Körper, der sofort in zwei Mol C_3-Carbonsäure zerfällt. Diese 2 Mol Carbonsäure werden dann in einem ATP und NADPH+H$^+$ verbrauchenden Schritt zu 2 Mol Triose reduziert. Mit dieser Reaktion ist der Kohlenstoff des Kohlendioxids auf die Kohlenhydrat-Stufe reduziert. Läuft dieser Prozess sechsmal ab, so werden auf diese Weise 6 CO_2 zum Kohlenhydrat reduziert. Rein rechnerisch ist dann eine Hexose gebildet worden. Chemisch gesehen verläuft die Bildung der Hexose durch Aldolkondensation von 2 Mol Triose. Die restlichen C_3-Körper werden in einem Zyklus, dem so genannten *Calvin-Zyklus*, zum Kohlendioxid-Akzeptor Pentose zurückgebildet. Dieser Zyklus ist oben vereinfacht dargestellt.
Die erhaltenen Hexose-Moleküle werden schnell in die osmotisch inaktive Stärke überführt. Sie häuft sich zunächst in den Chloroplasten an, wird aber schließlich zu den Orten abtransportiert, wo sie gespeichert (Leukoplasten) oder für weitere Prozesse gebraucht wird. Der Transport erfolgt aus den Blattzellen zu den Leitungsbahnen der Blätter und von dort über das Phloem bis hin zu den Wurzeln.
Verschiedene chemoautotrophe Bakterien sind ebenfalls zur Synthese organischer Substanzen befähigt. Sie gewinnen die hierfür nötige Energie aber nicht aus der Sonnenstrahlung, sondern aus der Oxidation der verschiedensten anorganischen Substrate. Die Bildung von organischen Substanzen mit Hilfe von chemischer Energie wird als *Chemosynthese* bezeichnet.

1.4 Atmung

Die Photosynthese ist ein Reaktionsablauf, in dem die grüne Pflanze Strahlungsenergie absorbiert, um sie zunächst in Form von chemischer Energie als Stärke zu speichern. Die Pflanze braucht jedoch ständig Energie zur Aufrechterhaltung ihrer Lebensvorgänge. Diese Energie wird durch Oxidation der betreffenden Kohlenstoffverbindungen mit elementarem Sauerstoff gewonnen, indem Wasser gebildet und Kohlendioxid frei wird. Als Bruttogleichung für diesen Prozess erhalten wir die Umkehrung der Photosynthesegleichung:

$$1\ \text{Mol}\ C_6H_{12}O_6 + 6\ \text{Mol}\ O_2 \rightarrow 6\ \text{Mol}\ CO_2 + 6\ \text{Mol}\ H_2O = -2821\ \text{kJ}$$

Dieser Vorgang wird als *Atmung* oder *Dissimilation* bezeichnet. Die Freisetzung dieser großen Energiemenge erfolgt jedoch nicht schlagartig, sondern in einem über zahlreiche Zwischenstufen ablaufenden Prozess.
Als Nachweis für den Verbrauch von Sauerstoff und für die Bildung von CO_2 kann ein einfacher Versuch durchgeführt werden. Zu diesem Zweck gibt man keimende Erbsen

in einen Glaszylinder, der gasdicht verschlossen wird. Nach einigen Stunden wird eine brennende Kerze in den Zylinder geführt. Sie erlischt sofort, da der gesamte Sauerstoff verbraucht ist. Stellt man gleichzeitig ein Gefäß mit Bariumhydroxidlösung in den Zylinder, so ist ein Niederschlag von Bariumcarbonat nachzuweisen.

Der Atmungsvorgang lässt sich in mehrere Teilabschnitte zergliedern:

1. Glykolyse
2. Oxidative Decarboxylierung der Brenztraubensäure
3. Citratzyklus
4. Endoxidation

Zunächst wird Stärke zu Glucose hydrolysiert. Die hierzu notwendigen Enzyme sind die Amylasen. In der anschließenden *Glykolyse* wird die Glucose zunächst phosphoryliert und anschließend in zwei Triosephosphatmoleküle gespalten. Diese Triosen werden nun oxidiert. Die dabei frei werdende Energie wird vom ADP unter Bildung von ATP abgefangen. Der abgespaltene Wasserstoff wird vom NAD^+ übernommen. Durch Abspaltung von H_2O und dem Phosphatrest entsteht Brenztraubensäure. Vereinfacht lässt sich dieser Vorgang folgendermaßen darstellen:

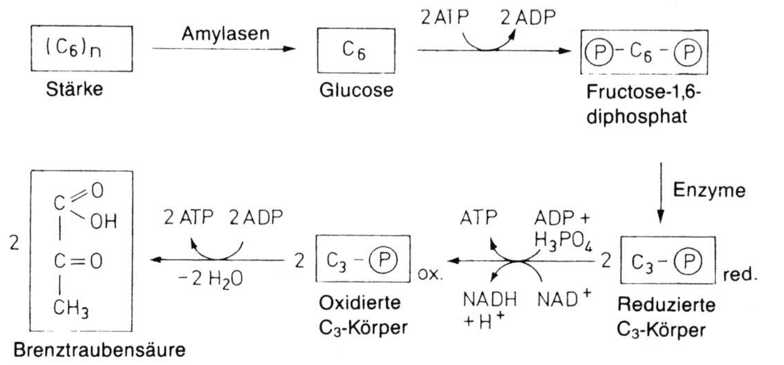

Die *oxidative Decarboxylierung* der Brenztraubensäure ergibt ein Molekül CO_2 und einen Acetylrest. Dieser Acetylrest wird auf das *Coenzym A* (CoA) übertragen.

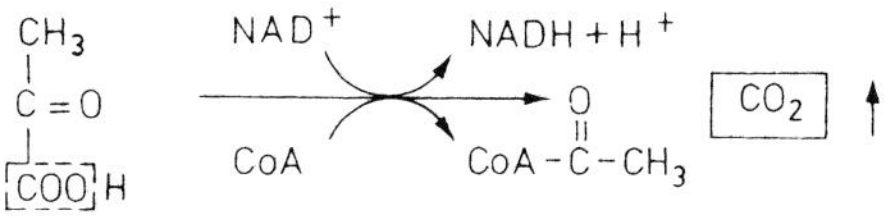

Die Acetylreste werden vollständig zu CO_2 oxidiert. Die einzelnen Reaktionen, die zu diesem Abbau führen, können im *Citratzyklus* zusammengefasst werden. Wie bei allen Kreisprozessen (s. Calvin-Zyklus) werden bestimmte Verbindungen immer wieder regeneriert, so dass sie von neuem Substrat aufnehmen.

Das Acetyl-CoA überträgt zunächst den Acetylrest auf den C_4-Körper Oxalessigsäure. Hierdurch wird ein C_6-Körper gebildet, die *Citronensäure*. Das CoA wird dadurch wieder gewonnen und kann erneut einen Acetylrest übernehmen. Die Citronensäure wird unter wiederholter Abspaltung von Wasserstoff und CO_2 abgebaut, wodurch am Ende die Oxalessigsäure regeneriert wird. Vereinfacht dargestellt hat der Citratzyklus folgenden Verlauf:

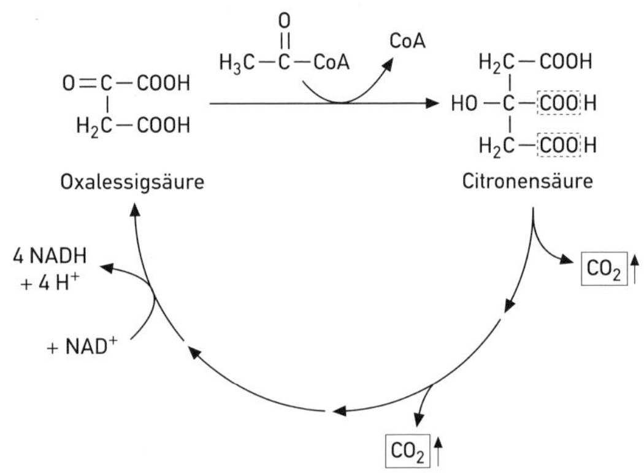

Als Bilanz soll festgehalten werden: 1 Molekül Glucose wird zu 6 Molekülen CO_2 abgebaut. Dabei entsteht Energie in Form von 3 ATP und Reduktionsäquivalente in Form von 12 NADH+12 H^+. Der notwendige Sauerstoff stammte aus dem Wasser; es wurde also kein elementarer Sauerstoff benötigt.

$$C_6H_{12}O_6 + 6\ H_2O + 12\ NADH^+ \xrightarrow{3\ ADP \rightarrow 3\ ATP} 6\ CO_2 + 12\ NADH + 12\ H^+$$

Der Verbrauch von elementarem Sauerstoff erfolgt erst bei der eigentlichen Atmung. Dieser letzte Vorgang wird auch als Endoxidation bezeichnet.

$$12\ NADH + 12\ H^+ + 6\ O_2 \xrightarrow{36\ ADP + 36\ (P) \rightarrow 36\ ATP} 12\ NAD^+ + 12\ H_2O$$

Bei dieser Endoxidation wird Oxidationsenergie frei gesetzt, die teilweise abgefangen und im ATP gespeichert wird. In Form des ATP bleibt die Energie für andere physiologische Prozesse verfügbar. Es entstehen 3 Mol ATP pro 1 Mol gebildeten Wassers. Das entspricht einem Wirkungsgrad von 40%. Die restliche Energie wird zur Aufrechterhaltung der Temperatur benötigt oder geht in Form von Wärme verloren.

Die Enzyme des Citratzyklus und der Atmungskette sind in den Mitochondrien lokalisiert. Hier wird nicht nur die aus der Glykolyse stammende Essigsäure abgebaut, sondern auch die beim Abbau der Fette entstehenden Acetylreste.

1.4.1 Gärungen

Der bei der Oxidation des Atmungssubstrates frei werdende Wasserstoff muss nicht bei allen Lebewesen mit Sauerstoff, sondern kann auch mit organischen Substanzen reagieren. Hierbei entstehen im Vergleich zu Wasser verhältnismäßig energiereiche Endprodukte. Diese „unvollständigen" Oxidationen werden als *Gärungen* bezeichnet. Sie stellen eine *anaerobe* (sauerstoffunabhängige) Form des Energiegewinns dar und werden vor allem von Bakterien und Pilzen genutzt.

Bei der *alkoholischen Gärung* entsteht Ethylalkohol als Endprodukt. Der anfängliche Abbau von Glucose bis zur Brenztraubensäure folgt dem Glycolyseschema. Die Brenztraubensäure wird dann zu Acetaldehyd decarboxyliert, der durch NADH+H$^+$ zu Ethanol reduziert wird.

Der Energiegewinn in Form von 2 Mol ATP pro 1 Mol Glucose ist gering. Vor allem Hefearten (Pilze) bedienen sich dieser Art von Energiegewinn. Bei der Wein- und Bierherstellung wird dieser Prozess technisch genutzt.

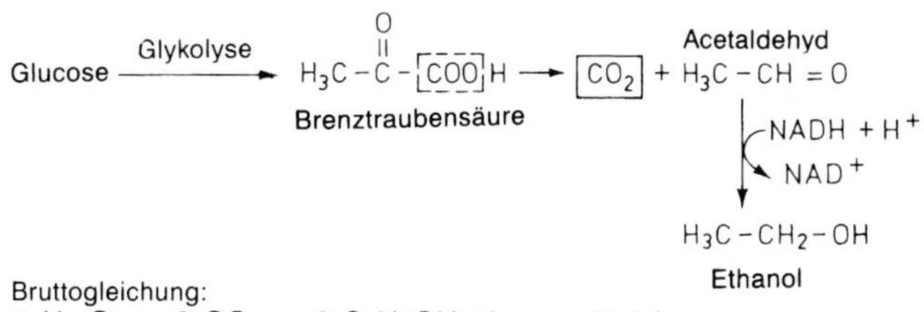

Bruttogleichung:
$C_6H_{12}O_6 \rightarrow 2\ CO_2 + 2\ C_2H_5OH\ \Delta h = -88\ kJ$

Dem geringen Energiegewinn der alkoholischen Gärung entsprechend ist Ethanol noch ein recht energiereiches Produkt. Es kann von den Essigsäurebakterien unter Energiegewinn oxidativ weiter umgesetzt werden. Der Vorgang wird als *Essigsäuregärung* bezeichnet. Hierbei wird Ethanol zu Essigsäure oxidiert. Als Bruttogleichung erhalten wir:

$$C_2H_5OH + O_2 \rightarrow CH_3COOH + H_2O\ \Delta H = -493\ kJ$$

Die Essigsäuregärung wird zur industriellen Herstellung von Essig aus Wein benutzt.

1.5 Stickstoffhaushalt

Wie beim Kohlenstoff werden hinsichtlich der Stickstoffernährung autotrophe und heterotrophe Formen unterschieden. Die Ersteren vermögen anorganisch gebundenen Stickstoff zu verwerten, während die Letzteren auf organisch gebundenen Stickstoff angewiesen sind. Fast alle grünen Pflanzen sind stickstoffautotroph. Elementarer Stickstoff ist zu ca. 78% in der Luft vorhanden, kann von den meisten Pflanzen jedoch nicht so genutzt werden. Sie müssen ihn in Form von Nitraten oder Ammoniumsalzen aus dem Boden aufnehmen.

Nur wenige Bakterienarten sind in der Lage, elementaren Stickstoff zu binden. Hierzu gehören der frei im Boden lebende Azotobacter und die Knöllchenbakterien. Diese leben mit den Fabaceen (Hülsenfrüchtlern) in einer Symbiose (s. Kap. V. 1.6), zum Nutzen beider Partner. Die Bakterien gelangen über die Wurzelhaare in das Rindengewebe der Wurzel. Hier kommt es zu einer starken Vermehrung der Bakterien, die den elementaren Stickstoff binden. Als Gegenreaktion beginnt die Pflanze einen Teil der Bakterien enzymatisch aufzulösen und erhält so die in den Bakterien angereicherten Stickstoffverbindungen.

Nur der bis zur Stufe des Ammoniaks reduzierte Stickstoff kann von den Pflanzen verwertet werden. Die Reduktion der höherwertigen Stickstoffverbindungen erfolgt schrittweise mit Hilfe von Enzymen. NH_3 selbst ist ein starkes Zellgift. Es wird sofort an die bei der Glykolyse und im Citratzyklus entstehenden Ketosäuren, Oxalessigsäure und α-Ketoglutarsäure, reduktiv gebunden. Es entstehen die Aminosäuren Asparagin- und Glutaminsäure.

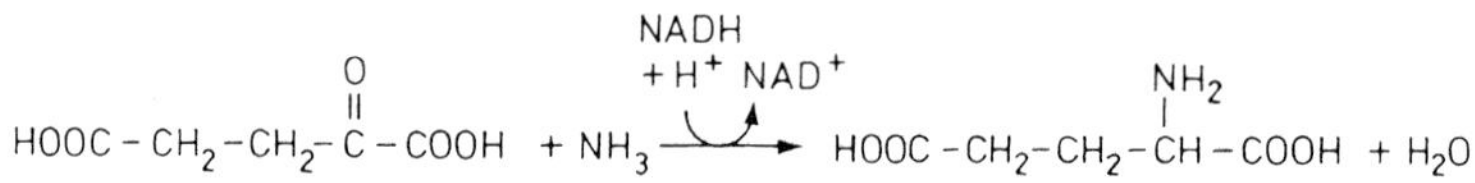

α-Ketoglutarsäure — Glutaminsäure

Glutaminsäure und Asparaginsäure nehmen eine Schlüsselposition im Stickstoffhaushalt der Pflanze ein, da sie als Aminogruppendonatoren für andere α-Ketocarbonsäuren dienen. Die Übertragung der NH_2-Gruppe von einer Aminosäure auf eine α-Ketosäure wird als *Transaminierung* bezeichnet. Auf diese Weise werden alle für die Pflanze notwendigen Aminosäuren synthetisiert. Die Aminosäuren sind wiederum wichtige Bausteine für zahlreiche andere Verbindungen. Sie werden zur Synthese von Proteinen und Hormonen, zur Bildung der Nukleinsäuren und Alkaloide benötigt.

Beim oxidativen Abbau der Aminosäuren entsteht wiederum NH_3. Ammoniak wird von der Pflanze im Unterschied zum Tier nicht in Form von Stoffwechselprodukten ausgeschieden. Er wird vielmehr als Amidstickstoff an Glutaminsäure und Asparaginsäure gebunden. Es entstehen die Säureamide Glutamin und Asparagin, die als NH_3-Überträger zur Verfügung stehen.

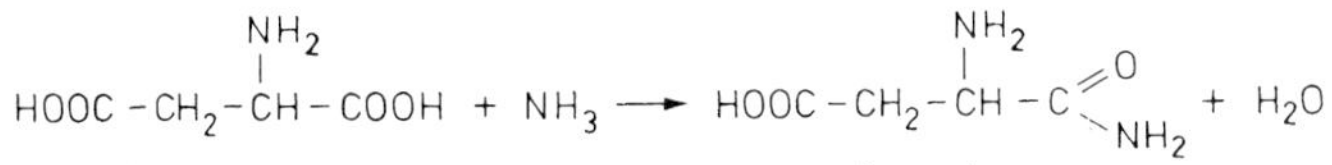

Asparginsäure Aspargin

1.6 Heterotrophie

Als heterotroph werden alle jene Lebewesen bezeichnet, die auf die Zufuhr von organischem Material von außen angewiesen sind. Sie sind also nicht in der Lage, dieses aus energiearmen anorganischen Materialien aufzubauen. Dieses Abhängigkeitsverhältnis kann sich auch auf die Stickstoffverbindungen erstrecken. Hinsichtlich des Grades der Heterotrophie herrscht bei den Pflanzen eine große Vielfalt. Wir unterscheiden die Saprophyten, die Parasiten, die Insektivoren und die Lebensform der Symbiose.

Die *Saprophyten* sind Prototypen der heterotrophen Organismen. Sie sind als Fäulniserreger weit verbreitet und stammen aus den Gruppen der Bakterien und Pilze. Durch die Wirkung ihrer Enzyme überführen sie totes organisches Material in kleinere resorbierbare Moleküle. Selbst die schwer angreifbaren Kohlenwasserstoffe werden von ihnen zerlegt. Häufig sind mehrere Arten saprophytischer Mikroorganismen miteinander vergesellschaftet. Dabei nehmen dann die einen die Spalt- und Abfallprodukte der anderen auf. Eine solche Vergesellschaftung bezeichnet man als *Parabiose*.

Im Gegensatz zu den Saprophyten schließen sich die *Parasiten* (Schmarotzer) an den Stoffwechsel lebender Organismen an. Sie dringen dafür in den Wirtsorganismus ein und setzen sich dort fest. Die Parasiten unter den höheren Pflanzen entnehmen mit Hilfe von Haustorien, wurzelartigen Gebilden, den Leitungsbahnen die Nährstoffe. Als Beispiele seien die Kleeseiden-Arten (*Cuscuta*) und die Schuppenwurz (*Lathraea*) genannt. Unter den Pilzen und Bakterien gibt es eine große Anzahl von Parasiten. Zahlreiche Krankheitserreger gehören dazu wie z. B. der Erreger des Wundstarrkrampfes und des Typhus. Auch der pharmazeutisch wichtige Mutterkornpilz (*Claviceps*) ist ein Parasit. Sein Myzel durchwuchert die Fruchtknoten von Getreidearten. Die *Halbparasiten* besitzen grüne Blätter und sind daher zur Assimilation befähigt. Sie holen sich aber Wasser und Salze aus der Wirtspflanze. Hierzu gehört die Mistel (*Viscum album*), die auf Laub- und Nadelhölzern schmarotzt. Parasiten dürfen nicht mit den *Epiphyten* verwechselt werden. Dieses sind autotrophe Organismen, die auf anderen Pflanzen wachsen, sie also als „Wohnort" benutzen. Hierzu gehören zahlreiche Ananasgewächse und Orchideen.

Als *Symbiose* bezeichnet man das Zusammenleben von verschiedenen Organismen in enger morphologischer Verknüpfung zu beiderseitigem Nutzen. Eines der bekanntesten Beispiele ist die Symbiose zwischen stickstoffbindenden Knöllchenbakterien und den Fabaceen (s. Kap. V. 1.5). Die Bakterien liefern den Wirtspflanzen Stickstoff in verwertbarer Form und empfangen von diesen Kohlenhydrate.

Die *Flechten* sind Lebensgemeinschaften aus Algen und Pilzen. Hierbei ist die morphologische Verknüpfung so eng, dass neue „Organismen" mit charakteristischer Gestalt entstehen. Der Pilz erhält bei dieser Symbiose die Assimilate von der Alge, während er die Versorgung mit Wasser und Salzen für beide Partner übernimmt.
Als *Mykorrhiza* wird eine Symbiose zwischen einem Pilz und einer höheren Pflanze bezeichnet. Häufig findet man diese Symbiose an den Seitenwurzeln unserer Waldbäume. Die Pilzhyphen dringen in das Rindengewebe der Wurzeln ein und entziehen Assimilate. Die Pilze übernehmen die Wasser- und Salzversorgung für die Bäume. Zusätzlich versorgen sie die Bäume mit Stickstoff- und Phosphor-Verbindungen. Dieser *ektotrophen* Mykorrhiza der Waldbäume steht die *endotrophe* Mykorrhiza gegenüber. Hierbei entwickelt sich die Hauptmasse der Pilzfäden im Innern der Rindenzellen der Wurzel. Diese Art ist bei den Orchideen weit verbreitet, da sie die Vorbedingung für die Samenkeimung der Orchideen ist.
Die *Insektivoren* können sich unter günstigen Bedingungen auch autotroph ernähren. Sie ergänzen ihre Ernährung jedoch durch den Fang und die Ausbeutung von Insekten und anderen Kleintieren. Die Proteine der gefangenen Tiere werden durch Enzyme abgebaut und die entstehenden Aminosäuren von den Pflanzen resorbiert. Nach dem Mechanismus der Fangapparate werden drei Typen unterschieden: Klebfallen, Gleitfallen, Klappfallen. Als Vertreter des Klebfallentypus sei der Sonnentau (*Drosera*) genannt. Seine Blätter sondern durch besondere Drüsenköpfchen ein klebriges Sekret ab, das anfliegende Insekten festhält. Die tropische Kannenpflanze (*Nepenthes*) bedient sich des Gleitfallenprinzips. Ihre Blätter sind kannenförmig gestaltet. Die gefangenen Insekten werden von der Pflanze „verdaut". Die Venusfliegenfalle (*Bionaea*) ist ein Vertreter des Klappfallentypus. Die beiden Hälften der Blattspreite sind zu einer Klappfalle umgebildet, die bei Berührung z. B. durch ein Insekt nach oben zusammenschlägt.

2 Wachstum und Entwicklung

Die Gesamtheit aller Prozesse, die von der Keimzelle bis zur „fertigen" Pflanze führen, werden als Wachstum und Entwicklung bezeichnet. Das *Wachstum* umfasst dabei die Vorgänge, die zur irreversiblen Volumen- und Substanzzunahme führen. Unter *Entwicklung* verstehen wir die Änderung der inneren und äußeren Gestalt. Beides lässt sich jedoch nicht voneinander trennen. Beim Zellwachstum werden drei Phasen unterschieden: das Teilungs-, Streckungs- und Differenzierungswachstum.

Das *Zellteilungswachstum* beginnt bereits bei der befruchteten Eizelle. Die Mutterzelle teilt sich in zwei Tochterzellen, diese teilen sich wieder und so fort. Zellteilungen finden ansonsten in den Meristemen (s. Kap. II. 2) statt. Jeder Teilung des Zellkerns geht eine identische Reduplikation der DNA (s. Kap. IV. 5), jeder Teilung der Zelle eine Plasmavermehrung voraus.

Auf die Zellteilungsphase folgt das *Streckungswachstum*. Die Aufnahme erheblicher Wassermengen führt zur Ausbildung von Vakuolen. Sie bedingen einen Dehnungsreiz auf die Zellwand, die dadurch zu einem Flächen- und Dehnungswachstum angeregt wird. Als auslösender Faktor ist daran das Hormon Auxin (s. unten) maßgeblich beteiligt. Durch das Streckungswachstum erhalten die Zellen ihre endgültige Form und Größe.

Das sich anschließende *Differenzierungswachstum* beginnt noch in der Phase des Streckungswachstums. Es kommt erst zum Abschluss, wenn die Zelle entsprechend ihrer Funktion ausgerüstet ist.

In dieser Phase werden die Verstärkungen der Zellwände durch Verkorkung, Verholzung oder Kutinisierung vorgenommen. Die Zellen erhalten die Befähigung zur Bildung bestimmter Inhaltsstoffe. Ihre Form wird – je nach Art der späteren Funktion – ausgebildet. Diese vielfältigen Differenzierungsvorgänge werden durch hormonelle Regulationsmechanismen gesteuert.

An den einzelnen Wachstumsphasen sind verschiedene Stoffe beteiligt, die als *Wuchsstoffe* oder *Phytohormone* bezeichnet werden. Sie werden an bestimmten Orten der Pflanze gebildet, von dort zu ihren Wirkorten transportiert und sind dadurch gekennzeichnet, dass sie in sehr geringen Konzentrationen bestimmte Wirkungen hervorrufen. Wie bei Mensch und Tier ist auch im pflanzlichen Organismus ein komplexes, ausbalanciertes Hormonsystem vorhanden. Die einzelnen Hormone beeinflussen sich dabei teils antagonistisch, teils synergistisch. Ihre Wirkungen sind stark konzentrationsabhängig. Die wichtigsten Klassen der Phytohormone sind die Auxine, die Gibberelline, die Zytokinine und die Abscisine.

Zu den *Auxinen* gehört das am längsten bekannte Phytohormon, die β-Indolyl-3-essigsäure (IES).

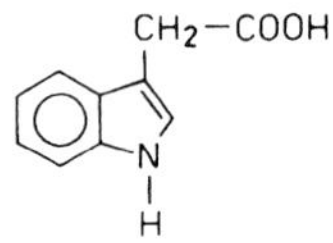

β-Indolyl-3-essigsäure

Sie ist hauptsächlich am Streckungswachstum beteiligt, stimuliert aber auch die Zellteilungsaktivität, fördert die Wurzelbildung und beeinflusst den Blatt- und Fruchtfall.
Die *Gibberelline* erhöhen vor allem die Zellteilungsaktivität. Daneben beeinflussen sie die Blütenbildung und die Herbeiführung bzw. Aufhebung von Ruhezuständen in Samen und Knospen.
Bei den *Zytokininen* ist das Kinetin der bekannteste Vertreter.

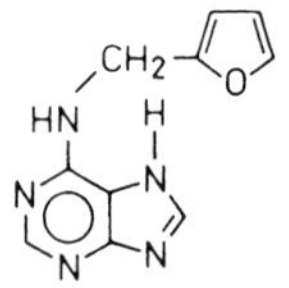

Kinetin

Die Zytokinine sind mit den Auxinen an der Zellteilung beteiligt. Sie beeinflussen aber auch die Differenzierungs- und Alterungsvorgänge, brechen die Ruhezustände von Samen und Knospen, steigern die RNA- und Proteinsynthese und steuern gewisse andere Stoffwechselreaktionen.
Die *Abscisine* lösen den Blattabwurf aus. Sie beeinflussen auch die Schließbewegungen der Spaltöffnungen.
Ethen $H_2C = CH_2$ wird ebenfalls zu den Phytohormonen gerechnet. Es fördert wie die Abscisine das Abwerfen der Blätter und steuert die Reifungsvorgänge in Früchten.
Die beschriebene Einflussnahme durch Phytohormone ist auf einzelne Zellen begrenzt zu betrachten. An der Organentwicklung muss demnach ein Vielfaches an Differenzierungsvorgängen beteiligt sein.
Für eine Zelle und für ein Organ ist die *Polarität* von Wichtigkeit. Hierunter versteht man die physiologische Ungleichwertigkeit einander entgegengesetzter Bereiche, also den Unterschied zwischen „oben" und „unten". Bei vielen einzelligen Bakterien findet man bereits den Unterschied von begeißeltem und unbegeißeltem Pol, von vegetativem und generativem Pol. Als markantes Beispiel sei an die Ausbildung von Spross- und Wurzelpol bei der höheren Pflanze erinnert. An diesen Vorgängen sind offensichtlich ebenfalls Wuchsstoffe beteiligt, die durch Konzentrationsunterschiede die Polarität bedingen. Jedoch lässt sich Polarität in gewissem Maße auch durch äußere Faktoren induzieren.

Äußere (exogene) Faktoren beeinflussen auch die Organentwicklung und das Wachstum. Zu diesen Faktoren gehören Licht, Temperatur und Schwerkraft.
Das *Licht* vermag die Gestaltbildung der Pflanze in spezifischer Weise zu beeinflussen. Als Beispiel betrachte man die Keimung von Kartoffeln im Dunkeln und bei Tageslicht (s. Abb. 40). Im Licht entwickeln sich aus den Knollen normal grüne, beblätterte Sprosse. Die im Dunkeln gezogene Pflanze weist dagegen eine starke Streckung ihres Sprosses mit schwach entwickelten Blättern auf. Ihre Achse bleibt chlorophyllfrei. Dieses Verhalten bei Lichtabschluss wird als *Vergeilung* bezeichnet. Während Lichtmangel eine verstärkte Streckung hervorruft, kommt es bei starker Lichteinstrahlung zur Hemmung des Längenwachstums, z. B. bei Alpenpflanzen.
Hinsichtlich des Beginns der Blütenbildung unterscheiden wir Langtagpflanzen, Kurztagpflanzen und tagneutrale Pflanzen. Die Blütezeit der letztgenannten Pflanzen ist unabhängig von den Lichtzeiten. Bei den *Langtagpflanzen* (z. B. Weizen, Gerste, Salat, Spinat) muss eine bestimmte Lichtdauer pro Tag erreicht sein, bevor sie zur Blütenbildung kommen. Im Gegensatz dazu darf bei den *Kurztagpflanzen* (z. B. Reis, Hirse, Kartoffel) eine bestimmte Lichtdauer nicht überschritten werden.
Licht kann erst auf einen Organismus Einfluss nehmen, wenn es absorbiert wird. Für die Absorption sind bestimmte Pigmentsysteme zuständig. Am besten untersucht ist zurzeit das *Phytochromsystem*, das die Hellrot-Dunkelrot-Strahlung absorbiert. Durch die Absorption der Strahlung werden Gene aktiviert, die wiederum die Bildung von Enzymen anregen.
Ein weiterer exogener Faktor für Wachstum und Entwicklung ist die *Temperatur.* Für die Auslösung des Wachstumsvorgangs muss eine Minimaltemperatur überschritten werden. Bei weiterer Temperatursteigerung kommt es zur Wachstumsbeschleunigung. Nach Überschreiten des Optimums wird das Wachstum eingestellt. Minimum, Optimum und Maximum werden als *Kardinalpunkte* des Wachstums bezeichnet. Das Minimum für unsere einheimischen Pflanzen liegt bei etwa 0 °C, die obere Grenze bei 40 °C, obwohl manche Bakterien auch noch bei 70 °C gedeihen. Einige Bäume der nördlichen Zone ertragen auch Temperaturen von −60 °C, ohne dass sie erfrieren. Die Angaben stellen also nur Mittelwerte dar.
Auch die *Schwerkraft* zeigt einen deutlichen Einfluss auf die Organismen. Entzieht man eine Pflanze mit zygomorphen Blüten der Schwerkraftwirkung, so werden ihre Blüten radiär ausgebildet.

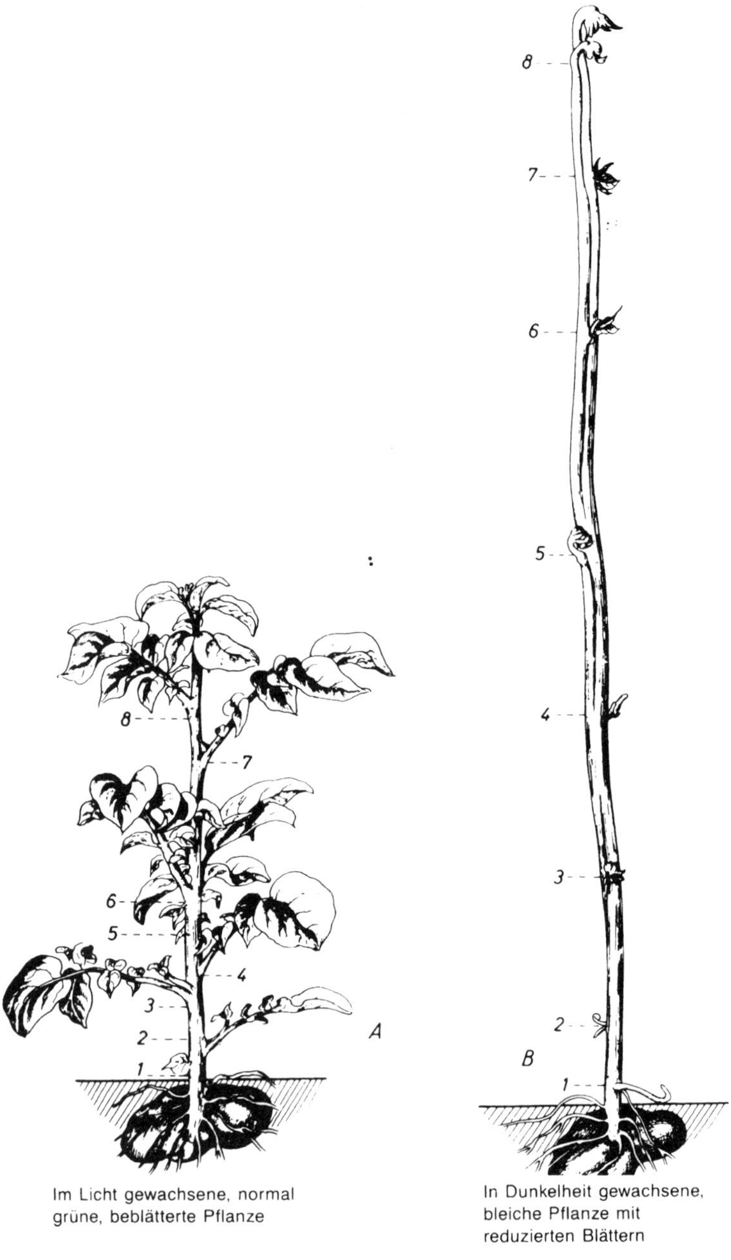

Abb. 40 Kartoffelpflanzen (Knoten durchlaufend nummeriert)

3 Bewegungen

Bewegungen gehören neben den bisher besprochenen Stoffwechselvorgängen zu den Lebensäußerungen der Pflanzen. Sie sind zwar hier nicht so deutlich sichtbar wie bei den Tieren, da zumindest die höheren Pflanzen keine Ortswechsel vornehmen können, jedoch ist jedes Wachstum und jede Entwicklung mit sehr langsamen Bewegungen verbunden. Im Bereich der niederen Pflanzen gibt es viele Organismen, die nicht ortsgebunden leben.

Die höhere, fest an ihren Standort gebundene Pflanze führt eine ganze Reihe von Bewegungen aus, z. B. Krümmungen und Drehungen, Klappbewegungen, Schleuderbewegungen. Sie reagiert damit im Allgemeinen auf besondere *Reize*, die von außen auf sie einwirken. Durch diese Reizursache wird eine Folge von Reaktionen in der Pflanze ausgelöst, deren Energiebedarf von ihr selbst gedeckt wird. Daher besteht meist keine Proportionalität zwischen Intensität des Reizes und der Intensität der Reaktion.

Reizvorgänge können auch durch innere Reizursachen ausgelöst werden. Sie werden dann als *endogene* oder *autonome* Reizbewegungen von den *induzierten* Vorgängen unterschieden.

Außerdem wird noch eine Unterscheidung in gerichtete und ungerichtete Bewegungen vorgenommen. Erfolgen die Bewegungen in Richtung des Reizanlasses, so spricht man von *Tropismen*. Sind die Bewegungen unabhängig von der Reizrichtung, so handelt es sich um *Nastien*. Die Bewegungen können durch Wachstumserscheinungen oder auch Turgorschwankungen zustande kommen. Zu den äußeren Reizquellen, auf die eine Pflanze mit Bewegungen reagiert, gehören das Licht, das Schwerefeld der Erde, Wärme, Chemikalien und Berührungsreize.

Wachstumsbewegungen beruhen auf der unterschiedlichen Wachstumsgeschwindigkeit zweier gegenüberliegender Flanken, z. B. bei einer sich krümmenden Ranke. Diese Bewegung wird durch eine unterschiedliche Verteilung des Phytohormons Auxin (s. Kap. V. 2) auf den beiden Seiten eines Organs verursacht. Viele höheren Pflanzen zeigen positiv *phototrope* Wachstumsbewegungen, d. h. sie wachsen mit ihrem Spross der Reizquelle Licht entgegen. Die meisten Primärwurzeln wachsen dagegen negativ phototrop, dem Licht abgewandt, und positiv *geotrop*, d. h. von der Schwerkraft beeinflusst senkrecht in den Boden. Positiv *chemotrop* wächst der Pollenschlauch bei der Befruchtung durch das Griffelgewebe.

Turgorbewegungen kommen durch Veränderungen des Turgors (s. Kap. V. 1.2.2) zustande. Durch die Zu- oder Abnahme des Turgors wird eine Verlängerung bzw. Verkürzung der Zellen hervorgerufen. Kommt es an zwei sich gegenüberliegenden Flanken eines Organs zu unterschiedlichen Turgorveränderungen, so ist eine Krümmung bzw. eine Lageveränderung des Organs die Folge. Als Beispiel denke man an die Bewegungen der Spaltöffnungen (s. Kap. II. 3.2.1.1). Besonders auffällig sind diese Bewegungen bei der Mimose.

Diese Pflanze besitzt Blattgelenke, die aus großen dünnwandigen Parenchymzellen bestehen. Berührungsreize führen zu einer Turgorveränderung in den Gelenkzellen, was ein Absinken der Blätter zur Folge hat.
Schleuderbewegungen werden durch den plötzlichen Ausgleich der Turgorspannung innerhalb eines ganzen Gewebes hervorgerufen. Auf diesem Mechanismus beruht beim Springkraut (*Impatiens*) das Phänomen, dass die reifen Früchte bei Berührung aufspringen und die Samen ausschleudern. Schleuderbewegungen können auch durch so genannte *Kohäsionsmechanismen* ausgelöst werden. Diese bedingen die Öffnung der Sporangien mancher Farne. Die Sporangien besitzen einen äußeren Ring von verdickten toten Zellen, die mit Wasser gefüllt sind. Bei zunehmender Verdunstung nimmt die Wassermenge immer mehr ab. Durch die Kohäsions- bzw. Adhäsionskräfte des Wassers entsteht ein Unterdruck. Die Außenwand wird nach innen gezogen. Bei weiterer Verdunstung reißt der Wasserfilm schließlich doch, die Außenwand schnellt in ihre Ausgangslage zurück.

VI. Systematik

Bis heute sind über 370000 lebende Pflanzenarten bekannt. Es wird jedoch damit gerechnet, dass es mehr als eine halbe Million Arten gibt. Die Aufgabe der Systematik ist es nun, diese vielen verschiedenen Pflanzen so zu ordnen und einzuteilen, dass ein sinnvolles *System der Pflanzen* dabei entsteht.

Der Versuch, eine solche Vielzahl von unterschiedlichen Pflanzen zu klassifizieren, hat die verschiedensten Systeme entstehen lassen, je nach den Gesichtspunkten, die der jeweiligen Einteilung zu Grunde lagen. Im Wesentlichen unterscheidet man *künstliche* und *natürliche* Systeme. Bei den künstlichen Systemen wurden dazu willkürlich bestimmte Leitmerkmale ausgesucht, z. B. Wuchsform, Zahlenverhältnisse der Blütenorgane usw. Das bekannteste künstliche System ist das des schwedischen Botanikers *Carl von Linné* (1707–1778). Er stellte 23 Klassen von Blütenpflanzen einer 24. Klasse gegenüber, zu der er die Farne, Moose, Algen und Pilze zählte, über deren Biologie im 18. Jahrhundert erst wenig bekannt war.

Heute wissen wir, dass es ein natürliches System gibt, ein vom Beobachter unabhängiges Ordnungsprinzip. Vergleicht man die einzelnen Individuen miteinander, so erkennt man naturgegebene Gruppen, deren Vertreter jeweils einen einheitlichen Organisationsplan zeigen. Bei der Einteilung in das natürliche System wird also der Gesamtaufbau der Pflanze mit allen Merkmalen betrachtet. Es werden dabei Gesichtspunkte aus den verschiedensten Bereichen berücksichtigt. Ein wichtiges Kriterium sind die *entwicklungsgeschichtlichen Zusammenhänge*. Daneben werden vor allem Erkenntnisse aus der *Morphologie* berücksichtigt. Auch Beiträge der *Histologie* und *Zytologie* haben große systematische Bedeutung. Daneben werden Befunde der *Palynologie* (Lehre und Ermittlung der Strukturen von Pollenkörnern), der *Serologie* (Lehre der Verwandtschaft der Eiweißstoffe) und *Phytochemie* (Chemie der Pflanzeninhaltsstoffe) zur Einteilung herangezogen. So finden wir innerhalb einer Pflanzenfamilie (s. unten) Arten mit gleichen oder nahe verwandten Inhaltsstoffen, z. B. Alkaloide bei den Papaveraceen. Diese Pflanzeninhaltsstoffe sollen im nachfolgenden Teil der Drogenkunde näher besprochen werden. Schließlich werden noch Erkenntnisse aus der *Fortpflanzungsbiologie* und *Genetik* berücksichtigt.

Bereits in der Morphologie haben wir eine Einteilung der Pflanzen in Protophyten, Thallophyten und Kormophyten vorgenommen. Es sei aber hier darauf hingewiesen, dass mit den vorgenannten Begriffen Organisationsformen, nicht aber Gruppen aus dem Pflanzensystem gemeint sind.

Das natürliche System wird in sieben große Abteilungen unterteilt, in die sich alle Pflanzen einordnen lassen:

1. Abteilung: Schizophyta (Bakterien)
2. Abteilung: Phycophyta (Algen)
3. Abteilung: Mycophyta (Pilze)
4. Abteilung: Lichenes (Flechten)
5. Abteilung: Bryophyta (Moospflanzen)
6. Abteilung: Pteridophyta (Farnpflanzen)
7. Abteilung: Spermatophyta (Samenpflanzen)

Jede dieser Abteilungen gliedert sich weiter in *Klassen*, diese in *Ordnungen*, diese in *Familien* und diese in *Gattungen*. Die unterste Einheit im System ist die *Art*. Sie wird auf solche unterste Einheiten bezogen, die sich von anderen Individuen durch konstante, erbliche Merkmale unterscheiden. Die Art wird, wenn es erforderlich ist, noch in Unterarten oder Rassen eingeteilt. Auch die großen Einheiten werden häufig weiter untergliedert, so z. B. die Klassen in Unterklassen oder die Abteilungen in Unterabteilungen.

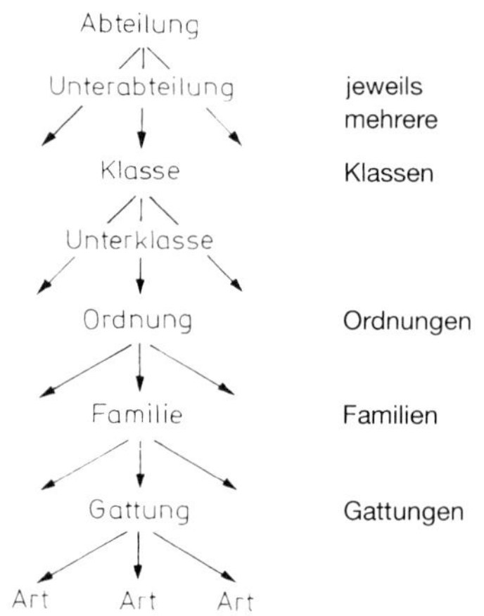

Die wissenschaftliche Benennung der Pflanzen-Einheiten erfolgt in lateinischer Form. Als Gattungsnamen finden Substantive (Großschreibung) und für Artbezeichnungen meist Adjektive (Kleinschreibung) Verwendung. Eine Art wird durch zwei Namen gekennzeichnet. Der erste ist der Gattungsname, der zweite der spezifische Artname. Diese Bezeichnungen entsprechen der *binären Nomenklatur* von Linné. Hinter die Bezeichnung der Art wird der Name (oder dessen Anfangsbuchstabe oder Namenskürzel) des Autors gesetzt, der die Pflanze zuerst beschrieben hat, z. B. *Achillea millefolium* L.: Linné hat als erster die Schafgarbe wissenschaftlich beschrieben.

In Tabelle 1 soll mit Hilfe von zwei Beispielen, der Samenpflanze *Digitalis purpurea* und dem Pilz *Claviceps purpurea*, die Einstufung in das System der Pflanzen deutlich gemacht werden. Außerdem enthält die Tabelle die normierten Endungen der verschiedenen Einheiten (taxonomische Kategorien).

Tab. 1: Einordnung von *Digitalis purpurea* und *Claviceps purpurea* in ein taxonomisches System.

Taxonomische Kategorie	**Endung**	***Digitalis purpurea* (Roter Fingerhut)** **Beispiel 1**	***Claviceps purpurea* (Mutterkornpilze)** **Beispiel 2**
Abteilung	– phyta	Spermatophyta (Samenpflanzen)	Mycophyta (Pilze)
Unterabteilung	– phytina	Magnoliophytina (Bedecktsamer)	
Klasse	– opsida – phyceae – mycetes	Rosopsida („Echte“ Zweikeimblättrige)	Ascomycetes (Schlauchpilze)
Unterklasse	– idae	Asteridae	Pyrenomycetidae
Ordnung	– ales	Scrophulariales	Clavicipitales
Familie	– eae	Scrophulariaceae (Rachenblütler)	Clavicipitaceae
Gattung		*Digitalis* (Fingerhut)	*Claviceps*
Art		*Digitalis purpurea* (Roter Fingerhut)	*Claviceps purpurea* (Mutterkornpilz)

B Drogenkunde

1 Allgemeines

Die Pharmakognosie ist der älteste Teilbereich der Pharmazie. Pflanzen, Tiere und deren unterschiedliche Zubereitungen waren die ersten Heilmittel, mit denen versucht wurde, Krankheiten zu bekämpfen. Schon seit alters her wurden nicht nur frische, sondern auch getrocknete Pflanzen- und Tierteile verwendet, die länger haltbar waren. Als sich der Drogenhandel ausweitete, wurde es notwendig, Qualitätsanforderungen an Drogen festzulegen und überprüfbar zu machen. Zunächst beschränkte man sich auf äußere Merkmale. Als aber im 19. Jahrhundert exakte chemische Untersuchungsmethoden entwickelt wurden, wandte man diese auch auf Drogen an. Es wurden die Wirkstoffe isoliert und rein dargestellt. Sie bilden heute neben den synthetisch hergestellten Stoffen die Basis für die industrielle Arzneimittelherstellung.
Zur pharmazeutischen Wissenschaft gehört das Teilgebiet der Pharmazeutischen Biologie. Dieses umfasst sowohl die für den Pharmazeuten wichtigen Funktionsabläufe im pflanzlichen Organismus im Rahmen der allgemeinen Biologie, als auch die Pharmakognosie, die sich mit den Arzneimitteln befasst, deren Ursprung eine lebende Substanz ist.
Die wissenschaftliche Pharmakognosie bedient sich inzwischen aller modernen Techniken, um Morphologie (Gestalt) und Anatomie (feingeweblicher Aufbau) der Drogen aufzuklären. Der Schwerpunkt des Interesses liegt aber bei der Aufklärung von Struktur und Wirkungsweise der Inhaltsstoffe. Die Erkenntnisse der wissenschaftlichen Pharmakognosie setzt die angewandte Pharmakognosie in die Praxis um, indem sie das Erforschte für Anbau, Gewinnung, Lagerung, Kontrolle und Standardisierung der Drogen ausnutzt.

1.1 Phytotherapie als Erfahrungsheilkunde

Bis noch vor wenigen Jahren belächelten naturwissenschaftlich ausgerichtete Mediziner die Behandlung mit Pflanzenprodukten, soweit deren Inhaltsstoffe und ihre Wirkung nicht eindeutig definiert und in klinischen Versuchen bestätigt waren.
Die Arbeit der Kommission E des damaligen Bundesgesundheitsamtes, die mit der Erstellung der Drogenmonographien betraut war, machte jedoch deutlich, dass die Erfahrungen, die Naturheiler mit Pflanzenprodukten über Jahrhunderte hinweg gemacht haben, nicht einfach außer Acht gelassen werden können.
Die Überprüfung seit alters her behaupteter Pflanzenwirkungen aus der Sicht der heutigen Medizin erbrachte unterschiedliche Ergebnisse: Bei manchen Pflanzen bestätigte sich die Wirksamkeit, bei manchen fand man sie plausibel. In diesen Fällen ist die Phytotherapie ein geeignetes Mittel, um leichte und vorübergehende Störungen, chronische, psychosomatische und funktionelle Erkrankungen zu behandeln. Sie ist keine Plazebotherapie. Solche

Kräuterzubereitungen können helfen, andere Arzneimittel einzusparen, oder sie lindern deren unvermeidliche Nebenwirkungen.
Bei einem Teil der Pflanzen versteht man aber immer noch nicht, warum sie früher bei Krankheiten verwendet wurden.
Immer dann, wenn Art und Eigenschaft der Inhaltsstoffe einer Pflanze und ihre definierten Wirkungen auf eine Krankheit nicht sicher bekannt sind, sollte die Pflanze so verwendet werden, wie es Generationen schon zuvor getan haben: in Form des Teeaufgusses oder als alkoholischer Auszug z. B. in Form einer Tinktur. Nur dann kann man die über lange Zeit beobachtete Wirkung auch heute noch erwarten.
Mancherorts wird die Wirkung von Heilpflanzen gepriesen, mit denen Heiler an anderen Stellen der Erde jahrhundertelange Erfahrungen haben. Traditionelle Erfahrung ist jedoch an die Pflanzen aus dem jeweiligen Kulturkreis gebunden. Es ist keineswegs sicher, dass sich mit hiesigen Gewächsen die Wirkung zum Beispiel asiatischer Kräutertherapien erzielen lässt.
Dafür gibt es verschiedene Gründe: Die in Asien wachsende Pflanze muss nicht der gleichen Rasse angehören wie die europäische. Biologische Varianten können jedoch verschiedene Inhaltsstoffe haben. Durch unterschiedliche Herkunftsgebiete und unterschiedliche Erntezeiten kann das Mischungsverhältnis der Pflanzeninhaltsstoffe sehr variieren. Unterschiedliche Zubereitungsverfahren können Ursache dafür sein, dass sich unterschiedliche Stoffe in verschiedenen Konzentrationen in den Arzneimitteln befinden.
Importierte, fremde Arzneipflanzen entsprechend einer Rezeptur zusammenzumischen und abzugeben, ist nur erlaubt, wenn die Grundsubstanzen nach wissenschaftlich anerkannten Methoden geprüft worden sind. Für viele asiatische Drogen stehen hierzulande keine solchen Prüfvorschriften zur Verfügung.

1.2 Phytopharmaka

Industriell hergestellte Phytopharmaka sind Produkte aus natürlichen Ausgangsmaterialien, die die Wirkungen, die von diesen Pflanzen überliefert sind, nicht ohne weiteres für sich beanspruchen können. Je nach Verfahren werden die Pflanzen mit Wasser, Alkohol oder anderen Lösungsmitteln extrahiert, teilweise konzentriert, getrocknet oder sonst wie verarbeitet. Ob und wie sie wirken und welche unerwünschten Wirkungen sie haben, müssen die Hersteller nachweisen, damit das Bundesinstitut für Arzneimittel und Medizinprodukte die Produkte als Arzneimittel zulässt.
Phytotherapeuten fordern, Fertigprodukte sollten möglichst standardisiert sein. Das heißt, sie sollen zumindest von ihrem Hauptwirkstoff eine garantierte Menge enthalten. Das geschieht jedoch noch längst nicht bei allen Drogenextrakten, bei denen es möglich wäre.
Auch für die Behandlung mit Pflanzen gilt das in der Medizin allgemein geforderte Prinzip, sich möglichst auf *ein* Mittel zu beschränken. Da es sich bei Phytopharmaka aber per se um Mischungen handelt, musste hier eine andere Regelung gefunden werden als bei Arzneimitteln mit einem chemisch definierten Stoff.

Die Kombination verschiedener Arzneidrogen ist nur sinnvoll, wenn sich die Einzelbestandteile in ihrer Wirkung ergänzen oder verstärken. Das damalige Bundesgesundheitsamt hat die Zahl der Kombinationspartner bei Pflanzenmitteln auf maximal sechs begrenzt.

Nachteilig ist bei den aus mehreren Pflanzenextrakten zusammengesetzten Fertigarzneimitteln:

- Es ist praktisch unmöglich, die wirksame Konzentration von mehreren Pflanzen in einer zumutbaren Dosierung unterzubringen.
- Die Reaktionen der verschiedenen Extrakte miteinander in dem Produkt sind unübersehbar.
- Das Risiko unerwünschter Wirkungen steigt.
- Die Zusammensetzung der Mischung ist nur schwer zu kontrollieren.
- Das Mittel wird manchmal unnötig teuer.

1.2.1 Für „traditionelle Anwendung" nachzugelassene Arzneimittel

Seit 1995 können nicht-verschreibungspflichtige Arzneimittel „traditionell nachzugelassen" werden. Diese Mittel dürfen rezeptfrei verkauft werden; sie haben eine Zulassungs-Nummer; ihre Anwendungsgebiete werden mit folgender Bemerkung versehen: „Traditionell angewendet bei..." Wenn die Wirksamkeit durch nichts Substanzielles belegt ist, folgt noch der Zusatz „Diese Angabe beruht ausschließlich auf Überlieferung und langjähriger Erfahrung". Diese Formulierung sagt nichts darüber, ob die Mittel für die Anwendung geeignet sind, für die sie „traditionell" gebraucht werden.

Die Wirksamkeit und die Unbedenklichkeit dieser Produkte sind nicht geprüft. Sie werden aber als gegeben angenommen, da das Produkt seit mindestens 1978 auf dem deutschen Markt war. Als „traditionell" bezeichnet der Gesetzgeber also schon eine Anwendungszeit von 22 Jahren! Die sonstige Qualität des Produkts sichert der Hersteller mit einer eidesstattlichen Erklärung zu.

Ein großer Teil dieser „traditionellen Arzneimittel" gehört zu den pflanzlichen Mitteln. Da für die meisten Produkte die Fristen einer Nachzulassung verstrichen sind, ist inzwischen eine Vielzahl dieser Produkte vom Arzneimittelmarkt verschwunden. Einige Hersteller nutzen den traditionellen Markennamen, z. T. leicht verändert, jedoch weiter, wobei das Präparat dann eine geänderte Zusammensetzung der Bestandteile hat.

1.2.2 Fertigtees

Teefilterbeutel: Sie enthalten die für eine Tasse Tee richtige Menge Droge. Welcher Qualität diese Droge ist, ist jedoch nicht immer festzustellen. Untersuchungen ergaben, dass manche Hersteller durchaus eine mindere Drogenqualität in den undurchsichtigen Filterbeuteln verstecken. Auch der Preis kann nicht als Qualitätskriterium herangezogen werden. Die Formel „gutes Geld für gute Qualität" gilt nicht immer.

Da der in Apotheken verkaufte Tee auch dann den Anforderungen des Arzneibuches entsprechen muss, wenn er in Filterbeuteln fertig abgepackt ist, sind zumindest stichprobenartige Kontrollen unerlässlich.
Außerdem sind Papierbeutel und Pappschachtel nicht gerade die optimale Verpackung für oftmals sehr fein geschnittene Drogen. Dieses gilt allemal, wenn es sich um solche mit ätherischem Öl handelt. Bei längerer Aufbewahrungszeit steht zu erwarten, dass sich ein Teil des ätherischen Öls verflüchtigt und dem Anwender verloren geht. Ein offenes Verfallsdatum ist vorgeschrieben. Ein Qualitätsmerkmal sind auch einzeln eingeschweißte Filterbeutel, die vor allem den Gehalt an flüchtigen Stoffen konstant halten.
Instant-Tees: Sie sind schnell zubereitet, aber nicht unbedingt so zusammengesetzt wie selbst aufgebrühter Tee.
Diese Fertigtees werden aus wässrigen, manchmal auch alkoholisch-wässrigen Drogenextrakten hergestellt und mittels Sprüh-, Vakuum- oder Gefrierverfahren getrocknet. Dabei können besonders Anteile der lipophilen Inhaltsstoffe verloren gehen.
Um den Verlust an ätherischen Ölen auszugleichen, setzen einige Hersteller ihren Tees die isolierten Öle in standardisierter Menge zu. Das hat für den Käufer den Vorteil, ein Produkt mit zumindest in dieser Hinsicht gleichbleibender Qualität zu bekommen.
Damit ein Trockenextrakt dosierbar wird, muss er auf eine Trägersubstanz aufgebracht werden. Handelt es sich dabei um Zucker, besteht das Granulat zu 70 bis 96 Prozent daraus. Viele Tees enthalten jedoch hydrolysiertes Eiweiß als Trägerbasis und sind damit für Ernährungsbewusste ebenso geeignet wie für Diabetiker. Als Süßungszusätze werden bei diesen Tees auch Süßstoffe oder Zuckeraustauschstoffe verwendet. Sprühgetrocknete Tees kommen mit erheblich weniger Kohlenhydraten als Trägersubstanz aus.

1.3 Nebenwirkungen von pflanzlichen Arzneimitteln

Die schwache Wirkung der meisten Drogen darf niemanden dazu verleiten, Tees über lange Zeit oder gar andauernd zu trinken. Auch für eine Behandlung mit Drogen gilt, dass sie zeitlich beschränkt bleiben sollte. Bei manchen Arzneidrogen ist bekannt, dass eine Langzeit- oder gar Daueranwendung erhebliche Nebenwirkungen nach sich ziehen kann, bei den meisten ist das allerdings nicht erforscht.
Sollte ein Inhaltsstoff einer Droge kanzerogene oder mutagene Eigenschaften haben, die vielleicht noch gar nicht bekannt sind, kommt diese Nebenwirkung sicherlich erst nach jahrelangem Gebrauch – der dann wohl besser als Missbrauch zu bezeichnen wäre – zum Tragen.
Besonders die Anwendung während der Schwangerschaft und Stillzeit sollte mit großem Bedacht geschehen.
Mediziner haben beobachtet, dass zeitgleich mit dem zunehmenden Gebrauch pflanzlicher Arzneimittel auch die Zahl der Allergien auf Pflanzen angestiegen ist. Es ist bekannt, dass Frischpflanzen relativ häufig allergen wirken. Doch auch getrocknete Drogen haben ein allergenes Potenzial, äußerlich angewandt stärker als innerlich. Die Allergie kann sich als Hautausschlag äußern, der schnell wieder abklingt. Er kann aber auch chronisch wer-

den. Wer einmal auf eine Pflanze allergisch reagiert hat, muss immer wieder auf ähnliche Reaktionen gefasst sein.
Manche Drogen können durch das Einatmen ihres Staubs Asthmaanfälle auslösen.
Wie alles natürlich Gewachsene sind auch Arzneidrogen mit Schadstoffen belastet. Untersuchungen ergaben, dass der noch vor Jahren bedenkliche Pestizidanteil, von dem sich allerdings nur etwa ein Viertel im Tee wiederfindet, kontinuierlich zurückgeht. Die Belastung mit den Schwermetallen Blei, Cadmium und Quecksilber ist in den letzten Jahren weit gehend gleichgeblieben. Ihre Menge liegt unter den Grenzwerten, die die Weltgesundheitsorganisation bei einer kurzzeitigen Einnahme für tolerierbar hält. Das Europäische Arzneibuch beschreibt eine quantitative Methode zur Bestimmung der Pestizid-Rückstände in Drogen. Für eine Vielzahl von Substanzen sind Grenzwerte angegeben, die eingehalten werden müssen, wenn bei der Droge nichts anderes angegeben ist.

1.4 Gliederung dieses Teiles

Den im pharmazeutischen Bereich Tätigen interessiert an den Drogen vor allem ihre Anwendbarkeit als Heilmittel. Diese basiert wiederum auf ihren Inhaltsstoffen. Jene Pflanzen, die auf Grund morphologischer Übereinstimmung in der Systematik nahe beieinander stehen (s. Teil A, Kap. VI), verfügen oftmals über chemisch gleiche oder zumindest ähnliche Wirkstoffe.
So unterschiedlich die Endprodukte der pflanzlichen Biosynthese auch sein mögen – ihre Entstehung kann auf einige wenige Substanzen des Primärstoffwechsels zurückgeführt werden, die dann allerdings auf sehr verschiedenen Wegen – unter Beteiligung von zahlreichen spezifischen Enzymen – zu den Endprodukten umgewandelt werden. Auf die einzelnen Schritte der Biosynthese soll hier nicht näher eingegangen werden; die biogenetische Stoffverwandtschaft dient jedoch diesem Buch als Grundlage der Einteilung.
Besprochen werden in diesem Buchteil Drogenbeispiele des Deutschen Arzneibuchs (DAB 2004) und des Europäischen Arzneibuchs (Ph. Eur. 4. Ausgabe 2002 bis Nachtrag 4.08). Zusätzlich sind Drogen von großer praktischer Bedeutung zu finden, die nach standardisierten Verfahren in der Industrie zu Fertigpräparaten verarbeitet werden.
Die Beschreibung einer Droge beginnt mit der näheren Kennzeichnung der Stammpflanze, ihrem Vorkommen und der Gewinnung der Droge. Es folgen die makroskopische und mikroskopische Beschreibung der Droge. Um dieses Buch für die Begleitung sowohl des theoretischen als auch des praktischen Unterrichts nutzbar zu machen, werden die mikroskopischen Merkmale an Hand von Zeichnungen verdeutlicht, wo sie als besonders typisch anzusehen sind. Es folgen dann die Beschreibung der Inhaltsstoffe und die Anwendung der Droge.
Abschließend wird noch auf die Zusammenstellung eines Teegemisches im Allgemeinen und nach speziellen Indikationsgebieten hingewiesen.

1.5 Definition: Droge

Als Drogen werden alle Stoffe bezeichnet, die biogenen Ursprungs sind. Im deutschen Sprachgebrauch sind damit getrocknete Pflanzen- und Tierteile gemeint, die arzneilich verwendet werden. Im Unterschied dazu schließt der englische Begriff „drug" auch synthetisch hergestellte und isolierte Arzneistoffe mit ein. Definitionsgemäß gehören zu den Drogen auch die aus ihnen gewonnenen Produkte wie z. B. ätherische und fette Öle, Harze, Balsame, Stärken, Schleime und Gummen.
Zur Pharmakognosie gehört auch die Beschreibung der Stoffwechselprodukte von Mikroorganismen, die als Antibiotika verwendet werden. Da sie in erster Linie als Fertigarzneimittel von Interesse sind, werden sie im Reihenband „Derendorf/Schmidt, Arzneimittelkunde" besprochen. Das gilt auch für tierische Produkte wie Insulin. Frische Drogen bleiben unberücksichtigt, weil sie keine praktische Bedeutung mehr haben.
Wenn im Folgenden also von Drogen die Rede ist, dann sind damit nur die getrockneten Teile von Pflanzen gemeint.

1.6 Verwendete Pflanzenteile

Die für die arzneiliche Verwendung erwünschten Wirkstoffe sind in einer Pflanze oft unterschiedlich lokalisiert. Deshalb benutzt man als Droge meist nicht die ganze Pflanze, sondern nur die besonders wirkstoffreichen Pflanzenteile. Diese kommen – je nach ihrer Größe – als Ganzdroge oder zerkleinert in den Handel.
In den zur Zeit gültigen Arzneibüchern finden sich folgende Pflanzenteile als Drogen:

Deutsche Bezeichnung	Lateinische Bezeichnung Einzahl	Mehrzahl
Blüte	Flos	Flores
Blatt	Folium	Folia
Kraut	Herba	
Wurzel	Radix	
Wurzelstock	Rhizoma	
Frucht	Fructus	
Samen	Semen	
Rinde	Cortex	

Lateinische Bezeichnung (Abkürzung)	Deutsche Bezeichnung	Entspricht der Siebgr. (Ph. Eur.)
tot	ganz	
concis (conc.)	zerschnitten	
contus (cont.)	zerstoßen	
pulvis grossis (plv. gross.)	grobes Pulver	710
pulvis mittelfein	mittelfeines Pulver	355
pulvis subtilis	ganz feines Pulver	180

Der Drogenhandel liefert die verschiedenen Drogen in unterschiedlichen Zerkleinerungsgraden. Die rechte Tabelle gibt eine Übersicht.

1.7 Drogen im Arzneibuch

Das in Deutschland ab Oktober 2005 gültige Arzneibuch besteht aus unterschiedlichen Werken: dem Deutschen Arzneibuch 2005 (DAB), dem Europäischen Arzneibuch 5. Ausgabe 2005 (Ph. Eur.) und dem Homöopathischen Arzneibuch 2005 (HAB).
Die Drogenbezeichnungen dieser Arzneibücher unterscheiden sich voneinander:
Im DAB und in der Ph. Eur. ist die deutsche Bezeichnung Haupttitel, die neue lateinische erscheint als Untertitel.
Beispiel:
INGWERWURZELSTOCK: Zingiberis rhizoma
Das HAB wählt die Bezeichnung der Stammpflanze als Haupttitel, als Untertitel werden zum Teil die Namen der im Handel üblichen homöopathischen Zubereitungen aufgeführt.
Beispiel:
HYOSCYAMUS NIGER: Hyoscyamus
Die in der Apothekenpraxis gebräuchlichen Drogenbezeichnungen, die in altem Latein nach den Nomenklaturregeln älterer Arzneibücher gebildet wurden – wie z. B. Folia Farfarae, Flores Chamomillae, Folia Hyoscyami – werden dabei nicht mehr erwähnt, obwohl die Bezeichnung für die Beschriftung der Standgefäße immer noch zulässig ist. Sie ist auch im „Synonym-Verzeichnung zum Arzneibuch" zu finden.
Abgesehen von der Namensnennung ist der Aufbau der Drogenmonographie in allen Teilen des Arzneibuchs gleich. Nach dem Titel folgt eine Definition der Droge mit Angabe der Stammpflanze.
Beispiel:
Stammpflanze: *Zingiber officinale* Roscoe
Droge: Das vollständig, teilweise oder nicht geschälte, getrocknete, ganze oder geschnittene Rhizom.
Gehalt: Mindestens 15 ml · kg^{-1} ätherisches Öl.
Die *Prüfung auf Identität* beginnt mit der Beschreibung des als Ausgangsprodukt verwendeten Pflanzenteils, also z. B. des Rhizoms. Es folgt die Beschreibung der mikroskopischen Merkmale, die bei der Betrachtung eines entsprechend hergestellten Schnittes gefunden werden. Die beim Mikroskopieren der Pulverdroge sichtbaren typischen Kennzeichen sind unter dem Abschnitt „Pulver" aufgeführt. Es schließen sich Nachweise spezifischer Inhaltsstoffe an, die sich mit chemischen oder physikalisch-chemischen Methoden durchführen lassen. Hierher gehört auch die vielfach zur Identifizierung von Stoffen eingesetzte Dünnschichtchromatographie (DC).
Die *Prüfung auf Reinheit* beschreibt

- makroskopische Untersuchungsmethoden, mit denen festgestellt wird, ob die Droge durch fremde Bestandteile verunreinigt ist;
- mikroskopische und chemische Methoden, mit deren Hilfe fremde Beimengungen erkannt werden sollen, deren Identifizierung auf andere Weise nicht möglich ist;
- physikalische Methoden wie z. B. die Veraschung, die ebenfalls über die Reinheit der Droge Aufschluss geben.

Die *Gehaltsbestimmung* lässt das Arzneimittel bei solchen Drogen vornehmen, deren Inhaltsstoffe chemisch definiert sind und mit chemischen oder physikalisch-chemischen Methoden reproduzierbar bestimmt werden können.

In den *allgemeinen Vorschriften* des Arzneibuchs sind zusätzlich noch verschiedene, immer wiederkehrende „Methoden der Pharmakognosie" aufgeführt. So ist hier z. B. angegeben, wie die Prüfung auf fremde Bestandteile im Rahmen der Reinheitsprüfung durchzuführen ist.

2 Drogen mit Kohlenhydraten

2.1 Kohlenhydrate

Die Photosynthese ist ein biosynthetischer Prozess der grünen Pflanzen, bei dem aus anorganischem Material (CO_2 und H_2O) und Sonnenlicht als Energielieferant eine energiereiche organische Verbindung, die Glucose, entsteht. „Abfallprodukt" bei diesem Vorgang ist der für menschliche und tierische Organismen lebensnotwendige Sauerstoff (s. Botanik).

Für die Pflanze ist Glucose ein sofort verfügbarer Energielieferant. Ihre große osmotische Wirksamkeit macht sie jedoch als Energiespeicher ungeeignet. Darum wird das Monosaccharid Glucose noch an den Orten der Photosynthese, den Chloroplasten, durch Polymerisation in die unlösliche und damit osmotisch unwirksame (Assimilations-)Stärke umgewandelt.

Dieses Polysaccharid stellt den jederzeit wieder mobilisierbaren Energievorrat der Pflanze dar. Stärke ist der im Pflanzenreich am weitesten verbreitete Reservestoff. Andere Umwandlungsprodukte der Glucose sind Fette und Eiweiße, die in geeigneten Organen gespeichert werden. Je nach Art der Pflanze werden aber auch andere Polysaccharide als Reservestoffe gebildet: Glykogen (bei Pilzen), Inulin (bei den Asterales), Schleim, Gummi, das Kohlenhydrat Cellulose.

Einem ganz anderen Zweck dienen die Zucker in den Glykosiden, wo sie mit einem Nichtzuckeranteil (Aglykon) verbunden sind. Diese Verknüpfung eines oder mehrerer Monosaccharide mit einem meist lipophilen Aglykon macht das entstandene Glykosid zu einer wasserlöslichen Substanz, die am Stoffwechsel der Pflanze beteiligt werden kann.

2.2 Polysaccharide

Polysaccharide bestehen aus glykosidisch miteinander verbundenen Monosacchariden, die entweder alle gleich oder auch verschieden sein können. Polysaccharide zeigen nicht mehr die typischen chemischen Reaktionen der Zucker wie Oxidierbarkeit der Carbonylgruppe oder direkte Vergärbarkeit. Sie sind wasserunlöslich bzw. bilden mit Wasser kolloidale Lösungen.

Das wichtigste Polysaccharid, das den höheren Pflanzen als Reservestoff dient, ist die Stärke.

2.2.1 Stärke

Aus der bei der Photosynthese entstandenen Glucose wird in den Chloroplasten als Zwischenprodukt die Assimilationsstärke aufgebaut. In den Ruhepausen der Photosynthese wird diese Stärke wieder in Monosaccharide zerlegt und in die Speicherorgane transportiert, wo sie in den Leukoplasten zu Reservestärke kondensiert.
Die Struktur der dabei entstehenden Stärkekörner, ihr geometrischer Aufbau, ihre Größe und ihre Form sind artspezifisch und können deshalb zur Identifizierung der Droge herangezogen werden. Dieses wird dadurch erleichtert, dass die Stärkekörner zum Teil charakteristische Schichtungen aufweisen, die um ein Bildungszentrum herum angelegt sind und durch unterschiedliche Moleküldichte und unterschiedlichen Wassergehalt bedingt sind.

Chemie

In kaltem Wasser quillt Stärke auf, beim Erhitzen geht sie in eine kolloidale Lösung über, die nach dem Abkühlen einen durchsichtigen (bei Kartoffelstärke) bzw. trüben (bei den anderen Stärkearten) Kleister ergibt. Der teilweise Abbau von Stärke durch Säurehydrolyse führt zu großen Polysaccharid-Bruchstücken, den Dextrinen. Werden diese weiter hydrolysiert, so treten als Abbauprodukte zunächst das Disaccharid Maltose und schließlich Glucose als Monosaccharid-Baustein auf. Stärke ist ein Gemisch von zwei verschiedenen Polysacchariden. Sie setzt sich zu etwa 20% aus Amylose und zu etwa 80% aus Amylopektin zusammen.
Amylose besteht aus 1,4-α-glykosidisch miteinander verknüpften Glucosemolekülen. Die Primärstruktur ist ein fadenförmiges, unverzweigtes Molekül, das sich sekundär spiralisiert. Es entsteht so ein schraubig angeordnetes Molekül (Helix), in dessen Mitte sich ein Hohlraum befindet.
In diesen „Kanal" können nun leicht andere Moleküle eingelagert werden. Dies macht man sich bei der Jod-Stärke-Reaktion zunutze: die Jod-Moleküle füllen den Hohlraum der Helix aus, indem sie eine durchgehende Kette darin bilden. Dieses bedingt die intensive Blaufärbung der Stärke bei der entsprechenden Nachweisreaktion. Stärkelösung wird auch als Indikator bei den jodometrischen Bestimmungen der Maßanalyse angewandt.
Amylose ist in Wasser schwer löslich. Nach dem Erhitzen entstehen dagegen echte Lösungen, was wahrscheinlich auf einen teilweisen Abbau der Moleküle zurückzuführen ist.
Amylopektin ist ein verzweigtes Molekül, das ebenfalls aus 1,4-α-glykosidisch miteinander verknüpften Glucosebausteinen besteht. Die Seitenketten entstehen jedoch abweichend davon durch 1,6-α-glykosidische Verknüpfungen. Es gibt bei der Behandlung mit Jod nur eine rötliche oder violette Färbung, da hier keine Helix ausgebildet ist.
In kaltem Wasser quillt Amylopektin auf und geht anschließend kolloidal in Lösung.

Vorkommen

Stärke wird als Reservestärke in den Speicherorganen, vor allem in Wurzeln, Rhizomen, Knollen und Samen abgelagert. Die Früchte mancher Gräser haben einen Stärkeanteil von 60 bis 75%, in den vegetativen Speicherorganen anderer Pflanzen sind es etwa 20%.

Gewinnung

Die stärkereichen Pflanzenteile werden zerkleinert und mit Wasser aufgeschäumt. Bei den Getreidestärken müssen die Eiweißanteile (Kleberschichten) durch Behandlung mit verdünnten Säuren oder Alkalien entfernt werden. Die sich absetzende Stärke wird gereinigt und bei 30°C getrocknet. Bei höheren Temperaturen könnte eine Umwandlung in Dextrin oder eine Verkleisterung eintreten.

Verwendung

Die Nahrungsmittelindustrie verarbeitet Stärke zu Nährmitteln oder stellt daraus Glucose, Dextrine oder Stärkesirup her. Als Diätetikum wird Stärke z. B. als Trockenreisschleim für den schonenden Nahrungsaufbau nach Durchfällen verwendet. Mit Stärkesirup werden Lebensmittel gesüßt.
Die Textilindustrie stellt aus Stärke Appreturen her; die pharmazeutische Industrie verwendet sie auf Grund ihres hohen Wasseraufnahmevermögens als Sprengmittel bei der Tablettenherstellung (s. Arzneiformenlehre) und als Grundlage für fettfreie Salben und Puder. Wegen der Größe der Einzelkörner ist Reisstärke (4 bis 6 µm) hierzu besonders gut geeignet, Kartoffelstärke (bis 100 µm) dagegen nicht.
Die mikroskopische Untersuchung von Stärke bzw. stärkehaltigen Präparaten erfolgt im Wasserpräparat, das nicht wie üblich durch Kochen mit Chloralhydratlösung aufgehellt wird, weil die Stärkekörner dabei verkleistern und dann in ihrer Struktur nicht mehr erkennbar sind.

2.2.1.1 Stärken

Kartoffelstärke, Ph. Eur.

(Amylum solani, Solani amylum)

Stammpflanze: Solanum tuberosum, Solanaceae

Vorkommen: Die Heimat der Kartoffel sind die Andenstaaten, jetzt wird sie weltweit angebaut.

Gewinnung: Aus den Rhizomknollen der Kartoffelpflanze nach Zerkleinerung, Auswaschen und Absitzenlassen der Stärke. Stärkegehalt der Kartoffel: etwa 20%.

Mikroskopische Merkmale (Abb. 1): Typische, sehr große Einzelkörner (100 µm) von muschelähnlichem Aussehen. Die exzentrische Schichtung ist deutlich erkennbar. Daneben finden sich kleinere, rundliche, zum Teil zusammengesetzte Körner von 10 bis 35 µm Größe. Im polarisierten Licht ist über dem Bildungszentrum ein deutliches Polarisationskreuz zu erkennen.

Maisstärke, Ph. Eur.
(Amylum maydis, Maydis amylum)

Stammpflanze: Zea mays, Poaceae

Vorkommen: Mais wächst weltweit in der gemäßigten Zone, wird als Kulturpflanze jedoch vor allem in den USA gezogen.

Gewinnung: Die Maiskörner werden unter Säurezusatz zum Quellen gebracht, um die Kleberschicht aufzulockern. So wird das stärkehaltige Endosperm den mechanischen Trenn- und Reinigungsmethoden zugänglich gemacht.

Mikroskopische Merkmale (Abb. 2): Einzelkörner von 10 bis 20 µm Durchmesser mit runder oder 5- bis 6-kantiger Form. Eine Schichtung ist nicht zu erkennen, statt dessen ist ein zentraler kreuz- oder sternförmiger Trocknungsspalt ausgeprägt. Über diesem Spalt erscheint im polarisierten Licht ein deutliches Polarisationskreuz.

Reisstärke, Ph. Eur.
(Amylum oryzae, Oryzae amylum)

Stammpflanze: Oryza sativa, Poaceae

Vorkommen: Reis ist ein Rispengras, das in tropischen Ländern mit permanenten Überschwemmungsgebieten angebaut wird, weil es bis zur Befruchtung einen überschwemmten Erdboden braucht. In Asien ist Reis das wichtigste Grundnahrungsmittel.

Gewinnung: Die Reiskörner werden mit verdünnten Alkalien zur Auflockerung der Kleberschicht vorgequollen, anschließend vermahlen und mit Wasser ausgewaschen. Durch Zentrifugieren wird die Reisstärke von den anderen Zellbestandteilen abgetrennt, abschließend wird getrocknet.

Mikroskopische Merkmale (Abb. 3): Reisstärke ist die kleinkörnigste Stärkeart (2 bis 5 µm). Die polyedrischen Einzelkörner lagern sich zu größeren Formationen zusammen. Sie haben weder erkennbare Schichtungen noch Kernspalten, zeigen aber im polarisierten Licht ein deutliches Kreuz über dem Bildungszentrum.

Weizenstärke, Ph. Eur.
(Amylum tritici, Tritici amylum)

Stammpflanze: Triticum aestivum, Poaceae

Vorkommen: Als Getreide weltweit verbreitet, großflächige Anbaugebiete finden sich vor allem in den USA, Kanada und Russland.

Gewinnung: Aus dem Endosperm der Weizenfrüchte (Karyopsen, s. Teil A, Kap. II, 4.8.1) nach Quellung und Aufschlämmung mit Wasser. Die Reinigung erfolgt durch wiederholtes Waschen mit Wasser und Absitzenlassen.

Mikroskopische Merkmale (Abb. 4): Das Wasserpräparat der Weizenstärke zeigt zwei verschiedene Kornarten: Kleinkörner von 2 bis 10 µm und Großkörner von 10 bis 45 µm. Die Schichtung ist konzentrisch um ein zentrales Bildungszentrum, aber nur selten deutlich sichtbar. Bei den Großkörnern ist oftmals ein Spalt zu sehen; er beruht auf Lichtbrechungseffekten und ist kein Trockenriss. Im polarisierten Licht erscheint über dem Spalt ein ausgeprägtes Polarisationskreuz.

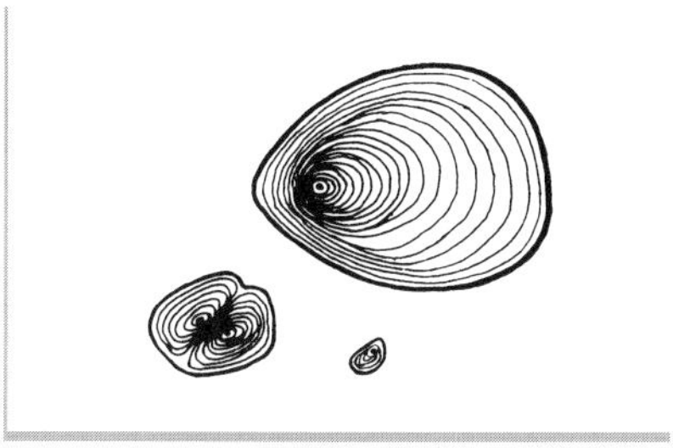

Abb. 1 Kartoffelstärke Kleinkörner 10–35 µm, Einzelkörner bis 100 µm

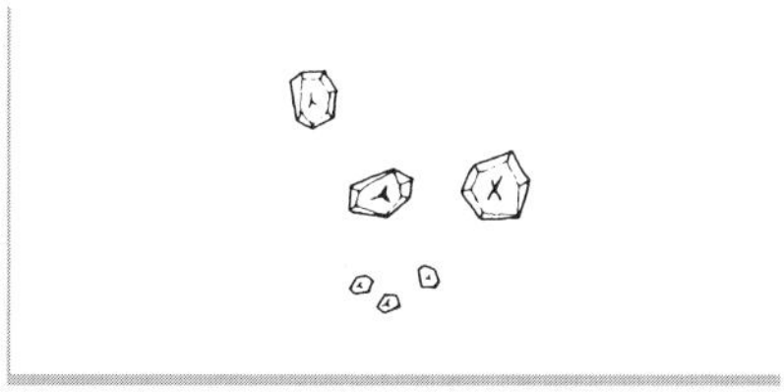

Abb. 2 Maisstärke 10–20 µm

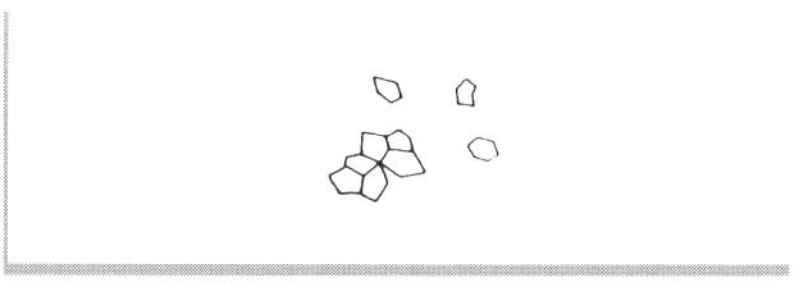

Abb. 3 Reisstärke 2–5 µm

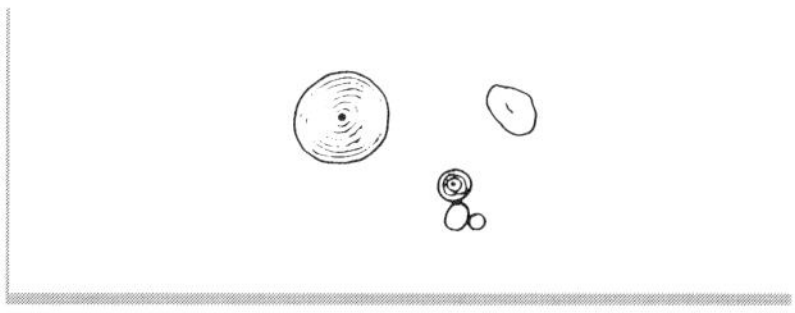

Abb. 4 Weizenstärke, Kleinkörner 2–10 µm, Großkörner 10–45 µm

2.2.2 Cellulose

Während Stärke das typische Reservekohlenhydrat darstellt, ist Cellulose ein Gerüst-Kohlenhydrat, das der einzelnen Pflanzenzelle, den Zellverbänden und der gesamten höheren Pflanze Struktur und Form gibt. Cellulose ist im gesamten Pflanzenreich verbreitet. Eine Ausnahme bilden nur die Pilze, deren Zellwandsubstanz das Polysaccharid Chitin ist. Im Tierreich hingegen kommt Cellulose nicht vor.
Das Cellulosemolekül besteht aus 1,4-β-glykosidisch verknüpften Glucoseanteilen, ist linear aufgebaut und von beträchtlicher Länge. Mehrere Moleküle lagern sich nebeneinander zu Fibrillen, werden den Primär- und Sekundärwänden der Zellen aufgelagert und sind damit deren Form gebendes Element. In Wasser ist Cellulose unlöslich, mit Jodlösung reagiert sie nicht. Die Dünndarmenzyme des Menschen können Cellulose nicht abbauen.

Damit ist Cellulose einer der so genannten Ballaststoffe. Durch ihr Volumen und ihre Wasserbindungskapazität vergrößert sie den Darminhalt und regt durch die bessere Füllung die Peristaltik an.
Cellulose ist das Ausgangsprodukt vieler pharmazeutisch wichtiger Verbandstoffe. Ein fast reines Cellulosepräparat ist die Baumwolle, die entfetteten und gebleichten Samenhaare verschiedener Gossypium-Arten, aus der Verbandwatte und Verbandmull hergestellt werden. Verbandzellstoff wird aus dem Celluloseanteil des Holzes hergestellt.

2.2.3 Schleime und Gummen

Mucolaginosa

Schleime unterscheiden sich von den Gummen dadurch, dass sie ein physiologisches Produkt der Pflanze sind, während Gummen erst nach Verletzung, also als pathologisches Produkt, entstehen. Der chemische Aufbau beider Kohlenhydrate ist gleich: Es sind Polysaccharide, die entweder aus den gleichen Monosacchariden oder aus unterschiedlichen Zuckern und deren Oxidationsprodukten wie z. B. Uronsäuren bestehen.
Der Abbau von Reserve- und Gerüstpolysacchariden aus der Zellwand liefert die Grundbausteine für die Synthese von Schleimen. Schleimvakuolen finden sich meistens in der Nähe der Zellwände.
Schleime dienen der Pflanze ebenfalls als Energiereserve. Da sie sehr viel Wasser aufnehmen können, sind sie für manche Pflanzenarten auch ein Wasserspeicher.
Sie quellen dann sehr stark auf und bilden viskose Lösungen oder Gele. Die erst bei Verletzungen gebildeten Gummen haben dagegen eine Schutzfunktion für den pflanzlichen Organismus.

Schleime lassen sich analytisch gut durch zwei verschiedene Färbemethoden nachweisen:

- Schleimnachweis mit Tusche. Aus einer Tuscheaufschwemmung nimmt der Schleim Wasser auf und quillt. Die zurückbleibenden Tuschepartikel bilden dunkle Felder um die hellen Schleimkugeln.
- Nachweis mit Methylenblau. Dieser erfasst nur saure Schleime. Sie lassen sich mit schwach basischen Farbstoffen anfärben. Der gequollene Schleim nimmt den blauen Farbstoff auf und erscheint im mikroskopischen Präparat als tiefblaue Kugeln.

Wertbestimmung

Der Wert einer Schleimdroge richtet sich nach einem Anteil an quellbarem Schleim. Die damit verbundene Volumenvergrößerung ist ein Qualitätsmerkmal. Das Arzneibuch lässt deshalb die „Quellungszahl" bestimmen. Hierzu wird eine vorgeschriebene Menge Droge in dem vorgegebenen Zerkleinerungsgrad in einen Messzylinder gefüllt, dessen Abmessungen genau festgelegt sind. Dann lässt man die Droge vier Stunden lang mit Wasser quellen. Um eine gleichmäßige Benetzbarkeit zu gewährleisten, wird sie vorher mit wenig Alkohol versetzt. Da sich die Volumenzunahme nicht ganz exakt ablesen lässt, wird die Quellungszahl als Mittelwert aus drei Versuchen errechnet.
Der Zerkleinerungsgrad ist abhängig vom Sitz des Schleimes innerhalb der Droge. Leinsamen z. B., dessen Schleimzellen in der Epidermis lokalisiert sind, kann ohne Vorbehandlung zur Bestimmung der Quellungszahl herangezogen werden, während bei der Eibisch-

wurzel eine Pulverisierung erforderlich ist, damit auch Schleimzellen im Inneren der Wurzel bei der Bestimmung erfasst werden.

Anwendung

Die Verwendung von Schleimdrogen ist, ihren vielfältigen Eigenschaften entsprechend, breit gefächert. Sie werden als Mucilaginosa bei entzündlichen Erkrankungen des Magen-Darm-Traktes und der Bronchien eingesetzt. Nicht resorbierbare Schleime bilden auf der entzündeten Magenwand ein Schutzkolloid, das die Schleimhaut vor dem schädigenden Angriff der Magensäure und anderer chemischer Reizstoffe bewahrt. Diese Eigenschaft der Schleime ist auch die Grundlage für die Anwendung bei Diarrhoe. Der Schutz der Darmschleimhaut wird hier einmal mechanisch erreicht, indem sich eine Schleimschicht auflagert; zum anderen auf chemischem Wege, wobei die adsorbierenden und puffernden Eigenschaften der Schleime zum Tragen kommen.

Bei akuten Entzündungen des Rachenraumes sind solche Mucilaginosa zur unterstützenden Behandlung geeignet, deren Schleim leicht resorbiert wird (Rad. Althaeae). Die Wirkung beruht auf einer Beruhigung der entzündeten Schleimhaut durch Herabsetzung ihrer Reizbarkeit.

Das Wasserbindungsvermögen der Schleime bedingt ihre Anwendung als Laxans: Die Volumenvergrößerung durch Wasserretention regt den Darm zu verstärkter Peristaltik an, wodurch der Darminhalt leichter ausgeschieden werden kann.

Schleime und vor allem Gummen (Gummi arabicum) werden in der pharmazeutischen Technologie als Hilfsstoffe zur Stabilisierung von Emulsionen eingesetzt.

In vielen Drogen liegen Schleim und Stärke nebeneinander vor. Deshalb werden Mucilaginosa meist als Kaltmazerat angesetzt: Beim Übergießen mit Wasser und anschließendem mehrstündigem Stehenlassen löst sich nur der Schleim aus der Droge, während die Stärke erst beim Aufkochen in Lösung geht. Dadurch verkleistert der Tee jedoch und wird unansehnlich. Die Standardzulassung schreibt für die Herstellung von Eibischtee ein Kaltmazerat vor, da sich die Schleimstoffe beim Erhitzen zum Teil zersetzen und ihre Viskosität verlieren.

2.2.3.1 Drogen mit Schleimen und Gummen

Eibischwurzel, Ph. Eur.

(Radix Althaeae, Althaeae radix)

Phytohustil ®

Stammpflanze: Althaea officinalis, Malvaceae

Vorkommen: Etwa 2 m hohe Staudenpflanze, die in ganz Europa wächst und vor allem in den Balkanländern kultiviert wird.

Gewinnung: Die Wurzeln des Eibisch sollten im Herbst ausgegraben werden, weil ihr Schleimgehalt am Ende der Vegetationsperiode am höchsten ist. Die im Handel befindliche Droge ist meistens geschält; das bedeutet, dass der Kork und die äußere Rindenschicht von Hand entfernt wurden. Die Droge wird bei 40 °C getrocknet und in rechteckige Stücke geschnitten.

antiphlogistisch

Makroskopische Merkmale (Schnittdroge): Weißliche, rechteckige Stücke, auf deren Querschnitt das Kambium als hellbrauner Ring zu erkennen ist. Die Radialstreifung des Holzkörpers ist nur undeutlich sichtbar. Bei geschälter Droge fehlen Kork und Rinde.

Mikroskopische Merkmale:
Pulvermerkmale:

- Kleinkörnige Stärke, oft mit Längsspalt.
- Oxalatdrusen.
- Schleimzellen, die mit den üblichen Schleimnachweis-Reagenzien sichtbar gemacht werden können.
- Wenig charakteristische Bruchstücke des Wurzelgewebes.

Inhaltsstoffe: Große Mengen Schleim (etwa 10%), der der Membran der so genannten Schleimzellen aufgelagert ist. Hinzu kommen noch andere Kohlenhydrate, fettes Öl und mehr als 30% Stärke.

Anwendung: Zur Reizlinderung bei Schleimhautentzündungen im Mund- und Rachenraum, der oberen Luftwege sowie im Magen-Darm-Kanal. Eibischtee ist kein „Hustenmittel", sondern lindert nur den Reiz in den entzündeten Atemwegen und hemmt die Aktivität der Zilien.

Isländisches Moos, Isländische Flechte, Ph. Eur.
(Lichen islandicus)

Stammpflanze: *Cetraria islandica,* Parmeliaceae

Das isländische „Moos" ist eine Flechte. Der Algenanteil wird von einer Chlorophyceae (Grünalge) gebildet, den Pilzanteil stellt eine Ascomyceten-Art (Flechten, s. Teil A, Kap. V Physiologie, 1.6).

Vorkommen: Diese bodenständig wachsende Flechte kommt in den kälteren Zonen (sogar Arktis und Hochgebirge) der nördlichen Hemisphäre vor.

Gewinnung: Die wild wachsenden Flechten werden gesammelt, gereinigt, feucht geschnitten und dann getrocknet.

Makroskopische Merkmale: Der verzweigte Thallus wird bis 15 cm lang. Er ist oberseits braungrün, unterseits weißlichgrau.

Inhaltsstoffe: Mehr als 50% Polysaccharide mit den Komponenten Lichenin und Isolichenin. Lichenin besteht aus 60 bis 200 Glucoseeinheiten und ist auf Grund seines celluloseähnlichen Aufbaus nur in heißem Wasser löslich und erstarrt beim Erkalten gallertig. Isolichenin ist aus etwa 40 Glucoseeinheiten stärkeartig aufgebaut und deshalb mit kaltem Wasser extrahierbar. Es ist besonders in den Hyphenwänden des Pilzes lokalisiert, wo es sich mit Jodlösung durch Blaufärbung nachweisen lässt. Flechtensäuren (2 bis 3%) sind für den bitteren Geschmack verantwortlich.

Anwendung: Zur Reizlinderung bei Katarrhen der oberen Luftwege. Wenn Isländisches Moos als Hustenmittel angewandt wird, ergänzen sich die schleimhautdeckende Wirkung des Schleims und die antibiotische der Flechtensäuren. Möglicherweise kommt sogar noch ein immunstimulierender Effekt des Drogenauszugs hinzu. Beim Überbrühen mit heißem Wasser gehen zunächst nur die Flechtensäuren in Lösung. Wird dieses Wasser abgegossen und nur der zweite, stark schleimhaltige Aufguss verwendet, ist das Getränk zwar weniger bitter, wirkt dafür aber auch nicht antibakteriell. Soll Isländisches Moos hingegen als appetitanregendes Mittel dienen, werden mit einem Kaltmazerat möglichst viele bittere Stoffe extrahiert.

Spitzwegerichkraut, DAB
(Herba Plantaginis lanceolatae, Plantaginis lanceolatae herba)

Stammpflanze: *Plantago lanceolata,* Plantaginaeceae

Vorkommen: In ganz Europa verbreitet.

Gewinnung: Die Droge besteht aus den getrockneten Blättern, Stängeln und ganzen Blüten.

Makroskopische Merkmale (Schnittdroge): Blattteile mit den unterseits stark hervortretenden hellen Nerven, die fast parallel verlaufen. Außerdem Teile der braunen Blütenähren.

Mikroskopische Merkmale:
Pulvermerkmale:

- Epidermisfragmente der Blätter mit sehr langen, einzelligen Haaren. Deren Wände sind oftmals so sehr verdickt, dass das Zelllumen ganz verschwindet.
- Gliederhaare, deren zwei letzte Zellen so angeordnet sind, dass zwischen ihnen eine Art „Gelenk" entstanden ist.
- Blattteile mit äquifazialem Aufbau.

Inhaltsstoffe: Schleim, daneben noch etwa 6% Gerbstoffe und größere Mengen Iridoidglykoside (u. a. Aucubin).

Anwendung: Zur Reizlinderung bei Katarrhen der oberen Luftwege und Entzündungen der Mund- und Rachenschleimhaut.
Die mucilaginose Wirkung der Schleime und die der Gerbstoffe ergänzen einander bei der innerlichen Anwendung. Aucubin geht bei der Teezubereitung fast quantitativ in das Getränk über. Seine antibakterielle Wirksamkeit kann es aber nur nach enzymatischer Spaltung entfalten. Das notwendige Enzym wird jedoch durch Hitze zerstört. Wer die antibakterielle Wirksamkeit nutzen will, sollte also einen Kaltauszug herstellen.
Umschläge mit Spitzwegerich-Auszug nutzen die antibakterielle Wirkung und die der Gerbstoffe bei entzündlichen Veränderungen der Haut.

Lungenkraut, DAB

(Herba Pulmonariae, Pulmonariae herba)

Stammpflanze: Pulmonaria officinalis, Boraginaceae

Vorkommen: Das Lungenkraut ist eine Pflanze der einheimischen Frühlingsflora. Es wird etwa 20 Zentimeter hoch und hat zunächst rote, später blauviolette Blüten.

Gewinnung: Den größten Teil der Droge machen die großen Rosettenblätter aus. Die Pflanze wird zur Blütezeit geerntet und stammt meist aus südosteuropäischen Ländern.

Makroskopische Merkmale: Die Droge macht dem Namen der Familie, der sie entstammt – Boraginaceae (Raublattgewächse) – alle Ehre: Die Blätter fühlen sich durch die vielen borstigen Haare rau an. Sie sind oberseits dunkelgrün, unterseits heller. Durch die Behaarung ballen sich die einzelnen Stücke der Schnittdroge meist zusammen.

Mikroskopische Merkmale:
Querschnitt:

- Bifaziales Blatt mit anisocytischen Spaltöffnungen nur auf der Blattunterseite.
- Einzellige Borstenhaare mit dicken Wänden und meist einer retortenartigen Verbreiterung am Grund. Weitere einzellige Haare, die etwa ein Zehntel so lang sind wie die Borstenhaare, mit weniger dicken Wänden.

Pulvermerkmale: Kennzeichnend sind die beiden Haartypen.

Inhaltsstoffe: Schleim und andere Kohlenhydrate, Mineralstoffe und bis zu 3% Kieselsäure.

Anwendung: Volksmedizinisch wird Lungenkraut vor allem als Hustenmittel verwandt. In früheren Zeiten galt es – wie andere kieselsäurehaltige Drogen auch – als Heilmittel gegen Tuberkulose. Die Mitglieder der Kommission E des damaligen Bundesgesundheitsamtes fanden jedoch, dass all diese Anwendungsbereiche auch erfahrungsmedizinisch nicht ausreichend belegt sind, so dass sie die Verwendung von Lungenkraut als Heilpflanze nicht befürworten.

Flohsamen, Ph. Eur.

(Semen Psyllii, Psyllii semen)

Stammpflanze: Plantago afra (= Plantago psyllium) und *Plantago indica (= Plantago arenaria),* Plantaginaceae

Vorkommen: Diese Wegerichart wächst in Südeuropa wild, die Droge stammt aus Kulturen in Spanien und Südfrankreich.

Gewinnung: Es werden die reifen Samen geerntet.

Makroskopische Merkmale: Die glänzenden Samen sind 2 bis 3 mm lang, eiförmig und von hellbrauner bis schwarzbrauner Farbe.

Inhaltsstoffe: Die Epidermis der Samen enthält 10 bis 12% Schleim, der bei Wasserzutritt quillt, jedoch nicht durch die Epidermis austritt, im Unterschied zu Semen Lini. Flohsamen sind stärkefrei, aber fetthaltig.

Anwendung: Zur Behandlung von Verstopfung; alle Erkrankungen, bei denen eine leichte Darmentleerung mit weichem Stuhl erwünscht ist, z. B. Analfissuren, Hämorrhoiden und nach rektal-analen operativen Eingriffen.
Flohsamen müssen – mit Wasser leicht vorgequollen – mit viel (!) Flüssigkeit eingenommen werden.
Durch den – z. B. im Vergleich zu Leinsamen – geringen Fettgehalt ist Semen Psyllii leichter in haltbare Fertigprodukte zu integrieren.

Indische Flohsamen, Ph. Eur.
(Semen Plantaginis ovatae, Plantaginis ovatae semen)

Stammpflanze: Plantago ovata (= Plantago ispaghula), Plantaginaceae

Vorkommen: Der „blonde Psyllium" stammt aus Kulturen Indiens und Pakistans.
Makroskopische Merkmale: Die Samen sind geringfügig größer als bei Semen Psyllii, ebenso hart und oval. Sie haben eine stumpfe Oberfläche und sind von heller, rötlichgelber Farbe.

Inhaltsstoffe: Über 20 bis 30% Membranschleim.

Anwendung: Wie Flohsamen.

Indische Flohsamenschalen, Ph. Eur.
(Plantaginis ovatae seminis tegumentum)

Stammpflanze: Plantago ovata (= Plantago ispaghula), Plantaginaceae
Bei der Droge handelt es sich um die Epidermis und die darunter liegenden zusammengedrückten Schichten der Flohsamen, also jener Gewebe, in denen die Schleimstoffe lokalisiert sind.

Inhaltsstoffe: Wie Indische Flohsamen.

Anwendung: Wie Flohsamen.

Leinsamen, Ph. Eur.
(Semen Lini, Lini semen)

Stammpflanze: Linum usitatissimum, Linaceae

Vorkommen: Lein oder auch Flachs ist eine sehr alte Kulturpflanze, die weltweit verbreitet ist. Sie wird zur Faser- und Ölgewinnung schon seit Jahrhunderten angebaut.

Gewinnung: Der Schleimgehalt der Leinsamen ist am größten, wenn die Samen vollreif sind. Sie werden geerntet, wenn sich die Kapsel bräunlich verfärbt. Der Samen wird durch Ausdreschen der Kapseln gewonnen.

Makroskopische Merkmale (Ganzdroge): Hellbraune, glänzende, eiförmige Körner mit schwach gewölbten Flächen und abgerundeten Kanten.

Mikroskopische Merkmale:
Querschnitt:
- Helles Endosperm mit den beiden grünlichen Keimblättern.
- Samenschale aus fünf Schichten, die sich deutlich voneinander abgrenzen lassen.
- Äußerste Epidermisschicht Schleim führend.
- Endospermschicht und Embryo enthalten fettes Öl und Aleuron.

Inhaltsstoffe: Die Epidermis der Samenschale enthält 3 bis 6% Schleim, das Endosperm 30 bis 40% fettes Öl und etwa 25% Proteine.
Das fette Öl ist ein trocknendes Öl mit einem hohen Anteil der ungesättigten Fettsäuren Linol-, Linolen- und Ölsäure.

Anwendung: Zur Behandlung von Verstopfung und funktionellen Darmerkrankungen. In Form von Schleimzubereitungen zur Unterstützung bei der Behandlung von entzündlichen Magen-Darm-Erkrankungen.
Die abführende Wirkung von Semen Lini beruht auf zwei Prinzipien: Der im Darm aufquellende Schleim vergrößert das Stuhlvolumen. Dieses reizt den Darm zu erhöhter Peristaltik, was durch den hohen Anteil an fettem Öl in der Leinsaat noch unterstützt wird. Um die Quellwirkung des Leinsamens im Darm sicherzustellen, sollte er mit viel Flüssigkeit eingenommen werden. Es ist nicht ratsam, ihn schon vorher mit Wasser anzurühren, da sich die Volumen vergrößernde Wirkung dann schon außerhalb des Körpers entfaltet.
Die abführende Wirkung wird erst durch die Einnahme von täglich mindestens 1 bis 2 Esslöffeln Leinsamen erreicht. Zu Beginn sind 1 bis 2 Esslöffel morgens und abends angebracht. Trotzdem muss der Patient darauf aufmerksam gemacht werden, dass die erwünschte Wirkung 2 bis 3 Tage lang auf sich warten lassen kann. Die Therapie mit Leinsamen ist eine Langzeitbehandlung, die aber unbedenklich durchgeführt werden kann, weil Semen Lini von allen Laxanzien das schonendste und nebenwirkungsärmste ist. Aus diesem Grunde ist es auch zur Anwendung während der Schwangerschaft geeignet. Leinsamen werden in erster Linie als Ganzdroge angeboten, da diese sich in der Quellwirkung kaum von geschroteten Leinsamen unterscheidet. Geschrotete Leinsamen sind weniger lange haltbar, da sie schnell ranzig werden. Darüber hinaus stellen sie durch einen hohen Gehalt an fettem Öl eine große Kalorienzufuhr dar, bei ganzen Leinsamen werden die Öle aus dem Inneren der Saat nicht freigesetzt.
Für die äußerliche Anwendung von Leinsamen wird aus der gepulverten Droge ein Brei hergestellt, der auf die Haut aufgetragen wird und die Abheilung entzündlicher Prozesse beschleunigen soll.

Echinaceawurzel
(Echinaceae purpureae/angustifoliae/pallidae radix)

Stammpflanze: Echinacea angustifolia (schmalblättriger Sonnenhut), *Echinacea pallida* (blassfarbener Sonnenhut), *Echinacea purpurea* (Purpursonnenhut), Asteraceae

Gewinnung: Der Hauptanteil der Drogen wird aus Nordamerika importiert, z. T. wird die Pflanze in Europa kultiviert.

Inhaltsstoffe: Polysaccharide, Alkylamide, Kaffeesäurederivate, wenig ätherisches Öl

Anwendung: Der Purpursonnenhut wird als Immunstimulans insbesondere bei häufig wiederkehrenden Infektionen der Atemorgane peroral angewendet, darüber hinaus auch äußerlich bei schlecht heilenden Wunden und Entzündungen.
Am häufigsten wird der Trockenextrakt dieser Droge in Form von Fertigpräparaten verwendet. Die perorale Anwendung echinaceahaltiger Präparate sollte nicht länger als 8 Wochen erfolgen.
Als wirksame Inhaltsstoffe werden die Alkamide oder auch die Polysaccharide diskutiert. Die wissenschaftliche Datenlage ist noch unsicher und liefert bisher wenig Belege für einen Wirkmechanismus oder einen gesicherten Wirksamkeitsbeleg.
Folgende Polysacchariddrogen werden vor allem in der Galenik in Form von Hilfsstoffen verwendet:

Agar Ph. Eur.

Stammpflanze: Rotalgen wie z. B. *Gelidium*-Arten

Vorkommen: vor allem in ostasiatischen Meeren

Anwendung: als fettfreie Suppositorien- und Salbengrundlage, aber auch aufgrund seiner Quellfähigkeit als Hilfsstoff in der Tablettenherstellung. Darüber hinaus spielt Agar eine wichtige Rolle in der Mikrobiologie als Nährboden zum Anzüchten von Bakterienkulturen.

Arabisches Gummi (Gummi arabicum, Acaciae gummi) Ph. Eur.

Stammpflanze: Acacia-Arten u. a. *Acacia senegal,* Fabaceae

Vorkommen: tropisches Afrika

Anwendung: als anionenaktiver Emulgator und Stabilisator in der Galenik und in der Lebensmittelindustrie zur Herstellung von Süßigkeiten wie z. B. Gummibärchen

---

Tragant (Tragacantha) Ph. Eur.

Stammpflanze: *Astragalus*-Arten u. a. *Astragalus gummifer,* Fabaceae

Vorkommen: Kleinasien

Anwendung: Emulgator, Dickungsmittel und Tablettierhilfsstoff in der Galenik bzw. Lebensmittelindustrie

3 Drogen mit Isoprenoiden

3.1 Isoprenoide

Isoprenoide sind Substanzen, die aus „aktiviertem Isopren" aufgebaut sind. Isopren ist ein C_5-Kohlenwasserstoff. Es entsteht in mehreren Biosyntheseschritten aus aktivierter Essigsäure (Acetyl-Coenzym A). Die Bezeichnung „aktiviertes" Isopren hat es, weil während der Biosynthese zwei Phosphatreste mit energiereichen Bindungen angefügt wurden, die das Molekül zu weiteren Syntheseleistungen befähigen. So sind die „aktivierten Isoprene" die Ausgangsstoffe für eine ganze Reihe von Drogeninhaltsstoffen.

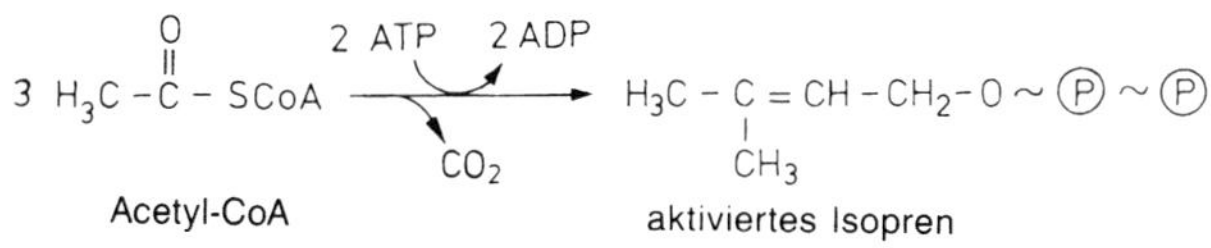

Andere Schreibweisen des aktivierten Isoprens:

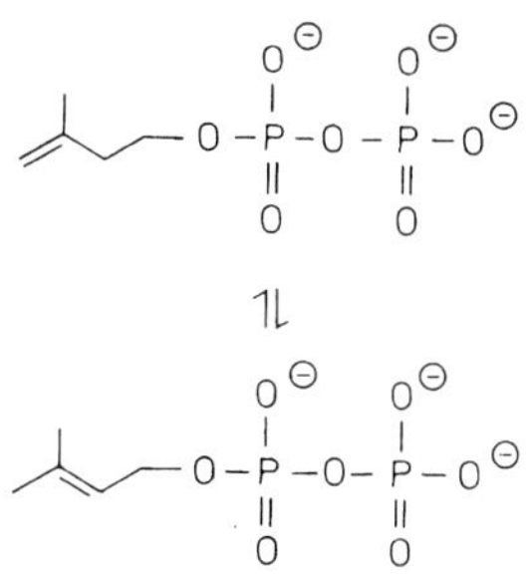

3.2 Terpene

Die Terpene werden als Isoprenoide bezeichnet, weil ihre Biosynthese vom aktivierten Isopren ausgeht. Ein (Mono-) Terpen ist dabei eine C_{10}-Substanz, die aus zwei Isoprenmolekülen hervorgegangen ist. Entsprechend der Anzahl an Isopreneinheiten und damit auch der C-Atome werden die Terpene folgendermaßen eingeteilt:

	Anzahl Isopren-Einheiten		Anzahl der C-Atome	Grundgerüst von (Beispiel)
Hemiterpene	1	=	5	
Monoterpene	2	=	10	Menthol
Sesquiterpene	3	=	15	Bisabolol
Diterpene	4	=	20	Vitamin A
Triterpene	6	=	30	Saponine, Steroide
Tetraterpene	8	=	40	Carotinoide
Polyterpene	n	=	n × 5	Kautschuk

Terpene können als alipathische Verbindung linear vorliegen oder durch Ringschluss als zyklische Substanzen. Ihre flüchtigen Vertreter sind Hauptbestandteile vieler ätherischer Öle. Auf sie wird in dem Kapitel „ätherische Öle" näher eingegangen.

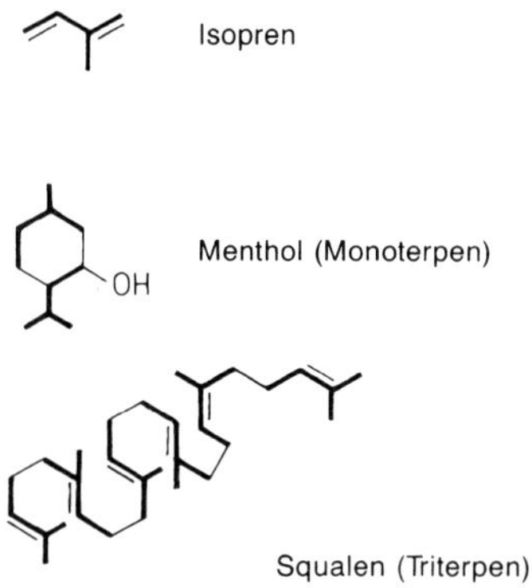

Das Triterpen Squalen ist die biochemische Ausgangssubstanz für die Steroide. Hierzu gehören so unterschiedlich wirkende Substanzen wie die Herzglykoside, die Nebennierenrindenhormone, die Sexualhormone, die Gallensäuren und die D-Vitamine.

3.3 Herzwirksame Glykoside

Aufbau

Das Grundgerüst des Aglykons aller herzwirksamen Glykoside ist das Steran.
Dessen Biosyntheseweg geht von dem Triterpen Squalen aus und führt zu Cholesterol, das als „Muttersubstanz" für alle biogenen Steroide bezeichnet werden kann. Nach Art der Substituenten am C_{17}-Atom unterscheidet man Cardenolide und Bufadienolide.

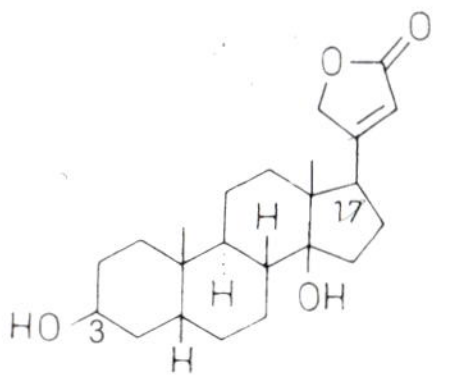

Cardenolid

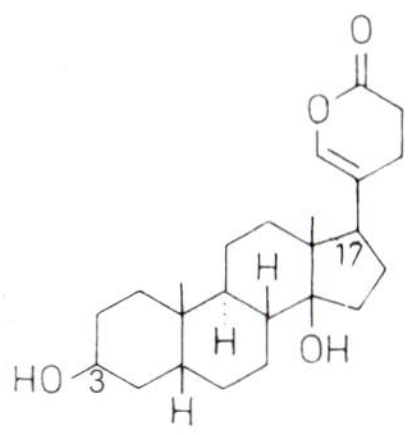

Bufadienolid

Zu den Cardenoliden gehören die herzwirksamen Glykoside der Digitalis- und Strophanthus-Arten. Zu den Bufadienoliden zählen die Scilla-Glykoside und herzwirksame Verbindungen, die aus Krötengiften, besonders von Bufo-Arten, isoliert wurden.
Die in den Pflanzen vorliegenden Glykoside bestehen aus dem Steroid-Aglykon, dessen struktureller Aufbau die Herzwirksamkeit bedingt. Über die OH-Gruppe am C_3-Atom ist dieses Aglykon mit einem bis fünf Monosacchariden glykosidisch verknüpft. Als Zuckeranteile finden sich neben Glucose vor allem die für herzwirksame Glykoside spezifischen Desoxyzucker (z. B. Rhamnose und Digitoxose). Die vielfältigen Kombinationsmöglichkeiten von Aglykon und den unterschiedlichen Zuckern hat zu einer großen Strukturvielfalt bei den herzwirksamen Glykosiden geführt; bisher sind mehr als 400 verschiedene gefunden worden.

Wirkwertbestimmung

Herzwirksame Glykoside haben nur eine relativ geringe therapeutische Breite. Die Gefahr der Überdosierung ist dementsprechend groß. Darum war es unerlässlich, Verfahren zur Standardisierung der Drogen zu entwickeln. Die biologische Wirkwertbestimmung ermittelt die pharmakologische Wirkung der Drogen. Es wird diejenige Gewichtsmenge Tiere in g oder kg bestimmt, bei der 1 g Droge nach parenteraler Anwendung zum Tod durch Herzstillstand führt. So bedeutet die Angabe 2000 F. D. (= Froschdosen), dass 1 g Droge nach parenteraler Applikation Frösche im Gesamtgewicht von 2000 g tötet. Wenn andere Tiere zu dieser Wertbestimmung herangezogen werden, so muss das entsprechend angegeben werden.
Diese Standardisierung von Drogen ist ein recht ungenaues Verfahren. Moderne analytische Methoden machen heute die chemische Bestimmung sowohl der Einzel- als auch der Gesamtglykoside möglich. Die industrielle Nutzung dieser Verfahren führte zur Isolierung der Reinglykoside, deren Verwendung die der Drogenzubereitungen in der Herztherapie verdrängt haben.

Anwendung

Die Wirkung der Herzglykoside ist schon seit über 200 Jahren bekannt. Qualitativ wirken sie alle gleich: Sie beeinflussen die Herzleistung, indem sie die Kontraktionskraft der Herzmuskulatur erhöhen. Die Schlagfrequenz nimmt ab, der Druck im venösen Kreislauf wird

geringer. Dadurch vermindert sich der Rückstau im venösen System, die bessere Blutzirkulation sorgt für eine gesteigerte Diurese. Dieses wiederum hat den Abbau der vornehmlich in den Beinen auftretenden Ödeme zur Folge.
Die einzelnen Herzglykoside unterscheiden sich jedoch sehr in ihrer Pharmakokinetik (Resorptionsquote, Zeit bis zum Wirkungseintritt, Abklingquote). Daraus resultiert auch eine unterschiedliche Kumulationsgefahr. Strophantin hat nach i. v. Injektion eine Latenzzeit von nur 2 bis 15 Minuten und erreicht seine volle Wirksamkeit nach einer Stunde. Damit ist es hervorragend zur Behandlung der akuten Herzinsuffizienz geeignet. Digoxin braucht nach oraler Gabe eine Stunde bis zum Wirkungseintritt, erreicht seine Vollwirkung nach 6 bis 8 Stunden und hat eine Wirkdauer von 6 bis 8 Tagen. Bei Digitoxin sind die entsprechenden Werte noch weiter verlangsamt, seine Wirkdauer beträgt 20 Tage. Die Kumulationsgefahr ist also bei dieser Substanz besonders groß.
Der Gefahr einer Digitalisintoxikation kann man heute mit einem spezifischen Antidot begegnen, das aus dem Serum von sensibilisierten Schafen gewonnen wird. Die Antikörper binden das Glykosid, und der gesamte Komplex wird dann rasch renal eliminiert.

3.3.1 Digitalisdrogen

Digitalis-purpurea-Blätter, Ph. Eur.
(Folia Digitalis purpurea, Digitalis purpureae folium)
und
Eingestelltes Digitalis-purpurea-Pulver, DAB
(Digitalis purpureae pulvis normatus)

Stammpflanze: Digitalis purpurea, Scrophulariacea

Vorkommen: Der rote Fingerhut ist eine etwa 2 m hohe zweijährige Pflanze. Im ersten Jahr wird die grundständige Blattrosette ausgebildet, mit der die Pflanze überwintert. Erst im zweiten Jahr treibt sie den langen Spross mit stark behaarten Blättern und den in einseitswendiger Traube angeordneten Blüten. Digitalis-Arten sind in Mitteleuropa heimisch, in Kulturen werden sie jedoch auch außerhalb des Heimatgebietes angebaut.

Gewinnung: Das Arzneibuch gibt nur an, dass die Droge aus den getrockneten Blättern besteht. Wegen des höheren Glykosidgehaltes werden vornehmlich die Rosettenblätter am Ende der ersten Vegetationsperiode zur Drogengewinnung herangezogen.
Bei Digitalis treten chemische Rassen auf, die auf Grund genetischer Faktoren in ihrer Glykosidzusammensetzung voneinander abweichen. Das Glykosidmuster der einzelnen Drogen wird jedoch auch von den äußeren Bedingungen beim Anbau und vor allem von der Art und Weise der Trocknung geprägt. Hiervon ist es z. B. abhängig, ob die in der Pflanze enthaltenen Primärglykoside erhalten bleiben oder durch Abspaltung der endständigen Glucose durch ein pflanzeneigenes Enzym in die so genannten Sekundärglykoside überführt werden, die dann andere pharmakokinetische Eigenschaften haben.

Inhaltsstoffe: Mindestens 0,3% Cardenolidglykoside. Sie werden begleitet von anderen, nicht herzwirksamen Steroidglykosiden, Saponinen, Anthrachinonen und Flavonoiden.

Das Cardenolidgemisch besteht aus etwa 30 verschiedenen Einzelglykosiden. Sie lassen sich auf drei Aglyka zurückführen, welche mit nach Art und Zahl unterschiedlichen Monosacchariden verknüpft sind. Das Aglykon der A-Reihe ist das Digitoxigenin, das Aglykon der B-Reihe von Gitoxigenin, das der E-Reihe das Gitaloxigenin. In der folgenden Tabelle sind die Cardenolide aufgeführt, die in Folia Digitalis purpurea mengenmäßig am stärksten vertreten sind.

	Glykosid	**Aglykon**	**Zucker**
A-Reihe	Purpureaglykosid A	DiGi	Dig–Dig–Dig–Glu
	Digitoxin	DiGi	Dig–Dig–Dig
B-Reihe	Purpureaglykosid B	GiTO	Dig–Dig–Dig–Glu
	Gitoxin	GiTA	Dig–Dig–Dig
E-Reihe	Glucogitaloxin	GiTA	Dig–Dig–Dig–Glu
	Gitaloxin	GiTO	Dig–Dig–Dig
Abkürzungen:	Digitoxigenin	DiGi	
	Gitoxigenin	GiTO	
	Gitaloxigenin	GiTA	
	Digitoxose		Dig
	Glucose		Glu

Folia Digitalis enthalten Digipurpidase, ein Enzym, das die endständige Glucose der Primärglykoside abspaltet und sie damit in die so genannten Sekundärglykoside überführt. Dadurch verändert sich das in der Droge ursprünglich vorhandene Mengenverhältnis der Einzelglykoside zueinander, indem der Anteil an Purpureaglykosid A und B abnimmt und sich der an Digitoxin und Gitoxin vergrößert.

Anwendung: Früher wurde die Droge in verschiedenen galenischen Zubereitungsformen in der Herztherapie verwendet. Heute gibt man jedoch den Reinglykosiden den Vorzug. Der Gehalt an Digitoxin in den Blättern des Roten Fingerhutes ist von äußeren Bedingungen abhängig und liegt bei etwa 0,06%. Zur Digitoxingewinnung werden die Blätter mit Wasser vermengt und bei etwa 40°C der Wirkung der Digipurpidase überlassen. Dann werden die Glykoside chromatographisch getrennt, gereinigt und zur Kristallisation gebracht.

Lanitop®

3.3.2 Weitere Drogen mit herzwirksamen Glykosiden

Cardenolidhaltige Drogen

Adoniskraut, DAB
(Adonidis herba)

Stammpflanze: Adonis vernalis, Ranunculaceae

Maiglöckchenkraut, DAB
(Convallariae herba)

Goldtropfen® (homöopathisch): nicht verschreibungspflichtig!

Stammpflanze: Convallaria majalis, Liliaceae

Bufadienolidhaltige Drogen

Meerzwiebel, DAB
(Scillae bulbus)

Stammpflanze: Urginea maritima, Liliaceae

3.4 Steroidglykosiddrogen mit anderer Wirkung

Uzarawurzel
(Uzarae radix)

Stammpflanze: Xysmalobium undulatum, Asclepiadaceae

Vorkommen: wild wachsende Pflanze aus Südafrika. Die Wurzeln werden traditionell von Medizinmännern verarbeitet und bei Durchfallerkrankungen eingesetzt.

Inhaltsstoffe: Steroidglykoside von Cardenolidtyp die nur in sehr hoher Dosierung Wirksamkeit auf die Herzfunktion zeigen. Dies liegt vermutlich neben der von den Herzglykosiden abweichende Struktur der Zuckerkomponente auch an der schlechten Resorptionsquote der Glykoside die eine Wirkung auf den Darmtrakt beschränken. Die Wirkung beruht vor allem auf einer Hemmung der Darmmotilität, die unter anderem auf den Inhaltsstoff Uzarin zurückzuführen ist.

Anwendung: Uzarawurzel wird bei unspezifischen, akuten Durchfallerkrankungen eingesetzt.

3.5 Isoprenoiddrogen mit Hormonwirkungen

Sägepalmenfrüchte, Ph. Eur.
(Sabalis serrulatae fructus)

Stammpflanze: Serenoa repens, Arecaceae

Vorkommen: Die Sägepalme ist eine kurzstämmige, bis 4 m hohe Buschpalme. Sie besitzt ein kriechendes Rhizom und fächerförmige Blätter, die in 18–24 Segmente aufgeteilt und scharf gesägt sind. Der Blütenstand ist kurz, dicht behaart und rispig verzweigt. Die olivgroßen, dunkelroten Früchte färben sich nach dem Trocknen schwarz.

Inhaltsstoffe: Hauptinhaltsstoff sind fettes Öl und Sterole, insbesondere β-Sitosterol und dessen Glucoside und Ester.

Anwendung: Trockenextrakte der Droge werden bei Miktionsbeschwerden und in den Anfangsstadien benigner Prostatahyperplasie eingesetzt. Die Anwendungsgebiete beruhen auf einem antiandrogenen Effekt der den enthaltenen Sterolen zugeordnet wird. Es wird fast ausschließlich der Trockenextrakt dieser Droge in Form von Fertigpräparaten verwendet.

Kürbissamen, DAB
(Cucurbitae semen)

Stammpflanze: Cucurbita pepo, Cucurbitaceae

Vorkommen: Cucurbita pepo ist der in Europa wachsende Garten-, Sommer- oder Ölkürbis. Aus seinen Samen wird Kürbisöl gewonnen. Der Kürbis ist eine einjährige, einhäusige Pflanze. Sie wächst am Boden liegend. Sowohl die männlichen als auch die weiblichen Blüten haben gelbe Kronblätter. Bei der Frucht handelt es sich botanisch gesehen um eine Beere.

Inhaltsstoffe: Steroide und deren Steroidglycoside, fettes Öl, Vitamin E (Tocopherole), Kohlenhydrate und Proteine.

Anwendung: Der Gehalt an Steroiden scheint maßgeblich beteiligt an der Wirksamkeit bei Blasenfunktionsstörungen. Zur längerfristigen Einnahme über mehrere Wochen bis Monate sind Kürbissamen oder auch Fertigpräparate mit Kürbissamenextrakt als Begleittherapie geeignet.

Brennneselwurzel, DAB
(Urticae radix)

Stammpflanze: Urtica dioica und *Urtica urens*, Urticaceae, (analog Brennnesselblätter)

Inhaltsstoffe: Steroide wie z. B. β-Sitosterol, Lectine, Lignane

Anwendung: Bei Miktionsbeschwerden durch benigne Prostatahyperplasie BPH Stadium I und II. Diskutiert wird in erster Linie ein Eingriff in den Hormonstoffwechsel als Hauptwirkung, wobei ein eindeutiger Wirksamkeitsnachweis noch aussteht.

Traubensilberkerzenrhizom
(Cimicifugae racemosae rhizoma)

Stammpflanze: Cimicifuga racemosa, Ranunculaceae

Vorkommen: Die Traubensilberkerze ist eine ausdauernde, krautige Pflanze, die eine Höhe von bis zu 2 m erreichen kann. Im oberen Teil tragen die Stängel große dreifach gefiederte Laubblätter mit spitzen, steif gesägten Blättchen. Die Blüten stehen in langen schmalen Trauben.

Gewinnung: Sammlung von Wildvorkommen in USA und Kanada

Inhaltsstoffe: Triterpenglycoside und Flavonoide, außerdem Fukinolsäure und Piscidiasäure

Anwendung: Trockenextrakte der Drogen werden bei klimakterischen Beschwerden sowie Beschwerden vor oder während der Menstruation eingesetzt. Man schreibt den Extrakten eine östrogenartige Wirkung zu, die Beschwerden hormonellen Ursprungs bessert.
Es werden ausschließlich Trockenextrakte dieser Droge in Form von Fertigpräparaten verwendet.

Mönchspfefferfrüchte (Keuschlammfrüchte)
(Agni casti fructus)

Stammpflanze: Vitex agnus-castus, Verbenaceae

Vorkommen: Der Mönchspfeffer ist ein sommergrüner Strauch mit vierkantigen, graugefilzten jungen Zweigen. Die Blätter stehen gegenständig und sind handförmig in 5–7 lanzettliche, ganzrandige lange Blättchen geteilt. Die kleinen Blüten sind in dichten, endständigen, ährenartigen Blütenständen zusammengefasst.

Gewinnung: Sammlung von Wildvorkommen im Mittelmeergebiet. Hauptlieferanten sind Marokko und Albanien

Inhaltsstoffe: die Iridoidglycoside Aucubin und Agnusid, Diterpene und Flavonoide, außerdem ätherisches Öl mit Sabinen, 1,8-Cineol und α-Pinen als Hauptkomponenten.

Anwendung: Trockenextrakte der Drogen werden bei Zyklusbeschwerden wie PMS, Mastodynie und Regeltempoanomalien eingesetzt. Der Extrakt soll Einfluss auf die Prolaktinsekretion haben, wobei wissenschaftliche Daten hierfür nur zum Teil vorliegen.
Es werden ausschließlich Trockenextrakte dieser Droge in Form von Fertigpräparaten verwendet.

PMS: Prämenstruelles Syndrom

3.6 Saponine

Eine weitere Gruppe von Pflanzeninhaltsstoffen, deren Biosynthese vom „aktivierten Isopren" ausgeht, sind die Saponine.

Chemie

Sie werden in zwei Gruppen unterteilt: Steroidsaponine und Triterpensaponine. Bei den Ersteren ist am C_{16} und C_{17} des Sterangerüstes ein zusätzliches fünfgliedriges Ringsystem entstanden; die Letzeren bilden aus einem C_{30}-Körper ein Molekül aus fünf Sechser-Ringen.

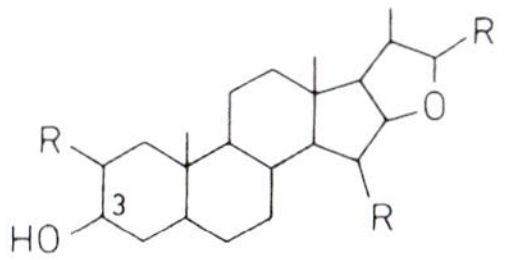

Steroidsapogenin

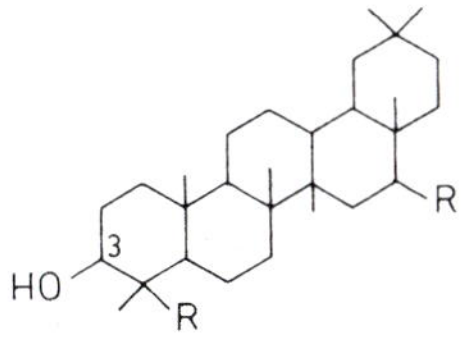

Triterpensapogenin

Bei beiden Aglyka gibt es durch sterische Veränderungen große Variationsmöglichkeiten. Diese werden durch die unterschiedlichen Zuckerkomponenten, mit denen die Sapogenine verknüpft sind, noch erweitert. Es sind dieses verschiedene Hexosen, Pentosen und Uronsäuren, die in der Regel über die OH-Funktion am C_3-Atom mit dem Aglykon verbunden sind. Um die typischen Saponinmerkmale aufzuweisen, müssen sie mit mindestens zwei Zuckermolekülen verbunden sein, es wurden aber auch bis zu 11 Monosaccharide pro Saponin gefunden.

Die typischen Eigenschaften der Saponine drücken sich schon in ihrem Namen aus: Sapo=Seife. Es sind wasserlösliche Verbindungen, die durch ihre Oberflächenaktivität Seifencharakter haben. Die Voraussetzung dafür ist durch den Aufbau des Saponin-Moleküls geschaffen: Das lipophile Aglykon und der hydrophile Zuckerrest machen es zu einer polaren Substanz, die die Oberflächenspannung des Wassers herabsetzen kann. Auf dieser Eigenschaft beruht auch die Anwendung der Saponine als Emulgatoren in der pharmazeutischen Technologie.

Saponine wirken außerdem hämolytisch, d. h. sie zerstören die Zellmembranen von Erythrozyten. Dieses lässt sich leicht sichtbar machen: Werden einer Erythrozytensuspension Saponine zugesetzt, so tritt der rote Blutfarbstoff, das Hämoglobin, aus, und die Farbe der Flüssigkeit ändert sich von deckfarben zu lackfarben. Diese hämolytische Aktivität macht die Saponine zu hoch toxischen Substanzen, wenn sie parenteral verabreicht werden.

Anwendung

Saponine werden als Expektorantien eingesetzt. Die Wirkung stellte man sich so vor, dass die Saponine die Schleimhaut des Magens reizen, was zu einer reflektorischen Steigerung

der Bronchialsekretion führt. Dieser dünnflüssigere Schleim kann leichter abgehustet werden. Da aber besonders in den Fertigarzneimitteln die Saponindrogen viel zu gering dosiert sind, um die Magennerven bis kurz vor das Erbrechen zu reizen, zieht man die expektorierende Wirkung der Saponine auch wieder in Zweifel.
Die diuretische Wirkung der Saponindrogen ist nachweisbar, jedoch nicht eindeutig zu erklären. Es wird vermutet, dass die resorbierten Saponinanteile das Nierenepithel reizen und sich durch die gesteigerte Durchblutung auch die Harnproduktion vermehrt.
Diese bei allen Saponinen vorhandenen Wirkungen werden noch durch spezifische ergänzt, deren Mechanismus aber nicht sicher geklärt ist. So haben z. B. Aescin und Primulasaponin ödemprotektive Wirkungen, die auf einen direkten Einfluss auf die Nebennierenrinde zurückzuführen sein sollen.
Außerdem finden sich antibiotische und antimykotische Wirkungen. Von den in Radix Ginseng vorkommenden Saponinen wird eine stoffwechselanregende Wirkung angenommen, die besonders im Alter die Anpassungsfähigkeit an sich immer wieder ändernde Bedingungen verbessern soll.
Die pharmazeutische Technologie braucht Saponine als Emulgatoren. Die pharmazeutische Industrie verwendet einige Saponine als Grundmaterial für die halbsynthetische Produktion von Steroidhormonen.

3.6.1 Saponindrogen mit expektorierender Wirkung

Primelwurzel, Ph. Eur.
(Radix Primulae, Primulae radix)

Stammpflanze: Primula veris und *Primula elatior*, Primulaceae

Vorkommen: Die Schlüsselblume ist ein Frühlingsblüher, der auf den Wiesen und in den Wäldern Europas und Asiens heimisch ist. Die Pflanze ist mehrjährig und überwintert mit ihrer Blattrosette.

Gewinnung: Die Droge besteht aus dem Rhizom und den anhängenden Wurzelteilen. Die Ernte erfolgt im Herbst; den besten Ertrag liefern dreijährige Pflanzen. Um den Erhalt der Gattung zu sichern, stehen die unterirdischen Teile von Primula unter Naturschutz.

Makroskopische Merkmale (Schnittdroge):

- Viele dünne Wurzelstücke (Durchmesser etwa 1 mm) von weißlicher oder bräunlicher Farbe.
- Wurzelstockfragmente mindestens doppelt so dick, graubraun, grobhöckerig, mit eingeschlossenem weißlichen Mark.

Mikroskopische Merkmale:
Pulvermerkmale:

- Parenchymteile.
- Epidermisfragmente mit Wurzelhaaren.
- Viel relativ kleinkörnige Stärke.

- Steinzellen liegen vor, wenn die Droge Anteile von *Primula elatior* enthält. Oxalatkristalle müssen fehlen.

Inhaltsstoffe: 3 bis 12% eines Gemisches aus Triterpensaponinen. Das Hauptsaponin besteht aus dem Aglykon Protoprimulagenin A und einer verzweigten Saccharidkette aus vier Zuckern. (Das Primulagenin A, das früher als das ursprüngliche Aglykon angesehen wurde, ist ein künstliches Produkt, welches bei der Aufarbeitung der Droge entsteht.) Außerdem enthält die Droge als Speicherorgan noch größere Mengen Polysaccharide wie Stärke, diverse Zucker und Zuckeralkohole.

Anwendung: Als Expektorans besonders bei chronischer Bronchitis mit ungenügendem Auswurf.

Efeublätter DAC
(Folia hederae, Hederae folium)

Stammpflanze: *Hedera helix*, Araliaceae

Vorkommen: Die Pflanze ist heimisch in West-, Mittel- und Südeuropa. Das immergrüne Holzgewächs zählt aufgrund seiner Haftwurzeln zu den Kletterpflanzen und zeichnet sich durch die Besonderheit aus, zwei verschiedenen Blattformen zu besitzen. Die unteren, jüngeren Blätter sind gelappt, dunkelgrün und ledrig, die oberen sind hingegen länglich-eiförmig, hellgrün und ganzrandig.

Gewinnung: Die Erntezeit ist vom Frühjahr bis zum Frühsommer. Es werden die Blätter aus dem unteren Bereich der Pflanze gesammelt.

Makroskopische Merkmale: quadratische Blattstücke von dunkelgrüner bis hellgrüner Farbe. Die dunklen Blattstücke sind glänzend mit derber Oberfläche und fächerstrahliger weißer Nervatur. Junge Blätter zeigen Behaarung, ältere Blätter sind kahl. Blattstiele sind meist rund, dunkelgrün und längs gefurcht.

Inhaltsstoffe: Hauptinhaltsstoffe sind mit 2,5–6% Saponine vom Triterpentyp. Außerdem besitzt die Droge wenig atherisches Öl, Chlorogensäure und Kaffeesäure.

Anwendung: Durch den Gehalt an Saponinen dient die Droge als Expektorans und Sekretolytikum. Darüber hinaus besitzt die Droge eine bronchodilatatorische Wirkung analog eines β-Sympathomimetikums, in der Wirkstärke mit Salbutamol vergleichbar. Der Effekt beruht jedoch nicht auf einer direkten Stimulation der β-Rezeptoren des Bronchialtraktes sondern auf einer up-Regulation der Rezeptorzahl.
Am häufigsten wird der Trockenextrakt dieser Droge in Form von Fertigpräparaten verwendet. Frische Efeublätter oder Presssaft können zu einer Kontaktallergie in Form einer Dermatitis führen.

Senegawurzel, Ph. Eur.
(Radix Senegae, Polygalae radix)

Stammpflanze: Polygala senega oder andere Arten, Polygalaceae

Vorkommen: Die Klapperschlangenwurz wächst als ca. 40 cm hohe Staude in Nordamerika und Kanada.

Gewinnung: Die Wurzel und der Wurzelkopf werden ausgegraben und getrocknet. Der Wurzelkopf ist ein gedrungenes Sprossstück, aus dem im Sommer Stängel austreiben.

Makroskopische Beschreibung: Die gelbbraune Wurzel hat normalerweise keine Seitenwurzeln, aber einen ausgeprägten, spiralig verlaufenden Kiel. Dieser entsteht beim Trocknen als Folge einer ungleichmäßigen Kambiumtätigkeit während der Wurzelbildung. Der Wurzelkopf ist graubraun und an dem dichten Besatz mit Knospen zu erkennen.

Inhaltsstoffe: Als Reservestoff findet sich fettes Öl in den Parenchymzellen, Stärke fehlt hingegen. Die pharmazeutisch interessierenden Inhaltsstoffe sind ca. 10% Saponine, deren wichtigstes das Senegin ist. Der Geruch der Droge beruht auf ihrem Gehalt an Methylsalicylat, das aus einem Glykosid enzymatisch freigesetzt wird.

Anwendung: Auf Grund des Saponingehalts als Expektorans bei zähem oder zu geringem Auswurf.

Süßholzwurzel, Ph. Eur.
(Radix Liquiritiae, Liquiritiae radix)

Stammpflanze: Glycyrrhiza glabra, Fabaceae

Vorkommen: Süßholz ist in Mitteleuropa und Asien beheimatet. Es existieren zwei unterschiedliche Varietäten, die verschiedene Handelsformen liefern: Das russische Süßholz aus *G. glabra* var. *glandulifera* kommt geschält in den Handel, *G. glabra* var. *typica* wird im Mittelmeerraum angebaut und liefert eine ungeschälte Sorte.

Gewinnung: Die Droge besteht aus den ungeschälten, getrockneten Wurzeln und ihren sehr lang werdenden unterirdisch wachsenden Ausläufern.

Makroskopische Merkmale: Die Wurzel hat eine graubraune Rinde mit den Narben der abgefallenen Nebenwurzeln. Ihr Geschmack nach Lakritze ist ein unverwechselbares Kennzeichen der Süßholzwurzel. Die Droge lässt sich leicht in Längsrichtung auffasern. Der Holzkörper der Wurzel ist bis in die Mitte hinein reingelb, während die Abschnitte im Zentrum Mark aufweisen.

Mikroskopische Merkmale:
Querschnitt:
- Markstrahl von acht Zellen Breite,
- Tracheen und Tracheiden des Holzteils,
- Holzfasern,
- Bastfasern in der Rinde.

Pulvermerkmale:
- Calciumoxalatkristalle aus Parenchymzellreihen, die die Gefäße begleiten.
- Kleine, einzelne Stärkekörner.

Inhaltsstoffe: 2 bis 15% Triterpensaponine, darunter vor allem Glycyrrhizin, das Ammonium- und Calciumsalz der Glycyrrhizinsäure. Diese Säure besteht aus dem Aglykon Glycyrrhetinsäure, das mit zwei Molekülen Glucuronsäure verknüpft ist. Dadurch verliert das Molekül seine Saponineigenschaften. Das Glykosid wirkt kaum noch hämolysierend, beim isolierten Aglykon tritt diese Wirkung wieder auf.
Verschiedene Flavone wie Liquiritin und Isoliquiritin sind für die Gelbfärbung der Droge verantwortlich.
Ferner noch Zucker, Stärke, Aminosäuren und Mineralien.

Anwendung: Zur Schleimlösung und Erleichterung des Auswurfs bei Katarrhen der oberen Atemwege (Bronchitis).
Zur Unterstützung der Behandlung von krampfartigen Beschwerden bei Magenschleimhautentzündungen (chronische Gastritis).
Die expektorierende Wirkung wird auf das Saponin Glycyrrhizinsäure zurückgeführt. Man vermutet den gleichen Wirkungsmechanismus wie bei anderen Saponindrogen.
Eine spasmolytische Wirkung wird auf die beiden Flavonoid-Aglyka Isoliquiritigenin und Liquiritigenin zurückgeführt. Die beschleunigte Heilung von Magengeschwüren bei Einnahme von Süßholzwurzel lässt auf eine antiphlogistische Wirkung schließen, die wiederum der Glycyrrhizinsäure bzw. ihrem Aglykon zugeschrieben wird. Diese sollen den Abbau der körpereigenen Cortisols in der Leber verzögern. Glycyrrhizin und Glycyrrhetin haben selbst einen mineralocorticoiden Effekt, der bei Überdosierung oder Langzeittherapie die Gefahr entsprechender Nebenwirkungen nach sich zieht: Ödembildung durch verringerte NaCl-Ausscheidung und damit verbundene Wasserretention bei gleichzeitig vermehrter Kalium-Ausscheidung und Erhöhung des Blutdrucks. Diese Nebenwirkungen sind der Grund dafür, dass die Einnahme in hoher Dosierung nach vier bis sechs Wochen beendet werden sollte.
Zur Ulkus-Therapie wird die Süßholzwurzel meistens in Form des dickflüssigen Extraktes, Succus Liquiritiae, verwendet. Er wird als wässriger Extrakt bei 40 °C hergestellt und dann im Vakuum eingedampft. Bei diesem Verfahren entstehen vermehrt die beiden spasmolytisch wirksamen Flavonoid-Aglyka aus dem genuinen Flavonglykosid Liquiritin, da der Abspaltungsvorgang in wässriger Lösung bei Wärmezufuhr beschleunigt abläuft. In Stangen oder Scheiben gepresst ist der Extrakt als Lakritze im Handel. Glycyrrhizinsäure und Ammoniumchlorid sind die Geschmack gebenden Bestandteile von Salmiakpastillen und entsprechenden Produkten.
Die Kombination des stark süß schmeckenden Glycyrrhizins mit den anderen in der Wurzel enthaltenen Kohlenhydraten macht Radix Liquiritiae außerdem zu einem beliebten Geschmackskorrigens für Teemischungen. Dieser angenehme Geschmack hat Radix Liquiritiae sogar zu einer Art Naschwerk für Kinder gemacht, die die geschälte Wurzel kauen und lutschen, bis sie nicht mehr nach Lakritze schmeckt.

3.6.2 Saponindrogen anderer Indikationen

Ginsengwurzel, Ph. Eur.
(Radix Ginseng, Ginseng radix)

Stammpflanze: Panax ginseng, Araliaceae

Vorkommen: Ginseng ist eine ca. 50 cm hohe Staude, die in China und Südostasien wild wächst, dort inzwischen aber auch gezielt kultiviert wird.

Gewinnung: Da die Pflanze sich nur durch Samen vermehren lässt und bis zur Erntereife 5 bis 6 Jahre intensiver Pflege benötigt, ist der Anbau ein sehr mühseliges Geschäft, was sich nicht zuletzt auch im Preis der Droge niederschlägt.
„Weißer Ginseng" entsteht, wenn die gereinigten Wurzeln mit SO_2 gebleicht und anschließend bei 100 bis 200 °C getrocknet werden. Dabei verlieren sie die äußere, dunkle Schicht Korkgewebe.
„Roter Ginseng" entsteht, wenn die Wurzeln zunächst mit Wasserdampf behandelt und dann getrocknet werden.

Inhaltsstoffe: Ginsengwurzel enthält 2 bis 3% Triterpensaponine, die unter der Bezeichnung Ginsenoside zusammengefasst werden. Sie werden von geringen Mengen ätherischem Öl, diversen Zuckern und Fettsäuren begleitet.

Anwendung: Ginseng wird angewendet als Geriatrikum und revitalisierendes Tonikum. Ein genauer Wirkungsmechanismus ist nicht bekannt, doch wird die Wirksamkeit den Ginsenosiden zugeschrieben. Sie gelten als „Adaptogene". Das sind Stoffe, die bei lang dauernder und in ausreichender Dosierung durchgeführter Behandlung die Möglichkeiten des Körpers verbessern, sich belastenden Situationen schneller und besser anzupassen. Dieser Anpassungseffekt bezieht sich sowohl auf die geistige als auch die körperliche Ebene. Die so hervorgerufene Verbesserung vieler Einzelfunktionen des Körpers führt zu dem Gesamtbild einer allgemeinen Leistungssteigerung. Zudem kommt noch ein unspezifischer immunstimulierender Effekt hinzu.
Allerdings sind die verschiedenen Nebenwirkungen zu berücksichtigen, die bei Überdosierung auftreten: Schlafstörungen, Nervosität, Durchfälle, Bluthochdruck, bei Frauen Blutungen in der Menopause, bei Schwangeren Frühgeburtsgefahr.

Taigawurzel, Ph. Eur.
(Radix Eleutherococci, Eleutherococci radix)

Stammpflanze: Eleutherococcus senticosus, Araliaceae

Vorkommen: Der Stachelpanax ist ein mehrjähriger Strauch, der zwei bis drei Meter hoch wird und dessen Zweige dicht mit nadelartigen Stacheln besetzt sind. Er wächst wild in Russland, Ost- und Südostasien.

Gewinnung: Die Wurzeln und Rhizome werden ausgegraben und getrocknet. Die Droge Taigawurzel stammt meist aus China oder Korea. Die in Russland gewonnene Droge wird noch am Gewinnungsort zu alkoholischem Extrakt verarbeitet.

Inhaltsstoffe: Die Droge enthält eine Reihe von Verbindungen, die als Eleutheroside bezeichnet werden: Phenylpropanverbindungen, deren wichtigste Eleutherosid B ist, Lignanverbindungen, von denen eines als Eleutherosid D bezeichnet wird, Cumarine, von denen eines Eleutherosid B_1 heißt, und ein Sitosterol-Glykosid, das als Eleutherosid A bezeichnet wird. Ferner enthält die Droge einen großen Anteil Polysaccharide.

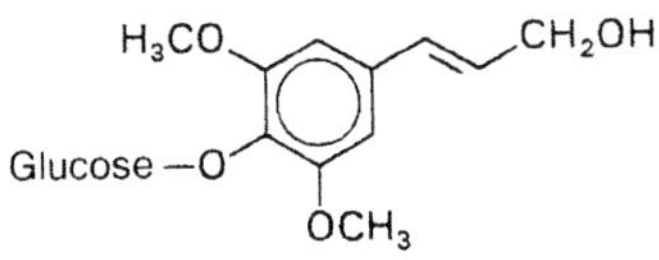

Eleutherosid B

Anwendung: Taigawurzel kann zu Teeaufgüssen verwendet und als alkoholischer Extrakt eingenommen werden. Die Untersuchungen, auf denen die Anwendungsempfehlungen beruhen, sind in Russland und mit den Extrakten der sibirischen Taigawurzel durchgeführt worden.

Eleutherococcus-Extrakt ist ein Tonikum; das heißt, er soll die Anpassungsfähigkeit des Körpers an belastende Situationen verbessern. Man geht davon aus, dass Taigawurzelextrakt die Immunabwehr stärkt und die Stressresistenz erhöht. Dazu muss er jedoch über längere Zeit kurmäßig eingenommen werden. Die Einnahmezeiten sollten immer wieder von Pausen unterbrochen werden.
Bei Fieber, Bluthochdruck und durchblutungsbedingten Herzproblemen darf Taigawurzel nicht eingenommen werden.

Aescin: reduziert Permeabilität der Gefäßmembranen (= Vit. P Permeabilitätsfaktor) Venostasin®

Rosskastaniensamen, DAB
(Semen Hippocastani, Hippocastani semen)
und
Eingestellter Rosskastaniensamentrockenextrakt, DAB
(Hippocastani extractum siccum normatum)

Stammpflanze: Aesculus hippocastanum, Hippocastanaceae

Vorkommen: Die Rosskastanie ist in den Balkanländern und im vorderen Orient heimisch, hat sich aber bei uns durch Kulturen längst eingebürgert.

Gewinnung: Der Rosskastanienbaum mit seinen fingerförmig geteilten Blättern bildet im Frühjahr aufrecht stehende Blütenstände aus. Aus ihnen gehen Früchte hervor, deren stacheliges Äußeres aufspringt und ein bis zwei glänzend braune Samen entlässt, die bekannten Kastanien. Sie dürfen nicht verwechselt werden mit den Maronen, den Früchten der echten Kastanie, *Castanea vesca*.

Die reifen Samen werden an der Luft vorgetrocknet, später dann bei höheren Temperaturen nachgetrocknet.

Makroskopische Merkmale (Ganzdroge): Die dunkelbraunen Samen sind 2 bis 4 cm groß, in getrocknetem Zustand glänzt ihre Schale nicht mehr. Die Samenschale hat einen großen hellen Fleck, das Hilum. Es ist die Abbruchstelle des Funikulus, des Stielchens, mit dem die Samenanlagen mit der Plazenta (s. Teil A, Kap. IV. 6.2.1) verbunden waren. Das helle Gewebe unterhalb der Samenschale sind der Embryo und die großen Keimblätter.

Inhaltsstoffe: 2 bis 10% Triterpenglykoside, berechnet als Aescin. Aescin ist ein Gemisch mehrerer nahe verwandter Saponine, die sich von zwei Aglyka ableiten.
Sie werden begleitet von Flavonoiden und größeren Mengen Reservestoffen wie Stärke, Proteinen und fettem Öl.

Anwendung: Semen Hippocastani werden vornehmlich von der pharmazeutischen Industrie gebraucht, um Aescin zu isolieren oder Rosskastanienextrakt herzustellen. Aescin wird – vorzugsweise in Kombination mit Rutosid und anderen Flavonoiden – zur Gefäßabdichtung eingesetzt. Auf bisher ungeklärte Weise verringert es die Durchlässigkeit der Blutkapillaren für Flüssigkeit und Proteinmoleküle und wirkt so der Ausbildung von Ödemen entgegen. Der Anwendungsbereich des Aescins erstreckt sich vornehmlich auf die Erscheinungen des venösen Symptomenkomplexes: Stauungsödeme, Thrombophlebitis, Ödeme als Folge von Verstauchungen und Verletzungen; als intravenöse Therapie auch zur Behandlung von Apoplexen (Hirnschlag). Die Behandlung von Krampfadern erfolgt zum einen innerlich durch Aescin-Präparate in Dragee- oder Tropfenform, zum anderen äußerlich als Salbe, die dünn und leicht auf die betreffenden Stellen aufgetragen wird.
Viele Kombinations-Fertigpräparate enthalten nicht die für eine Wirksamkeit notwendig angesehene Dosierung von 0,02 mg Aescin bzw. 0,1 g Rosskastaniensamenextrakt.

Mäusedornwurzelstock, Ph. Eur.
(Rusci aculeati rhizoma)

Stammpflanze: Ruscus aculeatus, Asparagaceae

Vorkommen: Das immergrüne Halbstrauchgewächs findet sich vor allem in Frankreich und im Mittelmeergebiet. Die Pflanze wird bis zu 1 m hoch und besitzt charakteristische blattförmige Kurztriebe, die in den Achseln stark reduzierter Blätter sitzen und in einer scharfen Spitze auslaufen. Daher leitet sich auch der botanische Name „aculeatus" ab, was stachelig bedeutet.

Inhaltsstoffe: Saponine wie z. B. Neoruscogenin und Ruscogenin, die z. T. auch als isoliertes Stoffgemisch unter der Bezeichnung „Ruscogenine" gewonnen werden. Darüber hinaus Sterole, etwas ätherisches Öl und Fettsäuren.

Anwendung: Der Pflanzenextrakt aber auch isolierte Ruscogenine werden analog der Rosskastaniensamen bei Venenleiden und Krampfadern eingesetzt. Hierbei wird die gefäßprotektive Wirkung der Flavonoide genutzt. Als Fertigpräparate stehen sowohl oral anwendbare Arzneiformen als auch Einreibungen zur lokalen Anwendung zur Verfügung.

4 Drogen mit Phenylpropanderivaten

4.1 Phenylpropanderivate

Phenylpropanderivate sind Stoffe, deren Grundbaustein ein Benzolring mit einer aliphatischen C-3-Seitenkette ist. Sie entstehen in einem komplizierten Biosyntheseprozess, dessen Endprodukte die beiden Aminosäuren Tyrosin und Phenylalanin sind. Viele pflanzliche Organismen sind bezüglich ihrer Aminosäuren und der aus ihnen aufgebauten Proteine autotroph (s. Teil A, Kap. V. 1.5).

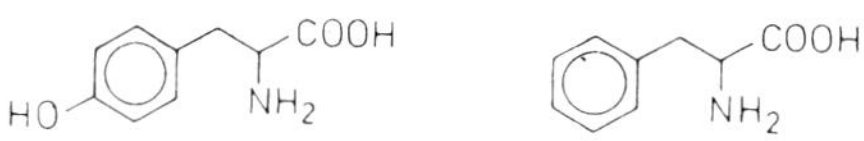

Tyrosin (Tyr) Phenylalanin (Phe)

Aus Tyrosin und Phenylalanin gehen durch Desaminierung alle weiteren stickstofffreien Phenylpropanderivate hervor. Phenylacrylsäuren wie z.B. Zimtsäure können als Ausgangssubstanz für die Phenylcarbonsäuren wie z.B. Benzoesäure angesehen werden. Diese werden dann leicht weiter zu den entsprechenden Aldehyden und Alkoholen reduziert.

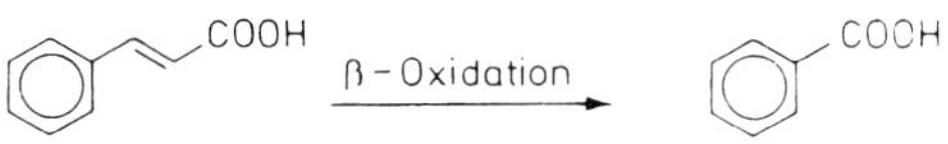

cis-Zimtsäure Benzoesäure

4.2 Cumarine

Cumarin ist ein Lacton der o-Hydroxyzimtsäure:

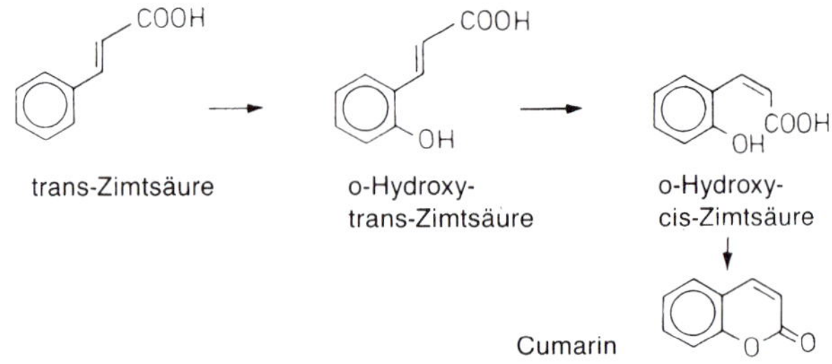

Freies Cumarin kommt in lebenden Pflanzen kaum vor, es entsteht erst beim Trocknen aus den Glykosiden der 2-Hydroxyzimtsäure. Cumarin verleiht z.B. trocknendem Heu seinen charakteristischen Waldmeister-Geruch.

Cumarin hat verschiedene pharmakologische Wirkungen, kann jedoch wegen seiner relativ hohen Toxizität nicht therapeutisch eingesetzt werden. Die Aromenverordnung der Bundesrepublik Deutschland verbietet die Anwendung von Cumarin und Waldmeisterkraut.

Von pharmakologischem Interesse sind die verschiedenen Kondensationsprodukte des Cumarins: Phenprocoumon (Marcumar®) und die Furanocumarine.

4.3 Lignane, Lignine

Nachweis: Phloroglucin/HCl

Eine weitere Reaktionsmöglichkeit der Phenylpropankörper ist die Polymerisation. Aus zwei Phenylpropanen gebildete Verbindungen (Dimere) heißen Lignane.

Bei den Gymnospermen entstehen aus Coniferylalkohol hoch polymere Gebilde, die als Lignine bezeichnet werden. In anderen Pflanzenklassen sind an der Ligninbildung noch andere Alkohole beteiligt, die sich ebenfalls von Phenylpropan ableiten.

Lignin macht neben Cellulose und Hemicellulose den Hauptbestandteil der Zellwände aus (15 bis 30%). Die Cellulosefibrillen der Zellwand werden durch die Ligninbildung miteinander vernetzt und machen sie damit zu einer gegen Wasser und Luft sehr widerstandsfähigen, dementsprechend aber auch sehr unelastischen Zellbegrenzung.

Der Nachweis einer durch Lignin verholzten Zellwand ist bei der mikroskopischen Untersuchung von Drogen ein wertvolles Hilfsmittel zur Identifizierung von bestimmten Drogenbestandteilen. In den „Methoden der Pharmakognosie" führt das Arzneibuch unter „Histochemische Nachweise auf dem Objektträger" auch zwei Nachweise für Lignin an. Beide beruhen auf dem Nachweis des Ligninbestandteiles Coniferylaldehyd mit verschiedenen Farbbildnern.

a) Mit Phloroglucin-Salzsäure färben sich verholzte Zellbestandteile rot.
Es entsteht dabei ein Kation, dessen langes konjugiertes Doppelbindungssystem für die Farbgebung verantwortlich ist.

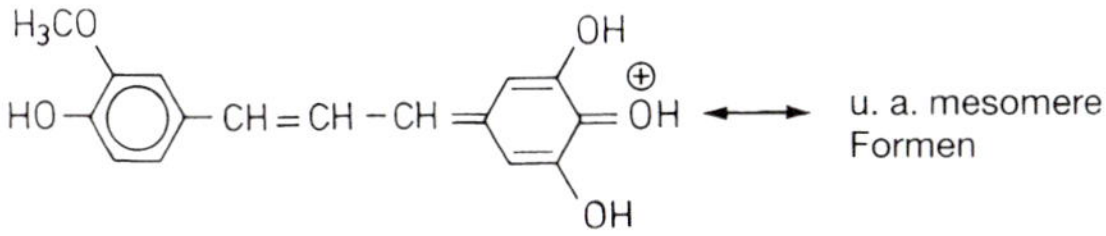

Coniferylaldehyd Phloroglucin

b) Mit Anilinsulfat werden verholzte Membranen gelb angefärbt. Das dabei entstehende Reaktionsprodukt ist ein Azomethin (auch Schiffsche Base genannt), dessen System von konjugierten Doppelbindungen nicht so lang ist wie bei a). Die dadurch veränderte Lichtabsorption ist der Grund für eine weniger intensive Färbung (gelb).

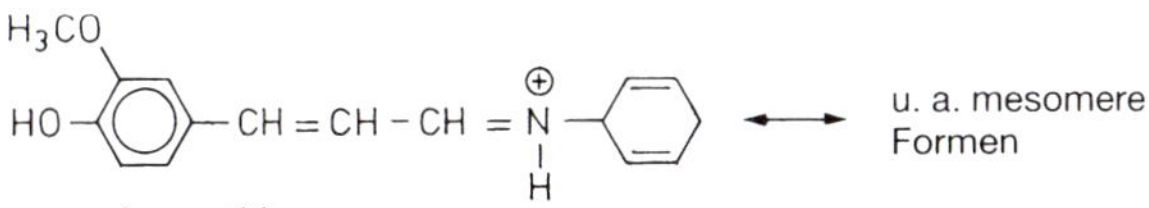

Azomethin
(Schiffsche Base)

4.4 Drogen mit Phenylpropanderivaten

Bärentraubenblätter, Ph. Eur.
(Folia Uvae ursi, Uvae ursi folium)

Stammpflanze: Arctostaphylos uva-ursi, Ericaceae

Vorkommen: Die Bärentraube ist ein niedrig wachsender Strauch der nördlichen Erdhälfte, der zur Flora der Heide und hoher Berge gehört.

Gewinnung: Die dicken, immergrünen Blätter werden nur von wild wachsenden Pflanzen geerntet und schnell getrocknet, damit ein möglichst hoher Arbutingehalt erhalten bleibt.

Makroskopische Merkmale: Folia Uvae ursi sind derbe Blätter mit dunkelgrüner Oberseite und hellerer Unterseite. Die Oberseite weist eine netzartige Nervatur auf, die Mittelrippe ist tief eingesenkt.

Mikroskopische Merkmale:
Querschnitt:
Dorsiventrales Blatt einer xerophytischen Pflanze (s. Teil A, Kap. III. 4.5.2): Die Epidermen sind beiderseits mit einer dicken Kutikula bedeckt, die Wasserverlust verhindert. Anomocytische Spaltöffnungen sind deshalb nur auf der Blattunterseite.

Pulvermerkmale:

- Epidermisfragmente mit dicker Kutikula, die meistens eingerissen ist.
- Teile der unteren Epidermis mit anomocytischen Spaltöffnungen mit 7 bis 11 Nebenzellen.

Inhaltsstoffe: Neben Flavonoiden und Triterpenen 15 bis 20% Gerbstoffe und 5 bis 14% Arbutin oder Methylarbutin. Arbutin ist ein Hydrochinonglukosid.

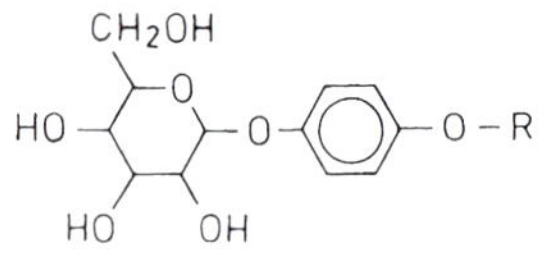

R = H: Arbutin
R = CH_3: Methylarbutin

Anwendung: Zur unterstützenden Behandlung von Blasen- und Nierenkatarrhen.
Bei oraler Anwendung wird Arbutin in Hydrochinon und Glucose gespalten. Hydrochinon wird in der Leber glucuronidiert und erscheint so im Harn.

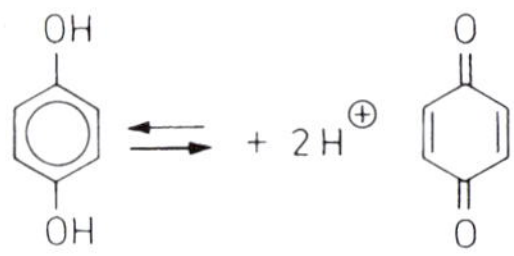

Hydrochinon Benzochinon

Das oben angegebene Reaktionsgleichgewicht liegt bei alkalischem Harn auf der Seite des Hydrochinons, welcher der eigentlich wirksame Bestandteil der Droge ist. Dessen bakterizide Wirkung macht Bärentraubenblätter zu einem Harndesinfiziens.
Wenn eine solche Therapie erfolgreich durchgeführt werden soll, dann müssen folgende Kriterien beachtet werden:

- Die Dosierung muss hoch genug sein, d. h. 500 bis 800 mg Arbutin.
- Der Harn muss alkalisch sein (pH 8). Wenn das durch reichlich pflanzliche Kost nicht sichergestellt werden kann, dann muss zusätzlich $NaHCO_3$ verabreicht werden.
- Der hohe Gerbstoffgehalt kann die Magenschleimhaut reizen. Da sich Gerbstoffe in kaltem Wasser schlechter lösen als in heißem, ist ein Kaltwassermazerat, das zum Trinken angewärmt wird, dem Heißwasserauszug vorzuziehen. Das bedeutet, dass ein Tee aus Bärentraubenblättern am besten am Abend angesetzt wird, wenn er am nächsten Morgen getrunken werden soll.
- Die Anwendung der Droge ist auf maximal 1 Woche und nicht häufiger als 5-mal pro Jahr begrenzt, da es sonst zu einer chronischen Vergiftung kommen kann.

Bärentraubenblätter haben keine diuretische Wirkung und sind damit für eine Durchspülungstherapie bei chronischer Blasen- oder Nierenentzündung ungeeignet.

Weidenrinde, Ph. Eur.
(Cortex Salicis, Salicis cortex)

Stammpflanze: Salix purpurea, Salix daphnoides und andere *Salix*-Arten, Salicaceae

Vorkommen: In ganz Europa, Nordasien und Nordamerika. Bevorzugte Standorte sind feuchte Ufer von Bächen und Flüssen.

Gewinnung: Weiden können sowohl als Sträucher als auch als etwa 30 Meter hoch werdende Bäume auftreten. Alte Zweige haben eine graubraune Borke, das Innere ist zum Teil gelb oder orange gefärbt. Die jungen Triebe sind dagegen noch grün und seidig behaart. Die Laubblätter sind ebenfalls dicht behaart. Die Weide ist eine einhäusige Pflanze, die aber zwei getrenntgeschlechtliche Blüten ausbildet. Die männlichen Kätzchen stehen aufrecht und haben eine dicht weißlichgraue behaarte Achse. Die weiblichen Blüten sind erheblich länger. Beide Kätzchenarten erscheinen gleichzeitig mit den Blättern sehr früh im Frühjahr. Die Droge wird aus den im Frühjahr gesammelten zwei- bis dreijährigen Zweigen gewonnen.

Makroskopische Merkmale (Schnittdroge): Hell- bis dunkelbraune Stücke, deren Außenseite glatt und glänzend ist, weil beim Schälen die Rindenepidermis erhalten blieb. Die Innenseite ist heller, der Bruch grobfaserig.

Mikroskopische Merkmale:
Querschnitt:
Kennzeichnend ist das Abschlussgewebe mit ungewöhnlich stark verdickten Außenwänden. In der primären Rinde finden sich Calciumoxalat-Drusen. In der sekundären Rinde liegen Bündel aus ebenfalls stark verdickten Bastfasern.
Pulvermerkmale:
- Schmale, stark verdickte Bastfasern; neben ihnen kristallgefüllte Fasern.
- Stark verdicktes Rindenparenchym.

Inhaltsstoffe: Bis zu 20% Gerbstoffe und zwischen 1 und 11% Phenolglykoside. Zu ihnen gehören verschiedene Salicylatverbindungen. Das Arzneibuch fordert einen Gesamt-Salicingehalt von mindestens einem Prozent. Das in der Droge vorliegende Salicin ist ein „Prodrug", das im Körper in die Wirkform der Salicylsäure überführt wird.

Anwendung: Die Monographie der Kommission E nennt fieberhafte Erkrankungen, rheumatische Beschwerden und Kopfschmerzen.
Salicin wird zwar gut resorbiert, da es aber geraume Zeit braucht, bis aus der Transportform Salicin die Wirkform Salicylsäure geworden ist, ist Weidenrinde bei akutem Schmerz nur wenig hilfreich. Legt man zu Grunde, dass für eine spürbare analgetische Wirkung 500 mg Acetylsalicylsäure notwendig sind, müsste von Weidenrinde eine unrealistisch große Menge verwendet werden, damit eine äquivalente Menge Analgetikum im Körper wirkt.
Wer eine Salicylat-Überempfindlichkeit hat, muss diese auch bei der Verwendung von Weidenrinde beachten.

5 Drogen mit Ätherischen Ölen

5.1 Ätherische Öle

Ätherische Öle sind flüchtige Pflanzeninhaltsstoffe und Träger des für die jeweilige Pflanze typischen Geruchs. Es sind Gemische verschiedener biogener Stoffe, als Hauptbestandteile konnten Terpene und Phenylpropane nachgewiesen werden.
Von den ätherischen Ölen zu unterscheiden sind die Harze, ebenfalls lipophile Stoffgemische, die aber fest und nicht flüchtig sind.
Harze, die in ätherischen Ölen gelöst sind, werden als Balsame bezeichnet.

Vorkommen: Ätherische Öle können in allen Pflanzenteilen in besonderen Exkretzellen gebildet und in speziellen „Behältern" gespeichert werden. Dieses sind:

- Öldrüsen wie z. B. Drüsenhaare oder -schuppen. Hier wird das ätherische Öl von sezernierenden Epidermiszellen nach außen abgegeben und sammelt sich zwischen Zellwand und Kutikula (Lamiaceae, Asteraceae).
- Lysigen entstandene Ölbehälter, die durch Auflösung der Parenchymzellen entstanden sind (Coniferae, Rutaceae).
- Schizogen entstandene Ölbehälter sind durch Auseinanderweichen der Gewebezellen entstanden, wie z. B. bei den Apiaceen.
- Exkretzellen, die durch eine Suberinschicht vom übrigen Gewebe isoliert sind, so dass sie das ätherische Öl speichern können (Zingiberaceae).

Gewinnung: Die ätherischen Öle können aus Pflanzen mit verschiedenen physikalischen Verfahren gewonnen werden.

- Die Kaltextraktion ist das schonendste Verfahren und wurde früher vornehmlich bei Blüten angewandt, die wenig, aber wertvolles ätherisches Öl enthalten. Dabei werden die frischen Blüten auf eine Fettschicht aufgestreut, wobei sich das ätherische Öl in dem Fett anreicherte. Daraus wurde es dann durch Alkoholextraktion wieder isoliert.
- Ätherische Öle mit Bestandteilen, die sehr wärmeempfindlich sind, können auch mit organischen Lösungsmitteln extrahiert werden.

Bei beiden Verfahren werden außer den ätherischen Ölen auch alle anderen fettlöslichen Stoffe mit ausgezogen. Diese Methoden sind bei geringer Ausbeute recht kostspielig und kommen nur noch für solche Öle in Betracht, die z. B. in der Parfümindustrie als Duftstoffe gebraucht werden (Jasminöl, Rosenöl).

- Das mechanische Auspressverfahren wird beispielsweise für die Öle der Citrusfrüchte angewandt. Dabei entsteht eine Mischung aus wässrigen und öligen Bestandteilen, die weiter gereinigt werden muss.
- Alle Destillationsverfahren sind Methoden, die das ätherische Öl unter Wärmeanwendung gewinnen. Eine Qualitätsminderung ist dabei unvermeidbar. Eine Wasserdampfdestillation kann bei ätherischen Ölen mit wasserunlöslichen Bestandteilen angewandt werden. Dieses Verfahren beruht auf der Tatsache, dass diese Stoffe mit Wasserdampf flüchtig sind und so von anderen Pflanzenbestandteilen abgetrennt werden können. Eine fraktionierte Destillation führt zur Gewinnung besonders reiner Öle, wie sie z. B. für die arzneiliche Verwendung benötigt werden.

Eigenschaften: Ätherische Öle sind bei Zimmertemperatur flüssig (Ausnahme: Anisöl) und leicht flüchtig. Ein Tropfen, auf ein Filterpapier gebracht, verdunstet, ohne einen Fettfleck zu hinterlassen.
Da sie Gemische verschiedener, meist kompliziert gebauter organischer Verbindungen sind, zeigen sie in der Regel optische Aktivität.
Da hydrophile Gruppen kaum vorhanden sind, ist ihre Wasserlöslichkeit gering; die lipophilen Gruppen bedingen eine gute Löslichkeit in organischen Lösungsmitteln. Bei Alterungsprozessen spielen sich Oxidations- und Polymerisationsvorgänge ab, die durch Licht und Luft beschleunigt werden. Dabei ändert sich nicht nur der charakteristische Geruch, sondern auch die physikalischen Eigenschaften ändern sich: Die ätherischen Öle verharzen bei längerer Lagerung. Besonders auffällig ist das bei solchen Ölen mit einem hohen Anteil an ungesättigten Kohlenwasserstoffen. Die Alterung der Öle bedeutet immer auch eine Qualitätsminderung.

Analytik: Als Identitäts- und Reinheitsprüfungen werden je nach der Art der Inhaltsstoffe die physikalischen Kennzahlen wie z. B. optische Drehung, Brechungsindex, Dichte und Erstarrungstemperatur bestimmt. Die chemischen Prüfungen erfassen Verunreinigungen, Verschnittöle und Verharzungsprodukte.
Die Dünnschichtchromatographie wird sowohl als Identitäts- als auch als Reinheitsprüfung eingesetzt.
Die Bestimmung der in einer Droge enthaltenen Menge ätherischen Öls erfolgt durch

- Wasserdampfdestillation und damit das Überführen einer unter diesen Versuchsbedingungen erfassbaren Menge ätherischen Öls in eine vorgegebene Apparatur (Konventionsmethode). Das Volumen des aufgefangenen Öls kann direkt abgelesen werden. Das Arzneibuch schreibt bei dieser Methode Mindestgehalte vor.

Anwendung: Ihrem breit gefächerten Spektrum an Inhaltsstoffen entsprechend werden Drogen, deren wirksamer Bestandteil ätherische Öle sind, vielseitig eingesetzt. Die spezifischen Anwendungsgebiete sollen bei den einzelnen Drogen besprochen werden.
Viele ätherische Öle wirken antibakteriell, antimykotisch und viruzid. Mit einigen verdunstenden ätherischen Ölen kann man die Keimzahl in der Raumluft verringern.
Auf die Haut aufgebracht, sorgen die meisten ätherischen Öle für eine vermehrte Durchblutung. In vielen „Rheumasalben" wird das genutzt.

Inhalierte ätherische Öle – allerdings in sehr geringer Dosierung – reizen die Schleimhaut der Atemwege zu einer vermehrten Produktion dünnflüssigen Schleims. Damit erklärt sich ihre expektorierende Wirkung.
Im Magen-Darm-Trakt nutzt man sowohl die direkt Schleimhaut reizende Wirkung der ätherischen Öle als auch die reflektorische als Sekretlocker bei Verdauungsstörungen.
Bei Angaben über die Anwendungsbereiche von Drogen mit ätherischem Öl ist zu beachten, dass viele Wirksamkeitsstudien mit isolierten Ölen durchgeführt wurden. Deren Ergebnisse lassen sich nicht ohne weiteres auf einen Teeauszug übertragen. Gerade bei ätherischen Ölen haben die Extraktionsbedingungen (Lösungsmittel, Temperatur usw.) einen großen Einfluss darauf, wie viel von dem Öl in den Extrakt übergeht.
Des Weiteren spielt bei der Wirksamkeit auch die Applikationsart eine große Rolle. Teeauszüge werden nicht nur getrunken, sondern auch als Inhalationsmittel, Badezusatz oder zu Umschlägen benutzt. Bei den Badezusätzen können die Öle auf dreierlei Wegen wirken: direkt auf der Haut, perkutan nach Resorption und durch die Inhalation direkt in den Atemwegen.

5.2 Ätherische Öldrogen als haut- und schleimhautreizende Stoffe

Campher

Campher ist eine chemisch definierte Substanz, die entweder synthetisch oder aus dem ätherischen Öl des Campherbaumes (*Cinnamomum camphora*, Lauraceae) gewonnen wird.

Vorkommen: Der Campherbaum ist in Ostasien beheimatet.

Gewinnung: Cinnamomum camphora kann bis zu 40 m hoch werden. Im Alter von etwa 50 Jahren werden die Bäume gefällt. Das Holz enthält in den Ölzellen und Interzellularräumen ein ätherisches Öl, das bis zu 50% aus D-Campher besteht. Es wird durch Wasserdampfdestillation gewonnen.
Die halbsynthetische Herstellung von Campher geht vom α-Pinen aus und liefert beide Stereoisomere.

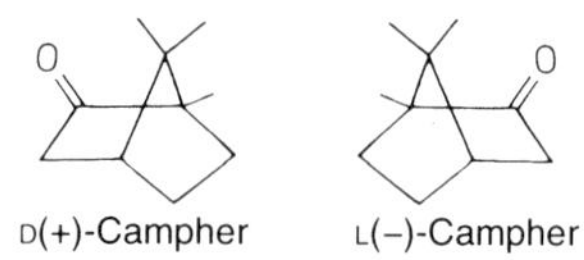

In den derzeit gültigen Arzneibüchern gibt es zwei Campher-Monographien, deren Analytik sich auf Grund der unterschiedlichen Gewinnungswege des Camphers stark voneinander unterscheidet.

Eigenschaften: Campher ist eine kristalline Substanz, die sich schon bei Zimmertemperatur langsam verflüchtigt (sublimiert). Sie hat einen charakteristischen Geruch und einen kühlenden Effekt auf der Haut.

D-Campher, Ph. Eur.
(Camphora)

Anwendung: In Konzentrationen von 0,1 bis 0,3% wirkt Campher lokal analgetisch und anästhesierend. Damit eignet er sich für die Anwendung bei juckenden Hauterkrankungen. In Konzentration von mehr als 3% wirkt er hyperämisierend. Bei längerer Anwendung kann sich das bis zur Entzündung steigern.
Die Verwendung von campherhaltigen Externa bei rheumatischen Beschwerden ist nicht durch ausreichende Studien belegt. Kleinkinder dürfen keine campherhaltigen Produkte auf die Nasenschleimhaut aufgetragen bekommen; es besteht Kollapsgefahr durch Kehlkopfkrampf.

Racemischer Campher, Ph. Eur.
(Camphora racemica)

Anwendung: Wie D-Campher.

Kiefernnadelöl, DAB
(Oleum Pini silvestris, Pini aetheroleum)

Stammpflanze: Pinus silvestris u. a. *Pinus*-Arten, Pinaceae

Vorkommen: Die Kiefern oder Föhren sind in Nordeuropa und Asien weit verbreitet.

Gewinnung: Das ätherische Öl wird in schizogenen Exkretgängen der Nadeln abgelagert und aus diesen oder den frischen Zweigspitzen der Kiefern durch Wasserdampfdestillation gewonnen.

Inhaltsstoffe: Die Kiefernnadeln enthalten 0,2 bis 0,5% ätherisches Öl. Dessen Zusammensetzung ähnelt der des Terpentins (30 bis 50% α-Pinen, 10 bis 30% β-Pinen u. a. Terpene); es kommen allerdings noch sauerstoffhaltige Verbindungen wie Terpenalkohole und Ester vor. Bornylacetat ist hier z. B. der Geruchsträger.

Anwendung: In Inhalations- und Einreibemitteln wird das ätherische Öl als Expektorans und auch als hyperämisierendes Mittel in Rheumaeinreibungen eingesetzt.

Fichtennadelöl, DAB

(Oleum Piceae, Piceae aetheroleum)

Stammpflanze: Picea abies, Abies sibirica u. a. Arten der Gattungen *Picea* und *Abies*, Pinaceae

Vorkommen: Abies (Tanne) und *Picea* (Fichte) sind wichtige Nutzholzlieferanten mit weltweiter Verbreitung.

Gewinnung: Das ätherische Öl der Nadeln und Zweigspitzen wird durch Wasserdampfdestillation gewonnen.

Inhaltsstoffe: Das ätherische Öl (Ausbeute ca. 0,2%) enthält Terpene mit Limonen, α-Pinen und 6 bis 12% Bornylacetat, ferner Fettsäuren und Fettalkohole.

Anwendung: Ebenso wie Kiefernnadelöl bei Erkrankungen der Atmungsorgane und als Einreibemittel.

Rosmarinöl, Ph. Eur.

(Oleum Rosmarini, Rosmarini aetheroleum)

Stammpflanze: Rosmarinus officinalis, Lamiaceae

Vorkommen: Immergrüner Strauch der Mittelmeerländer.

Gewinnung: Die Blattdroge besteht aus den getrockneten Laubblättern. Das ätherische Öl wird durch Wasserdampfdestillation erhalten. Hierzu werden die nach der Blüte geernteten beblätterten Sprosse verwendet.

Makroskopische Merkmale: Die Blätter des Rosmarin haben Ähnlichkeit mit Tannennadeln. Sie sind sehr schmal und fest, ihr Rand ist so stark nach innen umgebogen, dass die Unterseite nur als schmaler Streifen sichtbar ist. Sie ist graufilzig mit stark hervortretender Mittelrippe. Dieser Blattaufbau einschließlich der nur unterseits auftretenden Spaltöffnungen ist typisch für eine Pflanze, die an trockenen Standorten wächst und übermäßigen Wasserverlust vermeiden muss.

Inhaltsstoffe: Die Blätter enthalten 1 bis 2,5% ätherisches Öl. Dessen Hauptbestandteile sind Cineol, α-Pinen, Campher, Borneol und Bornylacetat.

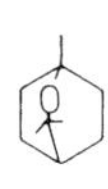

1,8 Cineol

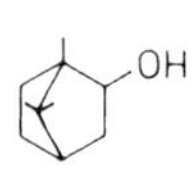

Borneol

Anwendung: Innerlich bei Befindensstörungen wie Völlegefühl, Blähungen und leichten krampfartigen Magen-Darm-Galle-Störungen.
Das ätherische Öl wirkt karminativ, der Tee auf Grund seiner Bitterstoffe auch choleretisch.
Äußerlich zur Unterstützung bei der Behandlung von Muskel- und Gelenkrheumatismus. Die äußerliche Anwendung beruht auf der hyperämisierenden Wirkung des ätherischen Öls.
In der Mittelmeerküche ist Rosmarin ein beliebtes Gewürz.

Hinweis: Nicht während der Schwangerschaft einnehmen, da das ätherische Öl teratogene Bestandteile enthält.

5.3 Ätherische Öldrogen als Antiphlogistika

Kamillenblüten, Ph. Eur.
(Flores Chamomillae, Matricariae flos)
und
Kamillenöl, Ph. Eur.
(Oleum Chamomillae, Matricariae aetheroleum)

Stammpflanze: Matricaria recutita, Asteraceae

Vorkommen: Einjährige Ruderalpflanze Europas und Asiens, die in den Balkanländern, Ägypten, Spanien und Argentinien kultiviert wird.

Gewinnung: Die Droge besteht aus den nach der Ernte schnell getrockneten Blütenköpfchen.
Das ätherische Öl wird durch Wasserdampfdestillation gewonnen und ist tiefblau.

Makroskopische Merkmale (Ganzdroge): Was als Kamillenblüte bezeichnet wird, ist ein Blütenstand, der aus einem hohlen, kegelförmigen Sprossabschnitt (Blütenboden) besteht, der mit zahlreichen gelben, zwittrigen Röhrenblüten besetzt ist. Diese sind von einem Kranz weißer, weiblicher Zungenblüten umgeben. Unterhalb des Blütenstandes stehen dachziegelartig übereinander mehrere Reihen von kleinen Hochblättern (Hüllkelch).

Mikroskopische Merkmale:
Pulvermerkmale (Abb. 5):
- Pollenkörner mit stacheliger Exine und drei Keimporen.
- Asteraceen-Drüsenschuppen mit zwei sezernierenden Zellen, von der Epidermis der Fruchtknoten.
- Einzelliger Steinzellkranz, von der Basis der Fruchtknoten.
- Papillöse Zellen von der Epidermis der Zungenblüten.

Inhaltsstoffe: Kamillenblüten enthalten 0,3 bis 1,5% ätherisches Öl. Dessen Hauptbestandteile Bisabolol (maximal bis 50%) und Chamazulen gehören in die Gruppe der zyk-

Abb. 5 Asteraceen-Drüsenschuppe

lischen Sesquiterpene. Chamazulen gibt dem bei der Wasserdampfdestillation gewonnenen ätherischen Öl seine blaue Farbe, ist jedoch nicht ursprünglich in der Pflanze enthalten, sondern entsteht in der Hitze aus dem genuin vorkommenden Matricin. Für die spasmolytische und antiphlogistische Wirksamkeit der Kamille sind ferner noch andere Sesquiterpene wichtig, außerdem Flavonoide und Oxy-Cumarine.

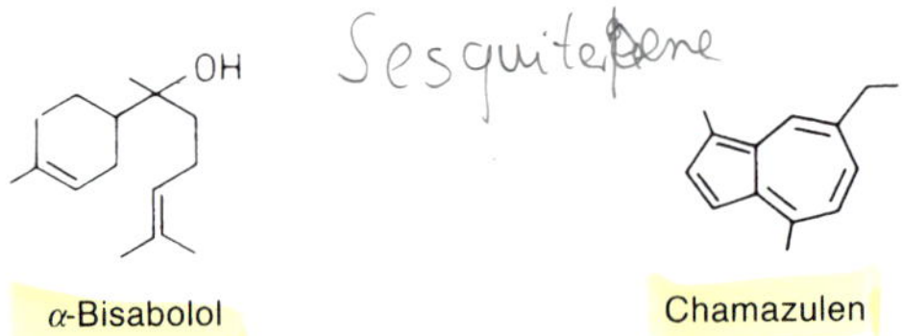

Anwendung: Magen-Darm-Beschwerden; Reizung der Mund- und Rachenschleimhaut sowie der oberen Atemwege.
Kamillenblüten sind wegen ihrer vielfältigen Anwendungsmöglichkeit zu einem „Hausmittel" gegen viele banale Erkrankungen geworden. Bei äußerlicher Anwendung auf Haut und Schleimhäuten kommt die antiphlogistische Wirkung der Azulene und des Bisabolols zur Geltung. So fördern Kamillenumschläge, Salben oder Bäder die Wundheilung, Inhalationen lindern die Beschwerden von Katarrhen im Nasen-Rachen-Raum. Diese Wirkung wird unterstützt von einer schwach antibakteriellen Komponente. Bei innerlicher Anwendung wird die spasmolytische Wirksamkeit der Kamille bei Irritationen im Magen-Darm-Bereich ausgenutzt.
Eine mögliche Nebenwirkung der Behandlung mit Kamille sind allergische Reaktionen. Patienten mit einer solchen Überempfindlichkeit reagieren oft auch auf andere Asteraceen-Drogen besonders sensibel.

antiphlogistisch: entzündungshemmend
spasmolytisch: krampflösend

Römische Kamille, Ph. Eur.
(Flores Chamomillae romanae, Chamomillae romanae flos)

Stammpflanze: Chamaemelum nobile (= Anthemis nobilis), Asteraceae

Vorkommen: Chamaemelum nobile ist in Westeuropa und Nordafrika verbreitet, der echten Kamille sehr ähnlich und spielt als Droge keine Rolle. Pharmazeutisch verwendet wird eine Varietät mit Blütenköpfchen, die fast ausschließlich aus Zungenblüten bestehen.

Gewinnung: Die Blütenköpfchen werden gesammelt und getrocknet.

Makroskopische Merkmale (Ganzdroge): 1 bis 2 cm große Blütenköpfchen. Auf dem gefüllten Blütenboden stehen nur wenige Röhrenblüten. Der größte Teil der Blüte wird von weißlichen, weiblichen Zungenblüten gebildet. Der ganze Blütenstand ist von sich dachziegelartig überdeckenden Hüllkelchblättern umgeben.

Inhaltsstoffe: 0,6 bis 2,4% ätherisches Öl. Hauptbestandteile sind Ester der Angelikasäure, Chamazulen kommt nur in ganz geringer Menge vor. Außerdem noch Monoterpene, phenolische Verbindungen und Flavonoide, die sich vom Apigenin ableiten.

Anwendung: Beschwerden wie Völlegefühl, Blähungen und leichte krampfartige Magen-Darm-Störungen; Entzündungen im Mund- und Rachenraum.
In verschiedenen europäischen Ländern wird Römische Kamille trotz ihrer abweichenden Inhaltsstoffe wie die echte Kamille gebraucht. Sie hat dabei aber wohl eher die Funktion eines Amarums auf Grund ihrer zum Teil bitter schmeckenden Bestandteile. Aufgüsse der Römischen Kamille werden zu Bädern und Spülungen gebraucht, um blonde Haare in ihrer Farbe aufzufrischen.

Arnikablüten, Ph. Eur.
(Flores Arnicae, Arnicae flos)

Stammpflanze: Arnica montana Asteraceae

Vorkommen: Auf Bergwiesen, vor allem in den Alpen. Der Bergwohlverleih ist in die Liste der besonders gefährdeten Pflanzenarten aufgenommen worden und steht dementsprechend unter Naturschutz. Aus diesem Grunde ist das industrielle Arbeiten mit der Pflanze sehr erschwert.

Gewinnung: Die ganzen Blütenstände werden geerntet und möglichst rasch getrocknet.

Makroskopische Merkmale (Ganzdroge):
- Schwach gewölbter Blütenboden, der mit zwittrigen Röhrenblüten besetzt ist.
- Die außen stehenden Zungenblüten sind weiblich und gelb.
- Die Fruchtknoten tragen an der Spitze einen Pappus aus langen, hellen Haaren.
- Der den Blütenstand umgebende Hüllkelch besteht aus kleinen, in 1 bis 2 Reihen angeordneten Blättchen, die mit steifen Haaren besetzt sind.

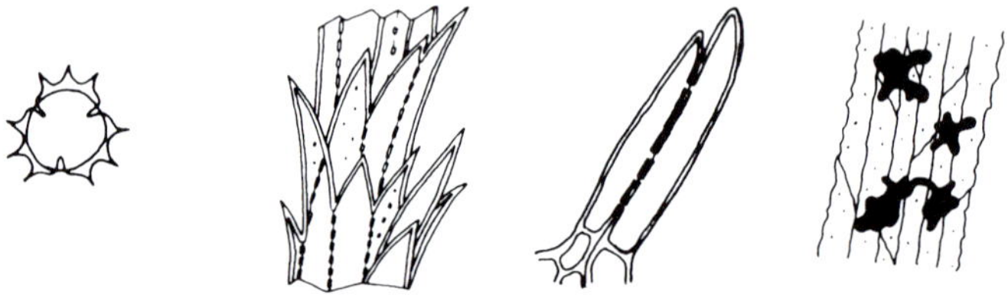

Abb. 6 Arnikablüten

Mikroskopische Merkmale:
Pulvermerkmale (Abb. 6):

- Pollenkörner mit stacheliger Exine und drei Keimporen.
- Pappusborsten aus miteinander verwachsenen Haaren, deren spitze Enden büschelartig abstehen.
- Zwillingshaare mit getüpfelter Zwischenwand und getrennten Spitzen, vom Fruchtknoten stammend.
- Dunkle Exkreteinlagerungen in die Interzellularen der Fruchtknotenwand (Phytomelan).

Inhaltsstoffe: 0,2% ätherisches Öl von halbfester Konsistenz, das vornehmlich aus einem Gemisch von Fettsäuren und Kohlenwasserstoffen besteht; ferner noch Thymol und andere Phenolderivate, Sesquiterpenlactone und Flavonoide. Die Sesquiterpenlactone gelten als wertbestimmende Inhaltsstoffe.

Anwendung: Zur Unterstützung bei der Therapie von Zerrungen, Prellungen, Verstauchungen, Muskel- und Gelenkschmerzen, Schwellungen infolge von Quetschungen und stumpfen Verletzungen; Förderung der Resorption von Blutergüssen und der Wundheilung. Nicht zur inneren Anwendung!
Der antiphlogistische Effekt beruht nachweislich auf dem Gehalt an Sesquiterpenlactonen. Das ebenfalls in diese Gruppe gehörende Helenalin ist für die Herzwirksamkeit verantwortlich und der Grund dafür, dass Arnikaextrakt nicht eingenommen werden soll. Diese Stoffgruppe ist aber auch der Auslöser der sich häufenden Kontaktallergien. Sie treten bei vielen Asteraceen auf, vermehrt jedoch bei Arnika. Die Sesquiterpenlactone sind die Wirkungsträger aller therapeutischen Arnika-Effekte: Ihre Gefäß erweiternde und damit durchblutungsfördernde Wirkung ermöglicht eine schnellere Resorption von Blutergüssen, die antibiotische und antiphlogistische Wirkung wird gern bei schlecht heilenden Wunden und Infektionen im Mund-Rachen-Raum ausgenutzt.
Aus Flores Arnicae wird eine Tinktur (1:10 mit Ethanol 70%) hergestellt, die vor der Verwendung verdünnt werden muss. Zu Umschlägen rechnet man dabei 1 Esslöffel auf 1 l Wasser, zu Mundspülungen 5 bis 10 Tr. auf ein Glas Wasser.

Salbeiblätter, Ph. Eur.
(Folia Salviae, Salviae officinalis folium)

Stammpflanze: Salvia officinalis, Lamiaceae

Vorkommen: Halbstrauch des Mittelmeerraumes, dort auch als Gewürzpflanze kultiviert. Es gibt mehrere Unterarten, deren ätherisches Öl sich in Zusammensetzung und Menge unterscheidet.

Gewinnung: Die Blätter werden zur Zeit der Fruchtbildung geerntet, da dann der Gehalt an ätherischem Öl besonders hoch ist; auch tageszeitliche Schwankungen des Ölgehaltes wurden festgestellt, so dass die Ernte um die Mittagszeit erfolgen sollte.

Makroskopische Merkmale (Schnittdroge):
- Beiderseits dichte Behaarung bedingt die graugrüne Farbe.
- Stark ausgeprägte Nervatur, besonders an der Unterseite.

Mikroskopische Merkmale:
Pulvermerkmale:
- Mehrzellige Gliederhaare (Abb. 7) und deren Bruchstücke mit verbreiterter Basalzelle mit verdickter Zellwand.
- Fragmente der unteren Epidermis mit wellig-buchtigen Zellen und diacytischen Spaltöffnungen.
- Drüsenhaare mit 1- bis 2-zelligem Köpfchen.
- Lamiaceen-Drüsenschuppen mit acht sezernierenden Zellen.

Inhaltsstoffe: Das Arzneibuch fordert mindestens 1,5% ätherisches Öl. Hauptbestandteile sind 35 bis 60% Thujon und etwa 15% 1,8-Cineol. Salbeiblätter enthalten ferner noch Gerb- und Bitterstoffe.

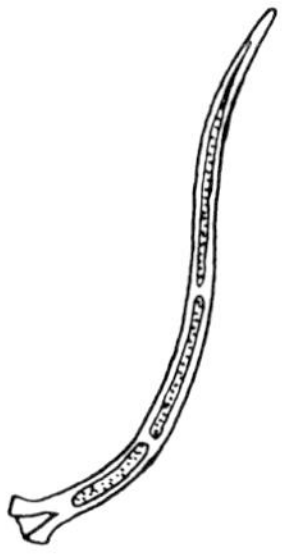

Abb. 7 Salbeiblätter

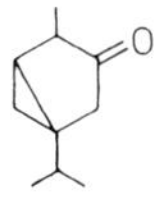

Thujon

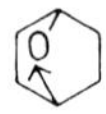

1,8-Cineol

Anwendung: Entzündungen von Zahnfleisch, Mund- und Rachenschleimhaut; Prothesendruckstellen; zur Unterstützung bei der Behandlung von Magen-Darm-Katarrhen. Die adstringierende Wirkung beruht auf dem Gerbstoffgehalt, die antiphlogistische Wirkung ist auf das ätherische Öl zurückzuführen. Beide sind jedoch nur durch die Erfahrung überliefert, nicht durch pharmakologische Studien belegt. Die Schweiß hemmende Wirkung hingegen ist auch am Menschen nachgewiesen worden.
Besonders in der Mittelmeerküche wird Salbei als Gewürz verwendet.

Dreilappiger Salbei, Ph. Eur.
(Folia Salviae trilobae, Salviae trilobae folium)

Stammpflanze: Salvia triloba, Lamiaceae

Vorkommen: Ein Halbstrauch, der vornehmlich in Griechenland wächst und darum auch griechischer Salbei genannt wird.

Gewinnung: s. *Salvia officinalis.*

Makroskopische Merkmale: Die auch bei *S. officinalis* manchmal vorkommenden „Öhrchen", kleine, am Blattgrund sitzende Lappen, sind hier obligatorisch.

Mikroskopische Merkmale: Zur Unterscheidung von *Salvia officinalis* werden folgende Merkmale besonders hervorgehoben:
- Gliederhaare mit breiter Basalzelle.
- Gliederhaare der Blattoberseite stehen steil und starr nach oben ab.

Inhaltsstoffe: 2 bis 3% ätherisches Öl mit mehr als 60% Cineol und nur etwa 5% Thujon. Aus diesem Grunde ist der Geruch eines zerriebenen Blattes von Salvia triloba auch eucalyptusähnlich. Die weitere Zusammensetzung des ätherischen Öls und die anderen Inhaltsstoffe entsprechen qualitativ Salvia officinalis.

Anwendung: s. Salbeiblätter. Der höhere Cineol-Gehalt lässt eine stärkere antibakterielle Wirkung erwarten. Ob dreilappiger Salbei auch antihydrotisch wirkt, ist nicht geklärt.

Gewürznelken, Ph. Eur.
(Flores Caryophylli, Caryophylli flos)
und
Nelkenöl, Ph. Eur.
(Oleum Caryophylli, Caryophylli floris aetheroleum)

Stammpflanze: Syzygium aromaticum, Myrtaceae

Vorkommen: Syzygium aromaticum ist ein immergrüner, halbhoher Baum, der unter anderem auf Sansibar und den Molukken wächst.

Gewinnung: Die Droge besteht aus den getrockneten Blütenknospen. Während des Trocknungsvorgangs nehmen die Knospen ihre rötlichbraune Farbe an. Das ätherische Öl wird mittels Wasserdampfdestillation aus den Blütenknospen gewonnen.

Beschreibung: Der Hauptbestandteil der Droge ist der Kelch. Sein unterer Teil formt den vierkantigen „Stiel" der Nelke. Die vier Kelchzipfel umschließen das Blütenköpfchen.

Inhaltsstoffe: Gewürznelken enthalten mindestens 15% ätherisches Öl. Oleum Caryophylli besteht zu 70 bis 96% aus Eugenol und 2 bis 15% Acetyleugenol. Diese werden begleitet von α- und β-Caryophyllen.

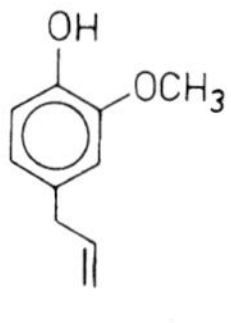

Eugenol

Anwendung: Der hohe Phenolgehalt macht Oleum Caryophylli zu einem Antiseptikum, das vornehmlich in der Zahnheilkunde eingesetzt wird. Seine desinfizierende und anästhesierende Wirkung wird ausgenutzt, wenn es – in einer Verreibung mit Zinkoxid – als provisorische Zahnfüllung benutzt wird. Auch die Verwendung in Zahnpulvern, -pasten und Mundwässern beruht auf diesem Wirkprinzip. Für diese Indikationen kann auch Eugenol als Substanz eingesetzt werden.
Das ätherische Öl wird auch zur Insektenabwehr auf die Haut aufgetragen.
Die Konzentration in Mundwässern liegt bei 1 bis 5%, in Zahntropfen mit anästhesierender Wirkung bis zu 30%.

Teebaumöl, Ph. Eur.
(Melaleucae aetheroleum)

Stammpflanze: Melaleuca alternifolia, Myrtaceae und einige weitere Arten wie *M. linariifolia* und *M. dissitiflora*

Gewinnung: Ausschließlich Importe aus Australien, wo die Stammpflanze in großen Plantagen kultiviert wird.

Inhaltsstoffe: Hauptkomponenten des ätherischen Öls sind Terpinen-4-ol und Cineol.

Anwendung: Das Öl besitzt bakterizide und fungizide Wirkung und wird daher als Antiseptikum eingesetzt z. B. lokal bei Hautunreinheiten, Fußpilz aber auch Herpesbläschen an den Lippen. Wissenschaftlich gesicherte Belege für die Wirksamkeit sind noch nicht ausreichend vorhanden.
Am häufigsten wird Teebaumöl in reiner Form verwendet aber auch als Zusatz in Kosmetika.

5.4 Ätherische Öldrogen als Stomachika

5.4.1 Aromatika

Als Aromatika bezeichnet man Arzneidrogen, deren verdauungsfördernde Wirkung dem Gehalt an ätherischen Ölen zugeschrieben wird.

Pfefferminzblätter, Ph. Eur.
(Folia Menthae piperitae, Menthae piperitae folium)
und
Pfefferminzöl, Ph. Eur.
(Oleum Menthae piperitae, Menthae piperitae aetheroleum)

Stammpflanze: Mentha×piperita, Lamiaceae

und

Minzöl, Ph. Eur.
(Oleum Menthae, Mentha arvensis aetheroleum)

Stammpflanze: Menthae arvensis var. *piperascens*, Lamiaceae

Vorkommen: Die Pfefferminze ist eine Kulturpflanze, die hauptsächlich in Europa und Nordamerika angebaut wird. Es handelt sich hierbei um einen so genannten Tripelbastard; das ist eine Pflanze, die als Kreuzungsprodukt dreier verschiedener Arten anzusehen ist. Mentha longifolia und Mentha rotundifolia sind die Eltern des Bastards M. spicata. Dieser wiederum bildet mit M. aquatica den Tripelbastard M. piperita. Die Pflanze muss durch Stecklinge vegetativ vermehrt werden, da eine generative Fortpflanzung eine Aufspaltung des Bastards zur Folge haben würde (s. Teil A, IV. 3.1).

M. longifolia × *M. rotundifolia*
M. spicata × *M. aquatica*
M. piperita

Gewinnung: Ätherisches Öl: Durch Wasserdampfdestillation der frisch geernteten blühenden Zweigspitzen.
Blattdroge: Pfefferminze wird kurz vor der Blütezeit geerntet. Um den Gehalt an ätherischem Öl zu erhöhen, lässt man die Blätter einen Tag lang welken, ehe man sie mittels Luftumwälzung trocknet.
Das führt zu einer Drogenbeschaffenheit, die als „Blattkrüll" bezeichnet wird: Die Blätter sind nicht zerkleinert und sehen zerknüllt aus. Mit dem Durchblasen von Luft („Windfege") werden die Blätter von den Stängelteilen abgetrennt.

Makroskopische Merkmale:
- Dünne, leicht zerbrechliche, grüne Blätter; die meist gerunzelt und zusammengefaltet sind,
- Nerven auf der Blattoberseite als Einsenkungen, auf der Blattunterseite als Erhebungen sichtbar. Je nach Varietät der zur Drogengewinnung herangezogenen Pflanzen können sie rötlichviolett oder weißlichgelb gefärbt sein.
- Stängelstücke vierkantig wie bei allen Lamiaceen.

Mikroskopische Merkmale:
Pulvermerkmale (Abb. 8):
- Fragmente der unteren Epidermis mit diacytischen Spaltöffnungen.
- Einzelne Drüsenhaare mit einzelligem Fuß und einzelligem Köpfchen.

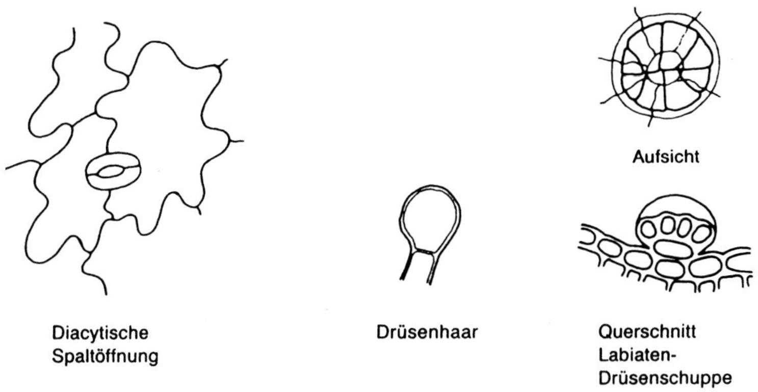

Abb. 8 Pfefferminzblätter

- Viele Labiaten-Drüsenschuppen mit einzelligem Fuß und großem Köpfchen aus acht sezernierenden Zellen, über denen die Kutikula abgehoben ist.
- Mehrzellige Gliederhaare mit gestreifter Kutikula.

Inhaltsstoffe: 0,5 bis 4% ätherisches Öl, das Arzneibuch schreibt bei geschnittener Droge einen Mindestgehalt von 0,9% vor, bei ungeschnittener 1,2%. Es besteht aus einer großen Anzahl unterschiedlicher Verbindungen. Hauptkomponenten: Menthol, Mentholester (vor allem Menthylacetat), Menthon und Menthofuran. Die quantitative Zusammensetzung variiert in Abhängigkeit von äußeren Einflüssen.

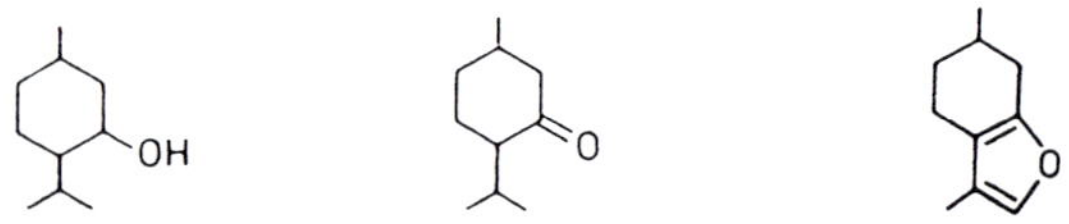

Menthol **Menthon** **Menthofuran**

Die qualitative Beurteilung eines Pfefferminzöls richtet sich nach seinem Gehalt an freiem Menthol und dem Verhältnis von freiem zu verestertem Menthol. Die Geruchsqualität wird entscheidend von der Menge an Mentholestern und einigen Begleitstoffen wie z. B. Jasmon bestimmt.

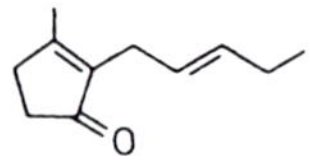

Jasmon

Diese Zusammensetzung lässt das Arnzeibuch an Hand eines Gaschromatogramms ermitteln. Als Prozentgehalte sind für die Inhaltsstoffe des Pfefferminzöls u. a. angegeben: Menthol 30 bis 55%, Menthylacetat 2,8 bis 10%. Der Menthongehalt muss zwischen 14 und 32% liegen. Eine Menthofuranmenge von mehr als 5% verschlechtert die Geruchs- und Geschmacksqualität entscheidend.
Die Zusammensetzung von Minzöl darf stark variieren. Hauptbestandteile sind immer Menthol und Menthon.

Anwendung: Magen-Darm-Galle-Beschwerden.
Für Pfefferminze gibt es viele verschiedene Indikationsgebiete, die die Droge zu einem „Hausmittel" gemacht haben.
Innerlich als

- Spasmolytikum und
- Antiseptikum, besonders im Magen-Darm-Bereich bei Gastritis und Enteritis. Hierfür ist vornehmlich das ätherische Öl verantwortlich.

- Cholagogum. An dieser Wirkung sind neben dem ätherischen Öl noch die Flavonoide beteiligt.
- Stomachikum durch eine Stimulierung der Geschmacksnerven.
- Geruchs- und Geschmackskorrigens.

Isoliertes Menthol äußerlich als
- hyperämisierendes Mittel in Rheumapräparaten,
- kühlendes und anästhesierendes Mittel in Migränestiften, Nasensalben und zur Juckreizlinderung.

Aus dem ätherischen Öl kann durch Auskristallisieren natürliches Menthol gewonnen werden. Dieses ist hinsichtlich seiner pharmakologischen Wirkungen identisch mit dem halb- oder vollsynthetischen Produkt.
Auch die Nahrungs- und Genussmittelindustrie verbraucht größere Mengen Pfefferminzöl (Pfefferminzbonbons, Kaugummis, Zahnpasten, Mundwässer).
Von der Pfefferminze muss die Krauseminze (*Mentha crispa*) unterschieden werden, deren ätherisches Öl etwa 50% Carvon enthält. Sie wird unter dem Namen „Spearmint" vornehmlich in den angelsächsischen Ländern kultiviert.
Minzöl wird durch Wasserdampfdestillation von *Mentha arvensis* var. *piperascens* gewonnen. Dieses Öl ist mentholreich, dass sich schon bei der Destillation reines Menthol abscheidet. Es wird zum Teil abgetrennt, der flüssige Rest einer Rektifizierung unterzogen und so z.B. unter dem Namen „Japanisches Heilpflanzenöl" in den Handel gebracht. Obwohl dieses Öl dem Pfefferminzöl in seiner Zusammensetzung sehr ähnlich ist – bei Minzöl darf allerdings kaum Menthofuran vorhanden sein –, ist es aus geschmacklichen Gründen nicht als Ersatz für Oleum Menthae pip. geeignet.

Die folgenden vier Apiaceen-Drogen Kümmel, Fenchel, Koriander und Anis werden als Karminativ-Drogen zusammengefasst, obwohl ihre diesbezügliche Wirkung qualitativ unterschiedlich ist und die Zusammensetzung ihrer ätherischen Öle auch andere Indikationsgebiete rechtfertigt.
Ihnen gemeinsam ist die besondere Fruchtform der Doppelachäne, die für die Apiaceen-Früchte typisch ist. Die Frucht enthält zwei Samen, deren Samenschale mit der Fruchtwand verwachsen ist (Achäne). Die Frucht ist in der Mitte längsgeteilt, beide Teilfrüchte, die je einen Samen enthalten, hängen an einem Fruchthalter (Karpophor), von dem sie sich im Reifestadium ablösen. So zerfällt die Gesamtfrucht (Doppelachäne) dann in zwei Teil- oder Spaltfrüchte.

Kümmel, Ph. Eur.
(Fructus Carvi, Carvi fructus)
und
Kümmelöl, DAB
(Oleum Carvi, Carvi aetheroleum)

Stammpflanze: *Carum carvi*, Apiaceae

Vorkommen: Wild wachsende Wiesenpflanze Europas und Asiens, die zur Drogengewinnung vor allem in Holland kultiviert wird.
Gewinnung des ätherischen Öls durch Wasserdampfdestillation der reifen Früchte.

Makroskopische Merkmale: Die in ihre Teilfrüchte zerfallene Spaltfrucht stellt den Kümmel dar. Er ist etwa 5 mm lang, dunkelbraun, sichelförmig gekrümmt und mit fünf helleren Rippen überzogen.

Mikroskopische Merkmale:
Querschnitt (Abb. 9): Fünfeckiges Aussehen durch die fünf Rippen mit den dazwischen liegenden Tälchen.

- In den Rippen Leitbündel.
- Jedes Tälchen enthält einen Ölgang, an der Fugenseite zwei. Diese Teile werden von dem Endosperm durch die Samenschale abgegrenzt.
- Das Endospermgewebe umschließt einen kleinen Embryo und ist reich an fettem Öl und Aleuron (proteinreiches Nährgewebe).

Inhaltsstoffe: 3 bis 7% ätherisches Öl mit 50 bis 65% Carvon und 40 bis 45% Limonen. Sie werden begleitet von verschiedenen anderen Monoterpenen. Außerdem enthält die Teilfrucht noch 10 bis 18% fettes Öl, etwa 20% Proteine und etwa 20% Kohlenhydrate.

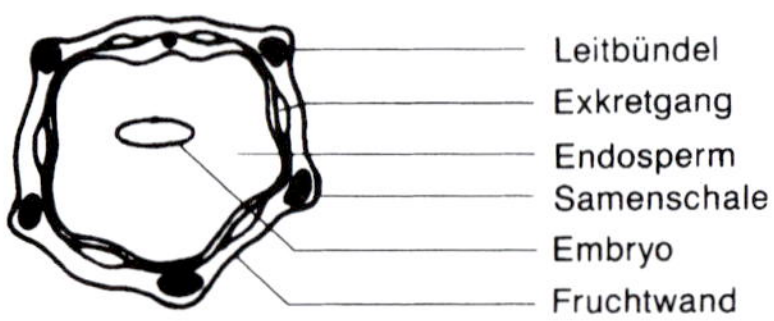

Abb. 9 Kümmel

Anwendung: Bei Beschwerden wie Völlegefühl, Blähungen und leichten krampfartigen Magen-Darm-Störungen; nervösen Herz-Magen-Beschwerden; Verdauungsbeschwerden bei Säuglingen.
Kümmelöl hat ausgeprägte spasmolytische und karminative Eigenschaften. Kümmel ist der Hauptbestandteil aller Karminativtees und wird auch gerne Magentees zugesetzt. Manchen blähungsfördernden Speisen wie z. B. Kohl wird Kümmel als Gewürz beigegeben, um die Flatulenz zu mildern. Die äußerliche Anwendung konzentrierten Kümmelöls ruft Hyperämie hervor, es kann in der Rheumatherapie eingesetzt werden. In verdünnter Form auf den Bauch aufgetragen ist es wieder ein hervorragendes Mittel gegen Blähungen.

Bitterer Fenchel, Ph. Eur.
(Fructus Foeniculi, Foeniculi amari fructus)

Stammpflanze: Foeniculum vulgare ssp. *vulgare var. vulgare*; Apiceae
Der bisher in deutschen Apotheken gebräuchliche Fenchel (Fructus Foeniculi) wurde in Bitteren Fenchel umbenannt, um ihn vom Süßen Fenchel zu unterscheiden, der in den südeuropäischen Ländern gebräuchlich ist und darum Bestandteil des Europäischen Arzneibuchs wurde.

Foeniculum vulgare ist eine alte Gewürzpflanze, von der es zwei Unterarten gibt. Offizinell ist die ssp. *vulgare*, der Gartenfenchel. Dieser wiederum hat drei Varietäten ausgebildet:

- var. *vulgare*, der Bittere Fenchel mit bittersüß schmeckenden Früchten.
- var. *dulce* (s. u.), der Süße oder Römische Fenchel. Seine Früchte schmecken angenehm süß. In Österreich war er schon bisher offizinell.
- var. *azoricum* ist der Gemüsefenchel, dessen Knollen gegessen werden. Seine Früchte haben keine pharmazeutische Bedeutung.

Vorkommen: Zwei- bis mehrjährige Doldenpflanze des Mittelmeerraumes.

Gewinnung: Die gerade eben reifen Früchte werden geerntet und zerfallen beim Trocknen in die beiden Spaltfrüchte.

Makroskopische Merkmale:

- Doppelachäne, häufig in ihre Teilfrüchte zerfallen.
- 5 bis 10 mm lang, gelblichgrün, unten etwas verbreitert.
- Die fünf hellen Rippen sind ungleichmäßig verteilt, so dass eine breite Fugenfläche entsteht. Die dazwischen liegenden Tälchen sind dunkler.

Mikroskopische Merkmale:
Querschnitt (Abb. 10):

- Leitbündel in den Rippen.
- In den Tälchen breite Exkretgänge mit dem ätherischen Öl.
- Zwei Ölgänge auf der Fugenseite.
- Zellen der inneren Fruchtwandepidermis lang gestreckt und dicht gepackt, so dass sie als „Parkettzellen" bezeichnet werden.

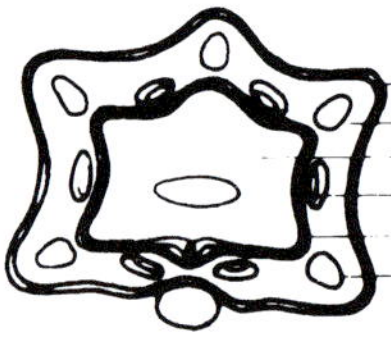

Abb. 10 Fenchel

- Endospermgewebe mit zahlreichen Tröpfchen von fettem Öl, Aleuronkörner und Oxalatkristallen.

Inhaltsstoffe: Neben den für eine Frucht typischen Reservestoffen (20% Fett, 20% Proteine) enthält Fenchel 2 bis 6% ätherisches Öl. Dessen Hauptbestandteil ist bis zu 70% trans-Anethol, außerdem etwa 20% Fenchon, das für den bitterscharfen Geschmack verantwortlich ist.

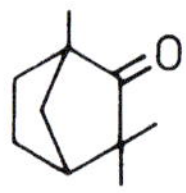

Fenchon

Anwendung: Bei Blähungen und krampfartigen Beschwerden im Magen-Darm-Bereich, besonders bei Säuglingen und Kleinkindern, sowie zur Schleimlösung in den Atemwegen. Die spasmolytische und karminative Wirkung von Fenchel ist geringer als die des Kümmels. Wegen des angenehmen Geschmacks wird Fenchel aber in der Pädiatrie lieber verwendet. Für Säuglinge und Kleinkinder ist Fenchel wegen seines hohen Anetholgehalts auch als mildes Expectorans geeignet.

Süßer Fenchel, Ph. Eur.
(Fructus Foeniculi dulcis = romani, Foeniculi dulcis fructus)

Stammpflanze: Foeniculum vulgare ssp. *vulgare* var. *dulce* (s. Bitterer Fenchel)

Makroskopische und mikroskopische Merkmale: Wie Bitterer Fenchel; die beiden Fenchelvarietäten unterscheiden sich äußerlich nicht.

Inhaltsstoffe: Nur 1,5 bis 3% ätherisches Öl mit – im Vergleich zu Bitterem Fenchel – mehr Anethol und nur sehr wenig Fenchon.

Anwendung: Wie Bitterer Fenchel.

Fenchelöl, DAB
(Oleum Foeniculi, Foeniculi aetheroleum)

Stammpflanze: Foeniculum vulgare ssp. *vulgare* var. *vulgare* (Bitterer Fenchel)

Gewinnung: Durch Wasserdampfdestillation.

Inhaltsstoffe: 50 bis 70% Anethol und 10 bis 23% Fenchon, 2 bis 8% Estragol (= Methylchavicol) und andere Monoterpene.

Koriander, Ph. Eur.
(Fructus coriandri, Coriandri fructus)

Stammpflanze: Coriandrum sativum var. *macrocarpum* oder var. *microcarpum*, Apiaceae

Vorkommen: Die meist einjährige Pflanze ist im Mittelmeergebiet heimisch und wird in Südosteuropa und Marokko kultiviert.

Gewinnung: Die reifen Früchte werden geerntet und getrocknet.

Makroskopische Merkmale: Als Apiacee bildet Koriander die typische Fruchtform der Doppelachäne aus. Anders als zum Beispiel beim Kümmel zerfällt Koriander jedoch nicht in die Teilfrüchte, sondern die Doppelfrucht bleibt als kugeliges Ganzes erhalten. Die acht geraden Nebenrippen sind deutlich sichtbar, die zehn geschlängelten Nebenrippen treten kaum hervor.

Inhaltsstoffe: Bis 1% ätherisches Öl mit vor allem Linalool (siehe Lavendelöl) und Monoterpenen als Hauptkomponenten. Das Aroma des reifen Korianders, das ihn auch zum Gewürz macht, beruht auf aliphatischen Aldehyden. Als Frucht enthält Koriander noch 20% fettes Öl, 15% Proteine und diverse Kohlenhydrate.

Anwendung: Zur Unterstützung der Behandlung von Oberbauchbeschwerden wie Völlegefühl, Blähungen und leichten krampfartigen Magen-Darm-Störungen.
Das ätherische Korianderöl wirkt schwach spasmolytisch, bakterizid und fungizid. Koriander ist als Karminativum gebräuchlich und hat diese Funktion auch, wenn er Abführtees zugesetzt wird.
Korianderfrüchte müssen gequetscht werden, bevor man aus ihnen einen Teeaufguss bereitet.

Anis, Ph. Eur.
(Fructus Anisi, Anisi fructus)
und
Anisöl, Ph. Eur.
(Oleum Anisi, Anisi aetheroleum)

Stammpflanze: Pimpinella anisum, Apiaceae
Für Anisöl auch Sternanis, *Illicium verum*.

Vorkommen: Einjähriger Doldenblütler des Mittelmeerraumes.

Gewinnung: Das ätherische Öl wird durch Wasserdampfdestillation gewonnen.

Makroskopische Merkmale: Im Gegensatz zu den anderen Apiaceen-Drogen ist die Frucht bei Anis meist noch als Ganzes erhalten.

- Spaltfrucht von 3 bis 5 mm Länge.
- Eiförmig, graubraune Farbe.
- Die fünf Rippen springen nicht sehr deutlich hervor.
- Früchte kurz behaart.

Mikroskopische Merkmale:
Querschnitt (Abb. 11):

- Leitbündel in den Rippen, dazwischen viele nebeneinander liegende schizogene Exkretgänge.
- In der Mitte das Endosperm mit vielen kleinen Fetttröpfchen, Aleuronkörnern und kleinen Oxalatdrusen.
- Einzellige, gebogene Haare mit warziger Kutikula (charakteristisches Pulvermerkmal).

Inhaltsstoffe: Etwa 30% fettes Öl, Proteine und Kohlenhydrate. Die pharmazeutische Verwendbarkeit beruht auf dem Gehalt von 1,5 bis 4% ätherischem Öl. Dessen Hauptkomponente ist Anethol (bis 95%), daneben kommen noch Methylchavicol, Anisaldehyd und Spuren anderer Stoffe vor. Der hohe Gehalt an Anethol bedingt, dass das ätherische Öl in der Kälte zu einer kristallinen Masse erstarrt.

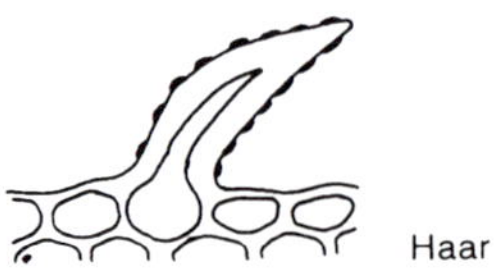

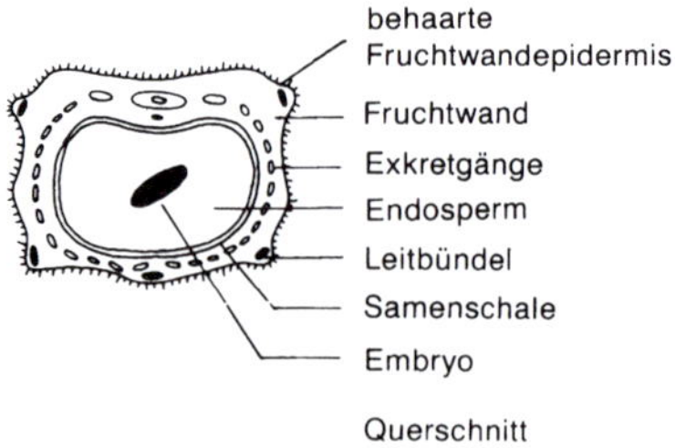

Abb. 11 Anis

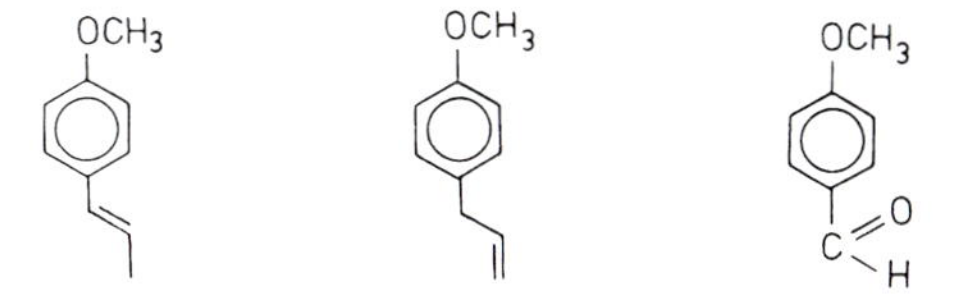

trans-Anethol Methylchavicol Anisaldehyd

Anwendung: Förderung der Schleimlösung bei Katarrhen der Atemwege; Blähungen und krampfartige Beschwerden im Magen-Darm-Bereich, besonders bei Säuglingen und Kleinkindern.

Fructus Anisi und sein ätherisches Öl haben geringe spasmolytische und karminative Eigenschaften. Um das ätherische Öl freizusetzen, sollte die Droge möglichst kurz vor der Teezubereitung zerquetscht oder grob gepulvert werden.

Wichtiger ist jedoch die expektorierende Wirkung des Anisöls. Es fördert die Sekretolyse in den Bronchien und sorgt durch verstärkte Bewegungen des Flimmerepithels (Sekretomotorik) für eine beschleunigte Expektoration. Der Wirkungsmechanismus ist dem des Emetins ähnlich (s. Kap. 8 Ipecacuanhawurzel).

Sternanis, Ph. Eur.
(Fructus Anisi stellati, Anisi stellati fructus)

Stammpflanze: Illicium verum, Illiciaceae

Vorkommen: Illicium ist im südlichen China heimisch. Der immergrüne Baum wird 8 bis 15 Meter hoch. In den Achseln der länglichen, ganzrandigen Blätter sitzen die weißen oder roten kugeligen Blüten.

Gewinnung: Sternanis sind die Sammelfrüchte von *Illicium verum*, die aus der dritten Blüte des Baumes erst im Herbst des darauf folgenden Jahres entstehen. Zur Drogengewinnung werden sie getrocknet.

Makroskopische Merkmale: Meist sind es acht Teilfrüchte, die sternförmig an einer Mittelachse zusammengewachsen sind. Sie haben außen eine dunkelbraune, grobrunzlige Schale und sind innen glatt und rotbraun. Wenn sie reif sind, springen sie an der unteren Mittelnaht auf und entlassen einen bis acht Millimeter langen, ovalen, glänzenden Samen.

Mikroskopische Merkmale: Charakteristisch sind die so genannten Astrosklereiden – stark verdickte Steinzellen mit sternförmigen Fortsätzen. Sie entstammen der Achse der Sammelfrucht.

Inhaltsstoffe: 5 bis 8% ätherisches Öl, das in der Fruchtwand lokalisiert ist. Es besteht zu 80 bis 90% aus Anethol. Ferner enthält die Droge fettes Öl und Gerbstoffe.

Anwendung: Sternanis dient primär zur Gewinnung des ätherischen Öls, denn das Arzneibuch lässt neben *Pimpinella anisum* auch *Illicium verum* als Lieferant für Anisöl zu. Ansonsten wird Sternanis noch als Gewürz gebraucht.

Zimtrinde, Ph. Eur.
(Cortex Cinnamomi, Cinnamomi cortex)

Stammpflanze: Cinnamomum zeylanicum, Lauraceae

Vorkommen: Zimt wächst wild als Baum in Indien, Sri Lanka und auf den Seychellen, wird dort aber auch kultiviert.

Gewinnung: Im Zimtanbau wird die natürliche Wuchsform der Pflanze durch ständiges Zurückschneiden so verändert, dass weder ein Baum noch ein Strauch entsteht, sondern sich nur Wurzelschösslinge ausbilden. Diese werden abgeschnitten, von den Blättern befreit und dann die gesamte Rinde abgelöst. Von dieser werden nun der Kork und die primäre Rinde entfernt, es verbleibt nur die sekundäre Rinde. Mehrere der so erhaltenen Rindenschichten werden aufeinander gelegt und getrocknet. So entstehen die typischen „Zimtrollen" (Kaneel). Die anfangs helle Rinde wird beim Trocknen durch Phlobaphenbildung rotbraun.

Makroskopische Merkmale: Bis zu 10 cm lange Stangen, die aus dünnen, ineinander gerollten Teilen bestehen. Die Außenseite ist glatt und von typischer „Zimtfarbe".

Mikroskopische Merkmale: Zur Unterscheidung von Chinesischem Zimt, der ungeschält in den Handel kommt, wird auf das Fehlen der Korkschicht hingewiesen.

Inhaltsstoffe: Ceylon-Zimt enthält 0,5 bis 2,5% ätherisches Öl, dessen Hauptbestandteile 65–80% Zimtaldehyd (Geruchsträger), 10% Eugenol und trans-Zimtsäure sind.
Zimtblätter haben einen höheren Eugenolgehalt, die Wurzel enthält Campher. Die Rinde von *Cinnamomum cassia* = *C. aromaticum* (China-Zimt) enthält im Unterschied zu *C. zeylanicum* mehr Schleim und 75–90% Zimtaldehyd. Sie ist vom Arzneibuch nicht zugelassen, da sie im Geruch und Geschmack minderwertiger ist. Zimtrinde enthält außerdem noch Stärke, Gerbstoffe und Calciumoxalat.

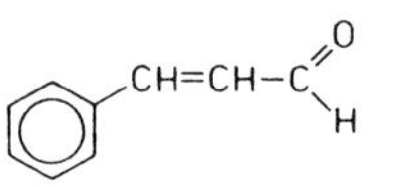

Zimtaldehyd

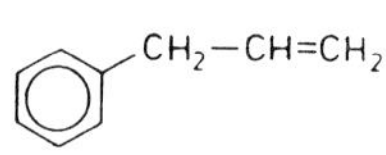

Eugenol

Anwendung: Beschwerden wie Völlegefühl, Blähungen und krampfartige Magen-Darm-Störungen; Magenbeschwerden, z.B. durch mangelnde Bildung von Verdauungssäften. Der Gebrauch von Zimttee ist unüblich. Meist wird Zimtrinde als Gewürz verwendet, pharmazeutisch als Geruchs- und Geschmackskorrigens.

Javanische Gelbwurz, Ph. Eur.
(Rhizoma Curcumae xanthorrhizae, Curcumae xanthorrhizae rhizoma)

Stammpflanze: *Curcuma xanthorrhiza*, Zingiberaceae

Vorkommen: Südostasien und China.

Gewinnung: Das Rhizom wird ausgegraben, gewaschen, meist geschält, in Scheiben geschnitten und getrocknet.

Makroskopische Merkmale: Die Droge ist von gelber bis graubrauner Farbe.

Mikroskopische Merkmale: Die Curcuminoide färben das Pulverpräparat gelb. Charakteristisch sind die großen, ovalen bis eiförmigen Stärkekörner.

Inhaltsstoffe: Rhizoma Curcumae enthält bis zu 12% ätherisches Öl. Dessen Hauptbestandteile sind Sesquiterpene wie β-Curcumen und Xanthorrhizol. Der Anteil der farbgebenden Curcuminoide (= Dicinnamoylmethan-Derivate) geht bis zu 2%, dessen wichtigste Substanz ist Curcumin.

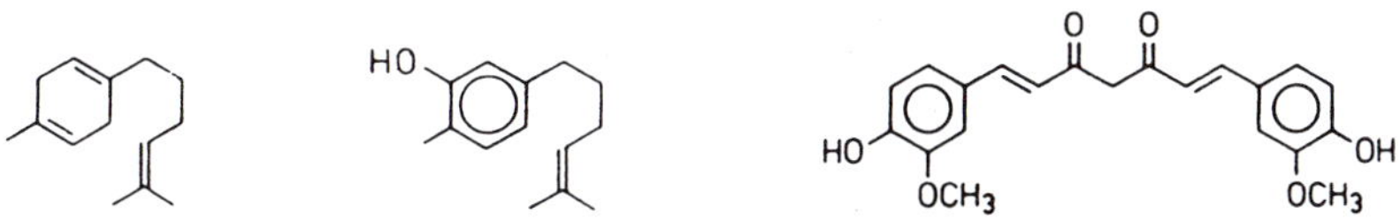

β-Curcumen Xanthorrhizol Curcumin

Anwendung: Rhizoma Curcumae erhöht die Gallensekretion und den Gallenfluss, wirkt also cholagog.
Der Kurkumawurzelstock wird vornehmlich als Gewürz gebraucht. Es ist der farbgebende Hauptbestandteil des für die indische Küche typischen Currygewürzes.

Ingwerwurzelstock, Ph. Eur.
(Rhizoma Zingiberis, Zingiberis rhizoma)

Stammpflanze: *Zingiber officinale*, Zingiberaceae

Vorkommen: Die über ein Meter hoch werdende Staude mit lanzettförmigen Blättern wird in vielen tropischen Ländern kultiviert. Der größte Teil der pharmazeutisch verwendeten Ware stammt aus China.

Gewinnung: Das Rhizom wird ausgegraben, anhaftende Erde abgewaschen, dann wird es getrocknet. Die äußere Korkschicht kann, muss aber nicht entfernt worden sein.

Makroskopische Merkmale: Ganzer ungeschälter Ingwer ist braun mit vielen quer verlaufenden Bändern. Es sind die Narben der nicht mehr vorhandenen Niederblätter. Wo seit-

liche Verzweigungen von dem Rhizom abgebrochen sind, hat es ebenfalls charakteristische Narben.
Geschälter Ingwer ist weißlich bis hellgelb und längs gestreift.

Mikroskopische Merkmale: Die unter dem Kork gelegene Rindenschicht enthält rundliche Sekretzellen, in denen sich ein großer Teil des ätherischen Öls befindet. Die Stärke ist in dem Gewebe von Rinde und Zentralzylinder lokalisiert. Die Stärkekörner sind groß, flach und haben ein sehr weit am Rand liegendes Bildungszentrum.

Inhaltsstoffe: Ingwer schmeckt würzig und scharf, was auf seinen Gehalt an ätherischem Öl (1,5 bis 3%) und Scharfstoffen zurückzuführen ist. Den Geruch bestimmt vornehmlich das Sesquiterpen Zingiberol. Der scharfe Geschmack beruht vor allem auf den nicht flüchtigen Gingerolen und Shogaolen.
Die Droge besteht zur Hälfte aus Stärke.

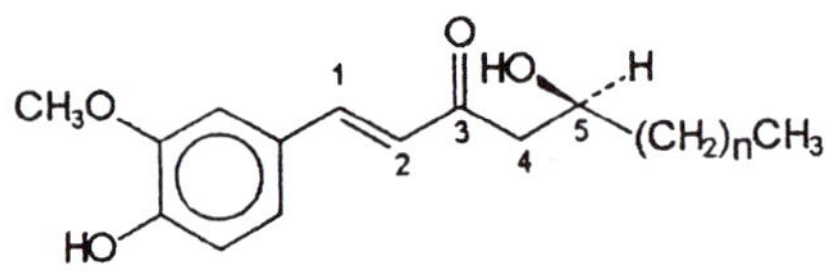

Gingerole (n = 1, 2, 3, 4, 6, 8, 10, 12, 16)

Anwendung: Frischer wie getrockneter Ingwer ist ein beliebtes Gewürz. Als Droge wird er gebraucht, um den Appetit und die Magentätigkeit anzuregen und Verdauungsbeschwerden entgegenzuwirken. Diese Wirkungen beruhen wahrscheinlich auf dem ätherischen Öl. In höherer Dosierung soll Ingwer die Symptome der Reisekrankheit, vor allem Übelkeit und Erbrechen, beseitigen. Mit dieser Indikation gibt es Ingwer auch als Fertigpräparat.

Zintona®

Wacholderbeeren, Ph. Eur. Rolica® Wacholderöl Kps.
(Fructus Juniperi, Juniperi fructus)

Stammpflanze: Juniperus communis, Cupressaceae

Vorkommen: Immergrüner Strauch, der unter günstigen Bedingungen auch zu einem hohen Baum heranwachsen kann. Er ist in der nördlichen Hemisphäre heimisch, ein typischer Bestandteil unserer Heideflora. Die Pflanze ist zweihäusig. Die Fruchtentwicklung braucht einen Zeitraum von drei Jahren. Im Herbst des ersten Jahres werden die männlichen und weiblichen Blüten als kurze Sprosse in der Blattachse gebildet. Nach der Befruchtung im darauf folgenden Jahr wachsen die oberen drei Fruchtblätter weiter und schließen die Samen am Ende völlig ein. Dabei werden sie fleischig und bilden so den kugeligen Beerenzapfen. Dieser wird erst im dritten Jahr zu der blauschwarzen Wacholderbeere, die als Droge im Handel ist.

Gewinnung: Die reifen Wacholderbeeren werden im Frühherbst geerntet und bei Zimmertemperatur getrocknet. Sie kommen unzerkleinert in den Handel.

Makroskopische Merkmale: Am Kopf der blauschwarzen „Beeren" ist noch die Verwachsungsnaht der drei Fruchtschuppen als dreistrahliger Spalt zu erkennen. Das Fruchtinnere ist bräunlich, in ihm liegen drei kleine, sehr harte Samen, die unten mit dem Fruchtparenchym verwachsen sind.

Inhaltsstoffe: 0,8 bis 2% ätherisches Öl, das je nach Herkunft variierende Mengen an Terpenen aufweist. Dessen diuretisch wirksamer Bestandteil ist das Terpinen-4-ol. Andere Pinene, wie α- und β-Pinen, sind hingegen für die Nebenwirkungen verantwortlich. Erwähnenswert sind ferner der hohe Zuckergehalt (etwa 30%) und 3 bis 5% Gerbstoffe.

Anwendung: Verdauungsbeschwerden wie Aufstoßen, Sodbrennen und Völlegefühl. Die bekannte diuretische Wirkung von Wacholderbeeren und ihrem Öl beruht möglicherweise auf einer toxischen Reizung des Nierengewebes.
Die Haut und Schleimhaut reizende Wirkung des ätherischen Wacholderöls wird ausgenutzt bei hyperämisierenden Einreibungen.
Für einen Teeaufguss werden 2 bis 3 g Wacholderbeeren benötigt, die vorher zerkleinert werden sollten, um das ätherische Öl freizusetzen. Da dieses aber äußerst flüchtig ist, sollte das Pulver nicht länger als einen Tag aufbewahrt werden.

Hinweis: Nicht während der Schwangerschaft und nicht bei Nierenentzündungen anwenden. Bei lang dauernder Anwendung oder Überdosierung können Nierenschäden auftreten.
Der relativ hohe Zuckeranteil macht Wacholderbeeren zu einer vergärbaren Frucht, aus der verschiedene Schnäpse destilliert werden (Gin, Genever).

Liebstöckelwurzel, Ph. Eur.
(Radix Levistici, Levistici radix)

Stammpflanze: *Levisticum officinale*, Apiaceae

Vorkommen: Liebstöckel ist in Südeuropa heimisch, inzwischen aber auch bei uns als Gewürzpflanze kultiviert.

Gewinnung: Die ausgegrabenen Wurzelstöcke mit anhängenden Wurzeln werden getrocknet.

Makroskopische Merkmale (Schnittdroge): Helle Wurzelstücke mit dunklem, gefurchtem Äußeren. Der Holzkörper ist gelb mit radialer Streifung. Die Droge ist am leichtesten durch ihren Geruch nach „Maggi" zu identifizieren, was ihr auch den Namen „Maggikraut" eingetragen hat. Die Blätter werden als Suppengewürz verwendet.

Inhaltsstoffe: 0,4 bis 1,7% ätherisches Öl mit 70% Phthaliden, was den typischen Maggigeruch bedingt. Daneben Kohlenhydrate als Reservestoffe.

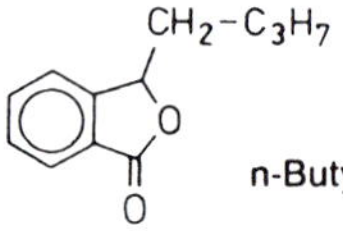

n-Butylphthalid

Anwendung: Verdauungsbeschwerden wie Aufstoßen, Sodbrennen und Völlegefühl. Auf Grund der Schleimhaut reizenden Wirkung des ätherischen Öls wird Radix Levistici als Stomachikum in Magentees und als Gewürz verwendet.
In der Likörindustrie dient Radix Levistici als Zusatz zu Aperitifs und Digestifs.

5.4.2 Aromatika amara

Als Aromatika amara werden Drogen bezeichnet, die neben ätherischen Ölen auch Bitterstoffe aufweisen. Diese Bitterstoffe verstärken die verdauungsfördernde Wirkung der ätherischen Öle teilweise um ein Vielfaches.

Bitterorangenschale, Ph. Eur.
(Pericarpium Aurantii, Aurantii amari epicarpium et mesocarpium)

Stammpflanze: Citrus aurantium ssp. *aurantium*, Rutaceae

Vorkommen: Die Pomeranze oder Bitterorange ist ein in den Mittelmeerländern kultivierter Baum. Aus den weißen Blüten entwickeln sich nach der Befruchtung die Beeren, die die Pomeranzen darstellen. Sie ähneln den Orangen, sind aber kleiner und nicht essbar. Die äußerste Schicht der Fruchtwand ist die drüsenreiche Flavedoschicht, darunter liegt das Mesokarp, die Albedoschicht; das Endokarp und seine Anhangsgebilde bilden den Teil der Frucht, den wir bei der echten Orange essen können. Hierin eingebettet liegen die Samen.

Gewinnung: Die offizinelle Droge besteht nur aus der Flavedoschicht. Sie wird durch Schälen der reifen Früchte und anschließendes Entfernen der schwammigen Albedoschicht gewonnen. Die orangegelbe Schale wird getrocknet und in Stücke geschnitten in den Handel gebracht.

Makroskopische Merkmale: Die Droge ist gelblich- bis rötlichbraun. Ihre Außenseite ist durch große, eingesenkte Ölbehälter warzig punktiert.

Inhaltsstoffe: Bis zu 2,5% ätherisches Öl mit Limonen als Hauptkomponente. Die Färbung der Droge wird durch Carotinoide und Flavonoide hervorgerufen. Zu den Letzteren gehören auch jene Stoffe, die für den bitteren Geschmack der Droge verantwortlich sind: Naringin und Neohesperidin.

Anwendung: Als unterstützende Maßnahme bei Magenbeschwerden, z. B. durch mangelnde Magensaftbildung; zur Appetitanregung.
Die Kombination von ätherischem Öl und Bitterstoffen machen Pomeranzenschalen zu einem Amarum aromaticum. Die hauptsächliche Verwendung von Pomeranzenschalen liegt im Lebensmittelsektor: als Geschmackskorrigens, als Grundstoff für Orangenmarmelade.

Wermutkraut, Ph. Eur.
(Herba Absinthii, Absinthii herba)

Stammpflanze: Artemisia absinthium, Asteraceae

Vorkommen: Wildvorkommen von Absinth, auch Wermut genannt, gibt es in Nordafrika und Südeuropa. In Kulturen ist er inzwischen weit verbreitet.

Gewinnung: Die oberirdischen Teile der zur Blütezeit geernteten Pflanze werden durch Ziehen über grobe Kämme von den dicksten Stängelanteilen befreit.

Makroskopische Merkmale (Schnittdroge):
- Dreifach fiederteilige Blätter mit allseits silbergrauer Behaarung.
- Kantiger, markhaltiger Stängel, ebenfalls stark behaart.
- Winzige, gelbe Blütenköpfchen aus einem rispenförmigen Blütenstand. Das einzelne Blütenköpfchen besteht aus wenigen weiblichen Randblüten und zwittrigen Scheibenblüten, die auf dem Blütenboden aufsitzen.
- Blütenboden dicht mit Spreuhaaren besetzt.
- Früchte ohne zum Haarkranz umgewandelten Kelch (Pappus).

Mikroskopische Merkmale:
Pulvermerkmale (Abb. 12)
- T-Haare von der Blattepidermis.
- Asteraceen-Drüsenschuppen mit sechs sezernierenden Zellen.
- Anomocytische Spaltöffnungen, besonders von der Blattunterseite.
- Flache, breite Spreuhaare vom Blütenstandsboden.
- Dreiseitige Pollenkörner mit drei Keimporen.

Inhaltsstoffe: Bis zu 0,8% ätherisches Öl, dessen Hauptwirkstoff neben diversen Terpenen Thujon ist.

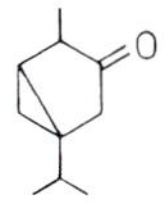

Thujon

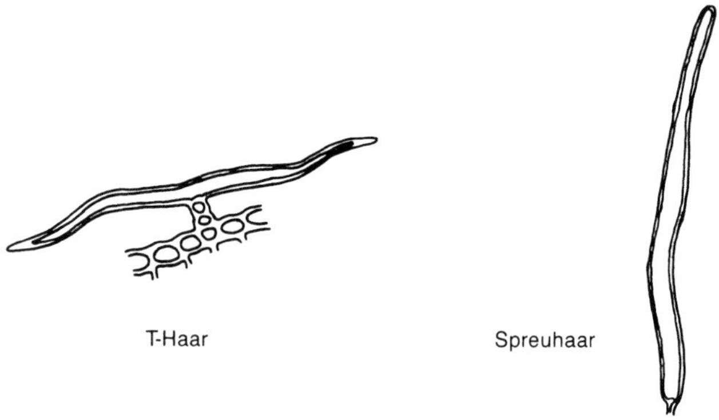

Abb. 12 Wermutkraut

Die andere Wirkstoffgruppe des Wermuts sind Sesquiterpenlactone, die ausgesprochen bitter schmecken: Absinthin und Artabsin. Aus Absinthin kann bei der Wasserdampfdestillation Chamazulen entstehen, das dem ätherischen Öl seine dunkelgrüne bis blaue Farbe verleiht.
Der Bitterwert beträgt mindestens 10000.

Anwendung: Bei Magenbeschwerden, wie z. B. durch mangelnde Magensaftbildung, zur Appetitanregung.
Als Amarum aromaticum steigert Wermut reflektorisch die Magensaftsekretion und sorgt dadurch für eine schnelle und bessere Verdauung. Die Toxizität von Wermut beruht auf seinem Thujongehalt. In hohen Dosen führt es zu Schädigungen im Magen-Darm-Trakt und zu Einschränkungen der Nierenfunktionen. Irreversible Schäden am Zentralnervensystem sind ebenfalls auf Thujon zurückzuführen und wurden beobachtet bei chronischen Vergiftungen, die durch den ständigen missbräuchlichen Genuss von Absinthschnaps (in vielen Ländern verboten!) hervorgerufen wurden.

Angelikawurzel, Ph. Eur.
(Radix Angelicae, Angelicae radix)

Stammpflanze: Angelica archangelica, Apiaceae

Vorkommen: Etwa 2 m hohe Staudenpflanze Europas.

Gewinnung: Wurzeln und Rhizome werden ausgegraben, gewaschen und getrocknet.

Inhaltsstoffe: Mindestens 0,25% ätherisches Öl, das vorwiegend Monoterpene enthält.

Anwendung: Bei leichten Beschwerden im Magen-Darm-Trakt, wie Völlegefühl und Blähungen. Die Wirkung beruht auf den Bitterstoffen und dem ätherischen Öl.

Unerwünschte Wirkungen: Ähnlich dem Johanniskraut enthält die Droge Furocumarine, die die Haut lichtempfindlich machen können.

Schafgarbenkraut, Ph. Eur.
(Herba Millefolii, Millefolii herba)

Stammpflanze: Achillea millefolium, Asteraceae

Vorkommen: Ruderalpflanze der nördlichen Hemisphäre.

Gewinnung: Die oberirdischen Teile werden gesammelt und getrocknet.

Makroskopische Merkmale (Schnittdroge):
- Hoher Anteil an runden, längsgerillten, behaarten Stängelstücken, die markhaltig sind.
- Blütenstände mit fünf Zungenblüten und vielen, sehr kleinen Röhrenblüten.
- Charakteristisch ist der die Blütenstände umgebende Außenkelch aus sich dachziegelartig deckenden Hüllkelchblättern mit dunklem Rand.

Inhaltsstoffe: Mindestens 0,2% ätherisches Öl mit Cineol und größeren Mengen Proazulenen, die zum Teil sehr bitter schmecken. Aus ihnen entsteht bei der Wasserdampfdestillation das farbgebende Chamazulen. Der Azulengehalt ist genetisch bedingt, es gibt auch azulenfreie Rassen.

Anwendung: Leichte krampfartige Magen-Darm-Galle-Störungen; Magenverstimmung; zur Appetitanregung.
Herba Millefolii wird einerseits wie Kamille angewendet (s. Kap. 5.3), andererseits auch als Amarum aromaticum. Da Schafgarbe aber keine größeren Mengen der Kamillenwirkstoffe enthält, wird ihre antiphlogistische und spasmolytische Wirksamkeit auch angezweifelt. Als Cholekinetikum mit spasmolytischen Eigenschaften wird es in Gallentees eingesetzt.

5.5 Ätherische Öldrogen als Sedativa

Baldrianwurzel, Ph. Eur.
(Radix Valerianae, Valerianae radix)
und
Baldrianwurzeltrockenextrakt, DAB
(Valerianae extractum siccum)

Stammpflanze: Valeriana officinalis, Valerianaceae

Vorkommen: Im ganzen europäischen Raum wild wachsende Pflanze, von der viele Unterarten und Rassen existieren. Obwohl deren Wirkstoffgehalt sehr unterschiedlich ist, beschränkt sich das Arzneibuch auf die Nennung der Sammelart *Valeriana officinalis*.

Gewinnung: Gegen Ende der Vegetationsperiode werden die Wurzelstöcke mit den anhängenden Wurzeln und Ausläufern ausgegraben, gewaschen und getrocknet. Dieses muss unterhalb 40°C geschehen, da höhere Temperaturen zu erheblichen Wirkstoffeinbußen führen. Erst bei diesem Trocknungsvorgang entwickelt sich der typische Baldriangeruch.

Makroskopische Merkmale (Schnittdroge):
- Kleine, graubraune Stücke mit charakteristischem Geruch.
- Die Wurzelstücke sind fast rund und längsstreifig.
- Rhizomteile unregelmäßig gefurcht.

Mikroskopische Merkmale: Im Pulverpräparat finden sich die typischen Gewebefragmente von Wurzel und Wurzelstock. Im Wasserpräparat ist reichlich Stärke zu erkennen.

Inhaltsstoffe: Mindestens 0,5% ätherisches Öl, dessen Hauptbestandteile Borneol und seine Ester sind. Daneben sind die für Reserveorgane typischen Inhaltsstoffe wie Stärke und Zucker zu finden.
Des Weiteren enthält Baldrianwurzel die so genannten Valepotriate; ihr Gehalt liegt bei etwa 0,8%. Hierbei handelt es sich um sauerstoffreiche Verbindungen mit einer Epoxi-Brücke und drei alkoholischen Funktionen, die mit niederen Fettsäuren verestert sind (in der chemischen Formel mit ® gekennzeichnet. Als Säuren wurden dabei Essigsäure, Isovaleriansäure und andere gefunden. Die bedeutsamsten Valepotriate sind Valtrat, Acevaltrat und Didrovaltrat. Der typische Baldriangeruch wird durch Bornylisovalerianat und freie Isovaleriansäure hervorgerufen.

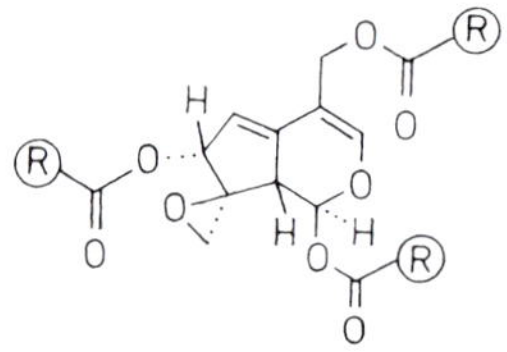

Valepotriate

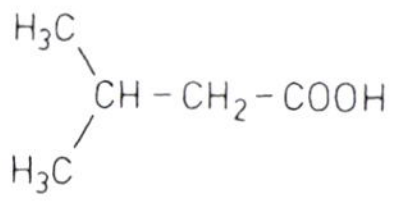

Isovaleriansäure

Anwendung: Nervöse Erregungszustände, Einschlafstörungen; nervös bedingte, krampfartige Schmerzen im Magen- und Darm-Bereich.
Die seit langem bekannte sedative Wirkung des Baldrians beruht wahrscheinlich auf der Gesamtheit aller Inhaltsstoffe, ihrer Abbauprodukte und dem ätherischen Öl. Der früher gemachte Versuch, die beruhigende Wirkung bestimmten Inhaltsstoffen zuzuschreiben, ist fehlgeschlagen. Solange das Wirkungsprinzip des Baldrians noch unbekannt ist, sollte riechenden Zubereitungen wie dem Tee oder der Tinktur der Vorzug gegeben werden. Möglicherweise spielt der Geruch der Droge für die Wirkung eine noch nicht ausreichend beachtete Rolle. Kapseln können diesen Effekt nicht haben.

Für einige isolierte Baldrianinhaltsstoffe wurden folgende Wirkungen nachgewiesen: Valerensäure wirkt spasmolytisch und muskelrelaxierend. Von den Valepotriaten wirkt Didrovaltrat als Tranquilizer, Valtrat und Acevaltrat wirken als Thymoleptika. Diese Wirkungen können aber weder der Baldriantee noch die Baldriantinktur für sich beanspruchen, da sie sich aus der Droge nur schwer extrahieren lassen.

Kneipp® Lavendelölbad; Amol Heilkräutergeist; Carmol® Tropfen; Lebenstropfen N; Milchbildungsöl Weleda

Lavendelöl, Ph. Eur.
(Oleum Lavandulae, Lavandulae aetheroleum)

Stammpflanze: *Lavandula angustifolia* (= *officinalis*), Lamiaceae

Gewinnung: Durch Wasserdampfdestillation aus den Blütenständen.

Inhaltsstoffe: Der qualitätsbestimmende Bestandteil des Lavendelöls ist Linalylacetat, dessen Gehalt zwischen 25 und 46% liegen soll. Neben Mono- und Sesquiterpenen kommen noch 20 bis 45% Linalool vor.
Als Verfälschung werden dem Lavendelöl gerne Lavandinöl und Spiköl zugemischt. Beide enthalten erheblich weniger Linalylacetat und sind deshalb als minderwertig anzusehen. Sie stammen von anderen Lavendelarten.

Hemmung d. Bakterienwachstums; auch gegen Motten

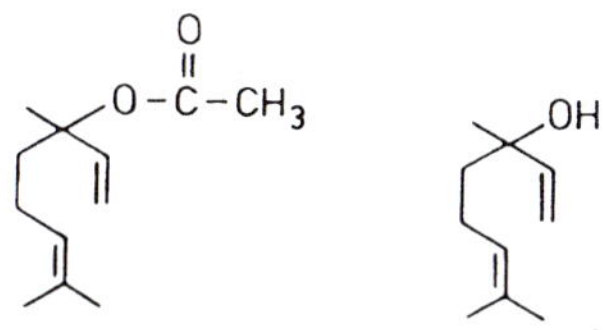

Linalylacetat D-Linalool

Anwendung: Ol. Lavandulae hat eine Schlaf anstoßende Wirkung. Auf Grund seiner spasmolytischen Eigenschaften wird Lavendelöl gelegentlich als Karminativum sowie bei funktionellen Oberbauchbeschwerden gebraucht. Für beide Indikationen ließ sich bisher kein bestimmter Inhaltsstoff verantwortlich machen.

Melissenblätter, Ph. Eur.
(Folia Melissae, Melissae folium)

Stammpflanze: *Melissa officinalis*, Lamiaceae

Vorkommen: In Europa und dem gesamten Mittelmeerraum heimische Staude, die zur Drogengewinnung kultiviert wird.

Gewinnung: Die Laubblätter werden sehr sorgfältig getrocknet, damit sie sich nicht braun verfärben.

Makroskopische Merkmale (Schnittdroge): Leicht zerbrechliche, dunkelgrüne Blattstücke mit gekerbtem oder gesägtem Rand. Die Nerven treten auf der Blattunterseite stark hervor und sind schwach behaart. Die Droge ist den Pfefferminzblättern sehr ähnlich und kann von diesen am besten durch ihren Geruch unterschieden werden: Wenn die Droge noch nicht allzu alt ist, riecht sie beim Zerreiben nach Zitrone. (Daher auch der Name Zitronenmelisse.)

Mikroskopische Merkmale: Das Pulver zeigt keine auffallenden Charakteristika. Es finden sich 1- bis 2-zellige, eckzahnförmige Haare und mehrzellige Gliederhaare. Nur geringe Anzahl Drüsenhaare.

Inhaltsstoffe: 0,02 bis 0,2% ätherisches Öl. Der Anteil von 3 bis 5% „Gerbstoffen" bekommt eine bisher nicht erkannte Bedeutung, weil er möglicherweise für die antivirale Wirksamkeit verantwortlich ist. Die hier gefundenen „Gerbstoffe" gehören jedoch nicht zu den in Kap. 6.5 aufgeführten Gruppen, sondern es sind vornehmlich Kaffeesäure und Rosmarinsäure gemeint, die auch als „Lamiaceen-Gerbstoffe" bezeichnet werden. Als niedermolekulare Verbindungen finden sie sich im wässrigen Extrakt.

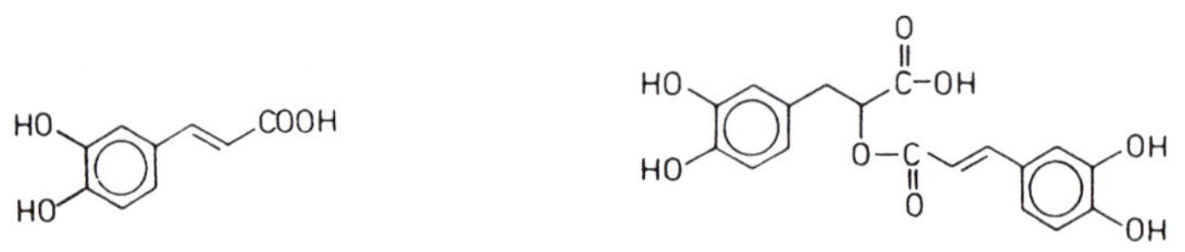

Kaffeesäure **Rosmarinsäure**

Das ätherische Öl setzt sich überwiegend aus Monoterpenen zusammen. Die Hauptkomponenten sind etwa 40% Citronellal und etwa 30% Citral, die für den Zitronengeruch verantwortlich sind. Die begleitenden Bitterstoffe und Flavonoide sind für die Anwendung ohne Bedeutung.

Citronellal **Citral**

Anwendung: Nervös bedingte Einschlafstörungen und nervöse Magen-Darm-Beschwerden; zur Appetitanregung.
Die sedative und spasmolytische Wirkung beruht auf dem Gehalt an ätherischem Öl. Für den Einfluss auf den Magen-Darm-Trakt sind wahrscheinlich die „Lamiaceen-Gerbstoffe" verantwortlich.

Alkoholische Destillate von Melissenkraut sind als Melissen- oder Karmelitergeist sowohl zum innerlichen als auch zum äußerlichen Gebrauch im Handel. Deren Anteil an echter Melisse bzw. deren ätherischem Öl ist meist nur sehr gering, weil Melisse sehr teuer ist. Oft enthalten diese Geiste Destillate oder das ätherische Öl vieler anderer Pflanzen.
Die antivirale Wirksamkeit von Melissenextrakten führte zur Entwicklung von Externa, mit denen Herpesinfektionen der Schleimhäute behandelt werden können.

5.6 Ätherische Öldrogen als Expektorans

Thymian, Ph. Eur.
(Herba Thymi, Thymi herba)
und
Thymianöl, Ph. Eur.
(Oleum Thymi, Thymi aetheroleum)

Stammpflanze: *Thymus vulgaris* und *Thymus zygis*, Lamiaceae

Vorkommen: Ein im Mittelmeerraum heimischer Halbstrauch. *Thymus zygis* wächst fast ausschließlich auf der iberischen Halbinsel. Beide Arten sind sich äußerlich sehr ähnlich, der einzige deutliche Unterschied ist die Blütenfarbe: *Thymus vulgaris* blüht rotviolett, *Thymus zygis* hat weiße Blüten.

Gewinnung: Aus Kulturen. Die blühenden Zweige werden geerntet, getrocknet und dann gerebelt, d. h. Blätter und Blüten werden vom Stängel abgestreift.
Das ätherische Öl wird durch Wasserdampfdestillation des blühenden Krauts gewonnen. Seine Farbe hängt unter anderem davon ab, welche Art den Hauptteil stellt: *Thymus zygis* ergibt stärker rot gefärbte Öle, *Thymus vulgaris* hellere Öle. In jedem Fall verfärben sich die Öle bei Luftkontakt dunkler, weil Thymol polymerisiert.

Makroskopische Merkmale (Ganzdroge):
- Sehr kleine, grüne Laubblätter mit unterseits dichter Behaarung. Ihr Rand ist nach unten eingerollt, so dass sie ein nadelartiges Aussehen haben.
- Die rötlichen bzw. weißen Blüten sind von einem grünen, zweilippigen Kelch umgeben. Die Blütenform ist typisch für eine Lamiacee: Röhrenförmig mit zweizipfeliger Unterlippe und dreizipfeliger Oberlippe.

Mikroskopische Merkmale:
Pulvermerkmale (Abb. 13)
- Epidermisfragmente mit diacytischen Spaltöffnungen.
- Eckzahnhaare von der Blattoberseite.
- Kniehaare (nur *Th. vulgaris*).
- 2- bis 3-zellige Deckhaare bei *Th. zygis*.
- Mehrzellige Gliederhaare vom Kelch.

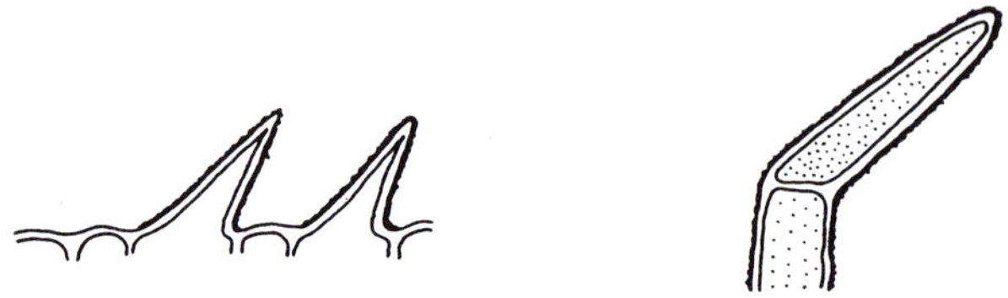

Eckzahnhaare   Kniehaar

Abb. 13 Thymian

Inhaltsstoffe: Bis zu 2,5% ätherisches Öl. Dessen Hauptinhaltsstoff sind die beiden isomeren Phenole Thymol und Carvacrol, begleitet von Cineol, Linalool und anderen Terpenen.

Thymol   Carvacrol

Anwendung: Bei Bronchitis sowie bei Katarrhen der oberen Luftwege.
Thymian ist ein alt bewährtes Hustenmittel mit ausgeprägt sekretomotorischer Wirkung. Außerdem ist ein krampflösender Effekt auf die Bronchien vorhanden, der ihn zu einem geeigneten Hustenlöser bei Krampf- und Keuchhusten macht. Die Wirkung wird dabei einerseits reflektorisch erzielt (s. Emetin), andererseits aber auch lokal, da Thymol teilweise über die Lunge ausgeschieden wird. Hier hat dann die antibakterielle Wirksamkeit der Phenole einen zusätzlich positiven Effekt.
Die antibakterielle Wirkung des Thymianöls wird auch in Form von Mundwässern und Zusätzen zu Zahnpflegemitteln ausgenutzt.
Zur Teebereitung wird ein Teelöffel Herba Thymi pro Tasse als Aufguss verwendet.

Eucalyptusblätter, Ph. Eur.
(Folia Eucalypti, Eucalypti folium)

Stammpflanze: Eucalyptus globulus, Myrtaceae

Vorkommen: Eucalyptusbäume stammen aus Australien, werden aber in den Mittelmeerländern kultiviert.

Gewinnung: Eucalyptus ist eine Pflanze mit dimorphen Blättern, d. h. die ersten Laubblätter der jugendlichen Pflanze haben einen anderen Aufbau (bifazial), eine andere Form

(oval) und eine andere Stellung (sitzend, gegenständig) als die Folgeblätter. Der Wechsel der Blattausbildung vollzieht sich in Abhängigkeit vom Entwicklungsstand der Bäume. Die Altersblätter sind äquifazial, sichelförmig und sitzen gestielt, schraubig angeordnet am Zweig. Um zu großen Wasserverlust durch übermäßige Sonneneinstrahlung zu vermeiden, hängen die Blätter senkrecht nach unten, und es entstehen so genannte „schattenlose Wälder" aus diesen Baumbeständen.
Als Droge dienen die getrockneten Folgeblätter.

Makroskopische Merkmale: Graugrüne, xeromorphe Blattstücke mit deutlich hervortretenden „Korkwarzen", das sind Anhäufungen von stark verhornten Epidermiszellen.

Mikroskopische Merkmale: Äquifazialer Blattaufbau zur Unterscheidung von den Jugendblättern. Schizogene Ölbehälter im Mesophyll.

Inhaltsstoffe: 1,5 bis 3% ätherisches Öl, dessen Terpenzusammensetzung bei den verschiedenen chemischen Rassen sehr unterschiedlich sein kann.

Anwendung: Erkältungskrankheiten der oberen Luftwege; Bronchitis.
Das innerlich aufgenommene ätherische Öl wird durch die Lunge ausgeschieden und entfaltet dort seine expektorierende und antiseptische Wirkung. Wird der Tee langsam getrunken, kann man auch mit einer Reiz lindernden Wirkung durch die Gerbstoffe rechnen.

Hinweis: Säuglinge und Kleinkinder sollen innerlich und äußerlich im Gesichtsbereich keine Eucalyptuszubereitungen erhalten. Die auf dem Arzneimittelmarkt befindlichen Präparate auf Eucalyptusbasis werden auf ein Tuch oder Kleidungsstück aufgebracht und mit Abstand zum Gesicht platziert.

Eucalyptusöl, Ph. Eur.
(Oleum Eucalypti, Eucalypti aetheroleum)

Stammpflanze: Verschiedene *Eucalyptus*-Arten, z. B. *E. globulus, E. fruticetorum, E. smithii*, Myrtaceae

Vorkommen: s. Eucalyptusblätter.

Gewinnung: Das ätherische Öl wird aus den Blättern oder frischen Zweigspitzen durch Wasserdampfdestillation und anschließende Rektifizierung gewonnen.

Inhaltsstoffe: Bis zu 85% Cineol, das auch Eucalyptol genannt wird. Es wird von α-Pinen und anderen Monoterpenen begleitet.

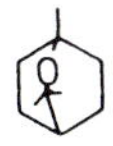

1,8-Cineol

Myrtol

Stammpflanze: Myrtolhaltige Pflanzen wie diverse *Pinus*-Arten. Die einzelnen Arten werden vom Hersteller des bekannten Handelspräparates Gelomyrtol nicht mitgeteilt. Aus der echten Myrte, wie häufig angenommen, stammt das Myrtol jedenfalls nicht!

Inhaltsstoffe: Myrtol ist ein ätherisches Öl mit den Hauptkomponenten Limonen, Cineol und α-Pinen.

Anwendung: Als Expektorans bei Erkältungskrankheiten. Da Myrtol nach systemischer Resorption über die Lungenbläschen ausgeschieden wird bezeichnet man die Anwendung auch als „inhalieren von innen". In den Atemwegen wirkt Myrtol desinfizierend, und sekretolytisch. Daher bietet sich der Einsatz bei akuten aber auch chronischen Atemwegserkrankungen wie Bronchitiden und Sinusitis an. Vorbeugend ist es anzuwenden bei Gefahr von Lungenentzündung.
Bei Säuglingen und Kleinkindern darf Myrtol nicht angewendet werden da gleiche Effekte wie bei Eucalyptusöl angenommen werden.

5.7 Ätherische Öle als Geschmackskorrigens

Cirtronenöl, Ph. Eur.
(Oleum Citri, Limonis aetheroleum)

Stammpflanze: Citrus limon, Rutaceae

Vorkommen: Die Limone ist eine Pflanze der subtropischen Region.

Gewinnung: Das ätherische Öl wird durch Auspressen der Fruchtschale der reifen Limonen gewonnen. Bei einer Wasserdampfdestillation werden minderwertige Öle mit terpentinartigem Geruch erhalten, die als Arzneibuchware nicht zugelassen sind.

Inhaltsstoffe: Oleum Citri besteht zu etwa 90% aus Limonen und 3 bis 5% Citral und anderen Monoterpenen. Citral bedingt den Zitronengeruch.

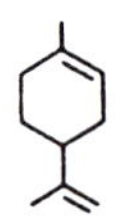

Limonen

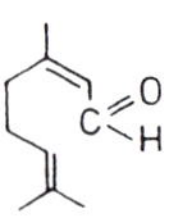

Citral

Oleum Citri wird ausschließlich als Geschmackskorrigens angewandt.

6 Drogen mit Polyketiden

6.1 Polyketide

Die Polyketide umfassen eine große Gruppe sehr unterschiedlicher Pflanzeninhaltsstoffe. Sie sind entstanden aus Acyl-Coenzym-A-Einheiten. Als Acyl-Rest tritt dabei meistens die Essigsäure auf, die auch hier wieder ihre Schlüsselposition in der Biogenese von Pflanzeninhaltsstoffen beweist. Daneben sind aber auch Propionsäure und Zimtsäure als Bausteine nachgewiesen worden. Die Verknüpfungsprodukte stabilisieren sich durch Zyklisierung ohne vorherige Reduktion. So entstehen Verbindungen mit einer großen Anzahl an Sauerstofffunktionen. Diesem Syntheseweg entstammen z. B. einige Antibiotika wie Griseofulvin oder Tetracyclin, Erythromycin und Amphotericin. Weitere Produkte dieses Synthesewegs sind die Phloroglucin-Derivate, die Flavonoide und die Anthracen-Derivate.

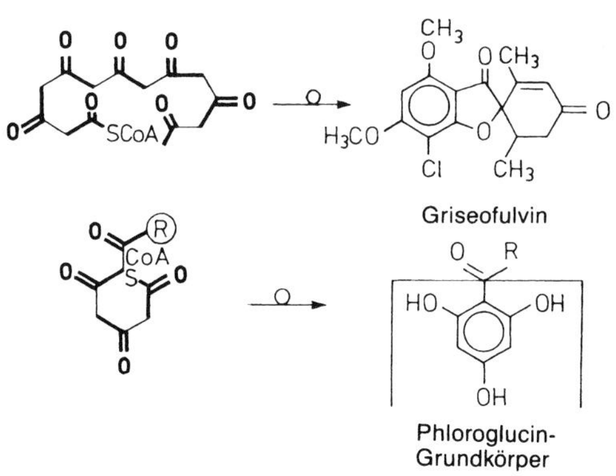

6.2 Phloroglucin-Derivate

Zu den Phloroglucin-Derivaten gehören die Inhaltsstoffe des Hopfens, *Humulus lupulus.*

Hopfenzapfen, Ph. Eur. Kytta Sedativum®, Baldrian-Dispert Na

(Flores Humuli lupuli oder Strobuli lupuli, Lupuli flos)

Stammpflanze: Humulus lupulus, Cannabaceae

Vorkommen: Hopfen ist eine sich windende, zweihäusige (diözische) Kletterpflanze, die in Osteuropa heimisch, inzwischen aber über den gesamten mitteleuropäischen Raum verbreitet ist. Die Kultur erfolgt durch vegetative Vermehrung der weiblichen Pflanze.

Gewinnung: Die Droge ist der weibliche Blütenstand.

Makroskopische Merkmale: Der Hopfenzapfen ist ein etwa 2 bis 5 cm großes Gebilde aus hellgelbgrünen Blättchen. Dies sind die Deckblättchen des Blütenstandes, an deren Grund sich jeweils eine Drüse befindet. In dieser wird das Exkret gebildet, dessen Inhaltsstoffe die Wirkungen des Hopfens bedingen.

Inhaltsstoffe: Das Exkret der Hopfendrüsen besteht zu 1 bis 3% aus ätherischem Öl mit verschiedenen Terpenen, u. a. Humulen. Der Hauptbestandteil ist mit 80% jedoch ein Harz, das die so genannten Hopfenbitterstoffe enthält. Hierzu gehören die α- und β-Bittersäuren, deren wichtigste Vertreter Humulon und Lupulon sind. Beides sind Phloroglucin-Derivate.

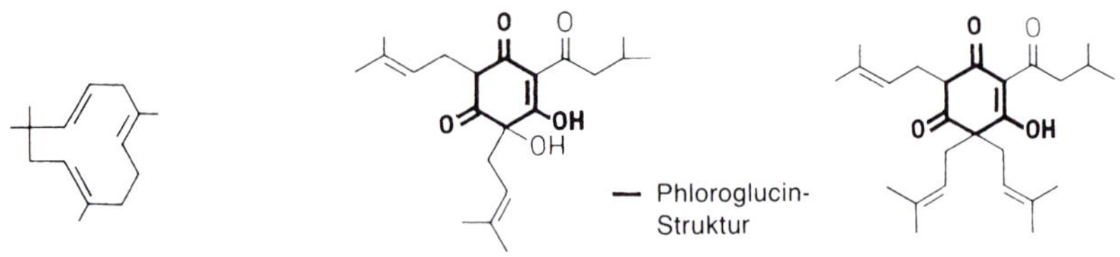

α-Caryophyllen Humulon Lupulon

Anwendung: Befindensstörungen wie Unruhe und Schlafstörungen.
Die sedativen und antibiotischen Wirkungen des Hopfens werden auf Methylbutenol zurückgeführt, das erst bei der Lagerung aus den Bittersäuren Humulon und Lupulon entsteht. Auf Grund des Bittersäuregehalts wird ein Aufguss aus möglichst frischen Hopfenzapfen auch zur Appetitanregung und Steigerung der Magensaftsekretion gebraucht.
Eine weitaus größere Bedeutung hat der Hopfen jedoch in der Bierherstellung. Hier dienen die ganzen Blütenstände zur Aromatisierung und Haltbarmachung des Bieres. Die sehr labilen Hopfenbitterstoffe wandeln sich beim Brauprozess in noch stärker bittere Substanzen um.

Baldrian+ Hopfen + Melisse: Baldriparan® N

6.3 Flavonoide

Die meisten Flavonoide sind gelb – daher ihr Name – und für die auffallende Färbung vieler Blüten und Früchte verantwortlich.

Chemie: Als Flavonoide werden sauerstoffreiche Ringsysteme bezeichnet, die sich vom Flavan ableiten. Entsprechend dem Oxidationsgrad des sauerstoffreichen Ringes werden die Derivate als Flavanon, Flavon und Flavonol bezeichnet.
Flavonoide kommen in den Pflanzen meist glykosidisch gebunden vor, sind somit hydrophil und im Zellsaft gelöst. Sie sind in unterschiedlichem Maße hydroxyliert und mit verschiedenen Zuckern verknüpft, so dass eine große Anzahl an Flavonoiden existiert, die nicht mit einer spezifischen Gruppenreaktion nachgewiesen werden können. Zum Flavonoidnachweis werden jedoch häufig Farbreaktionen herangezogen, die auf der Bildung von Anthocyan-Farbstoffen beruhen. Sie können auch quantitativ durch Extinktionsmessung ausgewertet werden.

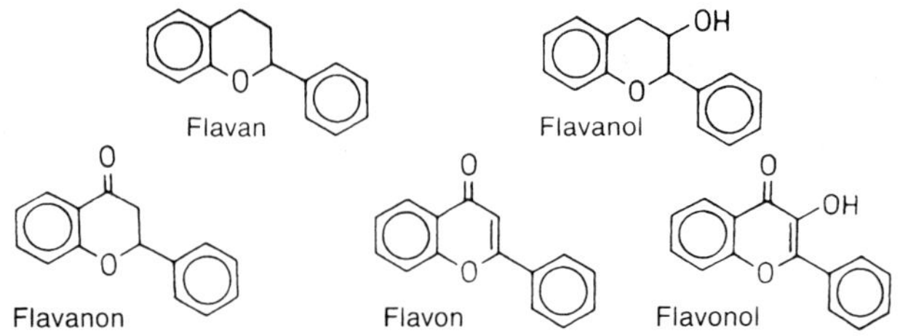

Vorkommen: Flavonoide kommen überall im Pflanzenreich vor. Sie finden sich ausnahmslos in allen Pflanzenorganen.

Funktion: Die Funktion der Flavonoide ist noch weitgehend ungeklärt. Vermutet wird ihre Beteiligung an Redoxsystemen. Wegen ihrer auffälligen Färbung können sie als Lockstoff für Insekten dienen, eventuell haben sie eine Schutzwirkung gegen Parasitenbefall (Isoflavonoide).

Anwendung: Flavonoidhaltige Drogen wurden früher häufig zum Färben von Fasern benutzt. Wegen ihrer kräftigen Farbe werden sie auch heute noch als Schmuckdroge (Ornans) Teemischungen zugesetzt (Flores Calendulae).
Wichtige pharmakologische Wirkungen im menschlichen Organismus sind die Steigerung des koronaren Durchflusses (positiv inotrope und positiv chronotrope Effekte) und die gefäßabdichtende Wirkung in den Kapillaren. Das gilt für die Citrus-Flavonoide und vor allem das Rutosid. Da die Gefäßbrüchigkeit als eine normale Begleiterscheinung des Alterungsprozesses anzusehen ist, werden diese Substanzen gerne in der adjuvanten Therapie der Arteriosklerose, der Venenleiden, des Diabetes und der Hypertonie eingesetzt. Eine ungeklärte diuretische Wirkung der Flavonoid-Drogen bedingen ihren Zusatz zu diuretischen

Tees. Dass ihr Gebrauch in der „kleinen Herztherapie" sinnvoll ist, konnte durch neuere Untersuchungen nachgewiesen werden. Nachgewiesenermaßen entgiften die Flavonoide, die in Brokkoli und Sojabohnen vorkommen, Krebs erregende Substanzen. Die Flavonoide in Tee, Zwiebeln, Knoblauch und roten Trauben können mithelfen, das Herzinfarktrisiko zu senken.

6.3.1 Drogen mit Flavonoiden

Weißdornblätter mit Blüten, Ph. Eur.
(Folia Crataegi cum floribus, Crataegi folium cum flore)

Stammpflanze: Crataegus monogyna, Crataegus laevigata (= oxyacantha), Crataegus pentagyna, Crataegus nigra, Crataegus azarolus; Rosaceae

Vorkommen: Überall in Europa. Die einzelnen Arten unterscheiden sich vor allem durch ihre Blattform und ihren Blütenaufbau – der Artname gibt manchmal die Anzahl der Griffel an.

Gewinnung: Zur Drogengewinnung sind vom Arzneibuch die blühenden Zweigspitzen mitsamt den Blättern zugelassen. Sie werden gesammelt und getrocknet, wobei höhere Temperaturen vermieden werden müssen, um einen Flavonoidverlust zu vermeiden.

Makroskopische Merkmale (Schnittdroge): Dunkelbraune, dünne Stängelstücke, grüne, teilweise leicht behaarte Blattstücke und ganze weiße bis bräunliche Blüten. Diese haben fünf Kelchblätter, fünf Kronblätter und umschließen zahlreiche Staubblätter und 1 bis 5 Griffel.

Inhaltsstoffe: 1 bis 3 % Procyanidine und 1 bis 2 % Flavonoide (Hyperosid, Rutosid, Vitexin), wobei die Flavonoidzusammensetzung der einzelnen Arten und der verschiedenen Pflanzenorgane sehr differiert.

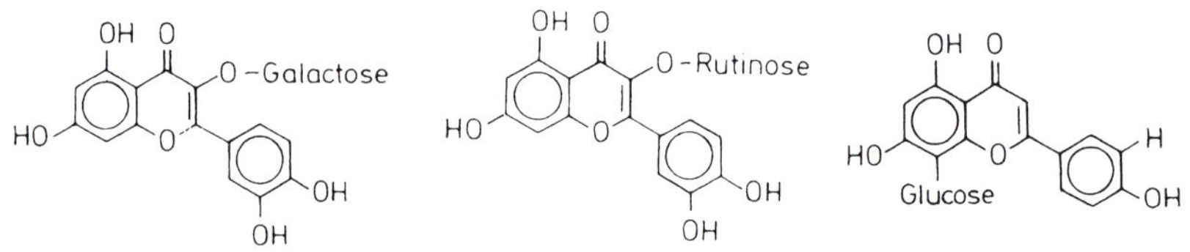

Hyperosid (Flavonol-Reihe) Rutosid (Flavonol-Reihe) Vitexin (Flavon-Reihe)

Anwendung: Nachlassende Leistungsfähigkeit des Herzens; Druck und Beklemmungsgefühl in der Herzgegend.
Weißdornextrakte werden als leichtes Herzmittel besonders bei älteren Patienten eingesetzt. Sie wirken jedoch anders als die Herzglykoside. Durch die Einnahme von Weißdorn-

extrakt wird die Durchblutung im Herzmuskel und in den Herzkranzgefäßen verbessert. Angebracht ist Weißdorn auch bei leichten Formen von Herzinsuffizienz und -rhythmusstörungen. Er senkt zudem geringfügig den Blutdruck. Verantwortlich sind dafür unter anderem die Procyanidine und Flavonoide. Erfahrungsgemäß kann bei gleichzeitiger Gabe von Herzglykosiden und Weißdorn die Glykosidmenge verringert werden.
Weißdorn-Fertigpräparate können die genannten Wirkungen nicht ohne Weiteres für sich beanspruchen. Für sie werden auch andere Weißdornarten verarbeitet, andere Pflanzenteile, und das mit differierenden Extraktionsmitteln und -verfahren.

Passionsblumenkraut, Ph. Eur.
(Herba Passiflorae, Passiflorae herba)

Stammpflanze: Passiflora incarnata, Passifloraceae

Vorkommen: Die Schlingpflanze ist auf dem amerikanischen Kontinent heimisch und wird in tropischen bis subtropischen Gegenden kultiviert.

Gewinnung: Die sich schlingenden Triebe mit den vielen daran hängenden Blättern, Blüten und auch jungen Früchten werden getrocknet.

Makroskopische Merkmale: Auffälligstes Merkmal der Droge sind die glatten, korkenzieherartig eingerollten Rankenstücke.

Mikroskopische Merkmale: Mikroskopisch fallen die dünnwandigen Gliederhaare auf. Sie sitzen auf allen Stängeln und der Unterseite der Blätter und enden oft in einer hakig gebogenen Spitze.

Inhaltsstoffe: Bis 2,5% Flavonoide, darunter Vitexin.

Anwendung: Nervöse Unruhe, leichte Einschlafstörungen; nervös bedingte Beschwerden im Magen- und Darmbereich.
Klinische Studien konnten die beruhigende Wirkung nicht bestätigen, so dass man vielleicht doch eher von einer Plazebowirkung ausgehen kann.
In den Ländern, wo die Passionsblume heimisch ist, wird das Kraut als Spasmolytikum gebraucht. Muskel relaxierende Effekte, die dem Papaverin ähneln, konnten nachgewiesen werden.

Mariendistelfrüchte, Ph. Eur.
(Fructus Cardui Mariae, Cardui mariae fructus)

Stammpflanze: Silybum marianum, Asteraceae

Vorkommen: In Südeuropa heimisch, in Kulturen vornehmlich in Nordafrika und Südamerika angebaut. Die zweijährige Pflanze wird bis zu 1,50 m hoch und hat weiß gefleckte, dornige Blätter. Der Blütenstand wird von violettroten Röhrenblüten gebildet und ist von großen Hochblättern umschlossen.

Gewinnung: Die Früchte sind Achänen, die typischen Asteraceenfrüchte (s.Kap. 5.4.1 Kümmel, Apiaceen-Früchte). Der weiße Pappus soll fehlen.

Makroskopische Merkmale: Die Früchte gibt es in allen Farben zwischen schwarz und weißlichbraun. Sie sind 6 bis 7 mm lang und etwas abgeplattet mit einem knorpeligen, hellen Rand am oberen Ende.

Inhaltsstoffe: Bis zu 4% Flavanonderivate, die als Silymarin bezeichnet werden. Dieses ist ein Sammelbegriff für ein Stoffgemisch, dessen Hauptbestandteil Silybin (= Silibinin) ist. Hinzu kommt ein hoher Anteil an Reservestoffen wie fettes Öl, Eiweiß und Schleimstoffe.

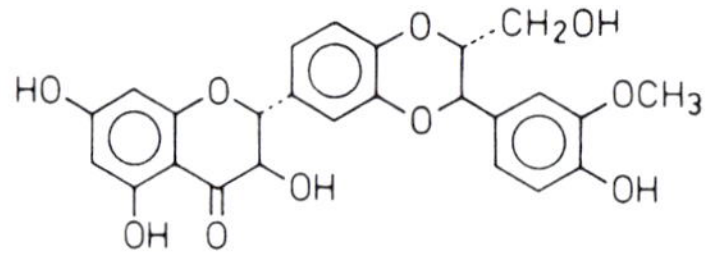

Silybin

Anwendung: Leichte Verdauungsbeschwerden.
Mariendistelfrüchte werden in der Volksmedizin schon seit langer Zeit als Lebermittel angewandt. Die Untersuchungen der neueren Zeit bestätigen eine Schutzwirkung des Silymarin für die Leberzellen, die eine Schädigung durch hepatotoxische Stoffe hinauszögern und verhindern kann. Silymarin hat eine Membran stabilisierende Wirkung, womit es die Toxine am Eindringen in das Zellinnere hindert. Wahrscheinlich wirkt es auch als Antioxidans und Radikalfänger. Auch bei akuten Erkrankungen (Hepatitis) konnte ein günstiger Einfluss auf den Heilungsvorgang bestätigt werden. Da Silymarin die Syntheserate der ribosomalen RNS erhöht, sorgt es für einen schnelleren Ersatz des bei chronischen Erkrankungen zu Grunde gegangenen Zellproteins. Die Leberschutzwirkung der Mariendistelfrüchte beruht ausschließlich auf dem Silymaringehalt. Da Silymarin in der Fruchtwand lokalisiert ist, erscheint die Verwendung von zerkleinerten Früchten sinnvoll. Trotzdem ist mit einer Teezubereitung keine nennenswerte Wirkung zu erzielen, da Silymarin sehr schlecht wasserlöslich ist und auch die als Lösungsvermittler fungierenden Begleitstoffe keine wesentliche Erhöhung des Silymaringehaltes im wässrigen Auszug bewirken. Deshalb sollte zur Leberschutztherapie entweder ein alkoholischer Auszug oder ein standardisiertes Präparat verwendet werden.

Lindenblüten, Ph. Eur.
(Flores Tiliae, Tiliae flos)

Stammpflanze: Tilia cordata, Tilia platyphyllos, Tiliaceae

Vorkommen: Beide Lindenarten sind in Europa heimisch. Die Bäume werden über 25 m hoch und sehr alt. Meistens trifft man sie als Alleebäume an. Die beiden Arten unterscheiden sich durch die Behaarung ihrer Blätter und den Blütenstandaufbau. *T. cordata* (Winterlinde) hat bis zu 16 Blüten pro Blütenstand, *T. platyphyllos* (Sommerlinde) 3 bis 7.

Gewinnung: Die Droge besteht aus den ganzen Blütenständen, die in der Zeit der Blüte mitsamt ihrem Hochblatt geerntet werden. Die Trocknung muss sehr schonend erfolgen, da sonst eine völlig geruchlose Droge erhalten wird.

Makroskopische Merkmale (Schnittdroge):
- Hoher Anteil an hellgrünen, kahlen Hochblattstücken mit deutlicher Netznervatur.
- Die Einzelblüten kommen je nach ihrem Reifegrad entweder als grüne, kugelige Gebilde, als bräunlich verfärbte Blüten oder als schon vergrößerte Fruchtknoten mit graufilziger Behaarung vor.

Mikroskopische Merkmale:
Pulvermerkmale:
- Stern- oder Büschelhaare von der inneren Epidermis der Kelchblätter und vom Fruchtknoten.
- Fragmente des Kelchblattparenchym mit Calciumoxalatdrusen und Schleimzellen.
- Pollenkörner mit drei Keimporen und punktierter Exine.

Inhaltsstoffe: Der Geruch der frischen Lindenblüten ist auf ihren Gehalt an ätherischem Öl zurückzuführen (etwa 0,02%). Die Wirkungsträger sind wahrscheinlich die etwa 1% Flavonoide, vor allem Hyperosid und Rutosid. Sie werden begleitet von Schleim, Pflanzensäuren und etwa 2% Gerbstoffen.

Anwendung: Milderung des Hustenreizes bei Katarrhen der Atemwege; fieberhafte Erkältungskrankheiten, bei denen eine Schwitzkur erwünscht ist.
Da bisher keine Inhaltsstoffe gefunden wurden, die für die Schweiß treibende Wirkung verantwortlich gemacht werden können, gilt bis auf weiteres das heiße Wasser des Aufgusses als wirksames Agens. Ein Schweiß treibender Tee sollte am späten Nachmittag getrunken werden, da die Schweißproduktion dann am größten ist.

Holunderblüten, Ph. Eur.
(Flores Sambuci, Sambuci blos)

Stammpflanze: *Sambucus nigra,* Caprifoliaceae

Vorkommen: In ganz Europa.

Gewinnung: Die vielen weißlich gelben Einzelblüten sind zu einer Trugdolde vereinigt. Die Ernte der ganzen Blütenstände erfolgt im Juni/Juli. Zur Drogengewinnung werden die Stängelanteile durch Rebeln (vorsichtiges Reiben) und Sieben entfernt.

Makroskopische Merkmale: Hellgelbe Blütenknospen und ganze kleine Blüten mit fünflappiger verwachsener Korolle. Zur Blüte gehören ferner fünf Staubblätter, ein unterständiger Fruchtknoten mit drei Narben und ein kleiner fünfzipfeliger Kelch.

Inhaltsstoffe: Flavonoide, vor allem Rutosid und Hyperosid, ferner geringe Mengen ätherisches Öl, Gerbstoffe, Schleim und organische Säuren.

Anwendung: Schweiß treibendes Mittel bei der Behandlung von fieberhaften Erkältungskrankheiten.
Für „Fliedertee", wie die Holunderblüten auch genannt werden, gilt das bei Lindenblüten Gesagte.

Birkenblätter, Ph. Eur.
(Folia Betulae, Betulae folium)

Stammpflanze: Betula pendula, Betula pubescens, Betulaceae

Vorkommen: Beide Birkenarten sind Bäume der gemäßigten Breiten, wobei die Moorbirke (*B. pubescens*) noch weiter nördlich zu finden ist. Beide Baumarten sind an ihrem zunächst weißen Stamm zu erkennen, der bei der Hängebirke (*B. pendula*) durch Borkenbildung nach einigen Jahren dunkel wird. Die Moorbirke behält ihre weiße Rinde länger. Die beiden Arten können an ihrem äußeren Erscheinungsbild und ihrer Blattform voneinander unterschieden werden.

Gewinnung: Die Blätter werden im Frühjahr gesammelt und getrocknet.

Makroskopische Merkmale (Schnittdroge): Blattstückchen oberseits dunkelgrün, unterseits heller. Auf beiden Seiten von einem dichten, feinen Adernetz überzogen.

Inhaltsstoffe: 1 bis 3% Flavonoide mit Hyperosid als Hauptglykosid. Sie werden begleitet von wenig ätherischem Öl. Die hämolytische Wirksamkeit der Birkenblätter ist zwar bestimmbar, die dafür verantwortlichen Saponine konnten jedoch nicht eindeutig nachgewiesen werden.

Anwendung: Zur Erhöhung der Harnmenge sowie der Behandlung von Erkrankungen, bei denen eine erhöhte Harnbildung erwünscht ist (Harngrieß, zur Vorbeugung von Harnsteinen).
Folia Betulae sind fester Bestandteil von diuretischen Tees. Sie sollen durch ihren Gehalt an Flavonoiden sowohl die Ausschwemmung von überflüssigem Körperwasser fördern als auch die Flüssigkeitsmenge vergrößern, die die Nieren durchströmt. Dieses ist besonders bei Harnweginfekten, Harnsteinen und Gicht angebracht.

Orthosiphonblätter, Ph. Eur.
(Folia Orthosiphonis, Orthosiphonis folium)

Stammpflanze: Orthosiphon stamineus, Lamiaceae

Vorkommen: Orthosiphon ähnelt im Aussehen der Pfefferminze und ist im tropischen Asien beheimatet.

Gewinnung: Laubblätter und Stängelspitzen werden kurz vor der Blütezeit geerntet.

Makroskopische Merkmale (Schnittdroge): Dünne, grüne Blattstückchen mit grob gezähntem Rand. Das Fehlen charakteristischer Merkmale erschwert ihre Identifizierung im Teegemisch sehr.

Inhaltsstoffe: Orthosiphonblätter enthalten etwa 0,2% lipophile Flavonoide und wenig ätherisches Öl, die beide noch nicht näher untersucht sind.

Anwendung: Zur Förderung der Harnbildung, z. B. bei Katarrhen im Bereich von Niere und Blase sowie bei Nierengrieß.
Orthosiphonblätter werden auch unter dem Namen „Indischer Nierentee" gehandelt. Sie wirken ausgeprägt diuretisch und haben sich auch in hohen Dosen als unschädlich erwiesen. Ein Zusammenhang zwischen Inhaltsstoffen und Wirkung konnte bisher nicht hergestellt werden.

Brennnesselblätter, DAB
(Folia Urticae, Urticae folium)

Stammpflanze: *Urtica dioica* und *Urtica urens,* Urticaceae

Vorkommen: Die Pflanze ist weltweit verbreitet auf stickstoffreichen Schutt- und Abfallplätzen anzutreffen. Die ausdauernde Pflanze wird 30 bis 150 cm hoch. Wie schon der Name andeutet, handelt es sich um zweihäusige Pflanzen.

Gewinnung: Die Droge besteht aus den getrockneten Blättern. Sie wird vor allem aus Osteuropa importiert.

Makroskopische Merkmale (Schnittdroge):
- Tiefdunkelgrüne Blattstücke mit vielen kleinen Brennhaaren (s. Teil A, Kap. II 3.2.1.2).
- Blattunterseite mit netzartiger Nervatur.
- Blattränder deutlich gesägt.

Inhaltsstoffe: Die Blätter enthalten so große Mengen Chlorophyll, dass die Pflanze zu dessen Gewinnung herangezogen wurde. Ihr Gehalt an Proteinen und Kohlenhydraten lässt sie zu einem wertvollen Viehfutterzusatz werden. In den Brennhaaren sind die biogenen Amine Acetylcholin, Histamin und Serotonin enthalten, außerdem noch Ameisen-, Essig- und Buttersäure. Sie sind für die allergische Reaktion nach der Berührung von Brennnesseln verantwortlich.
Wichtig ist ferner der Gehalt von 1 bis 2% Flavonoiden und 1 bis 4% Silikaten.

Anwendung: Zur Erhöhung der Harnmenge; zur Unterstützung der Behandlung von Beschwerden beim Wasserlassen.
Für die leicht diuretische Wirkung der Brennnesselblätter geben die Inhaltsstoffe keine ausreichende Erklärung.

Die Volksmedizin benutzt Brennnesseln als „Blut bildendes" Mittel, bei Rheuma und Diabetes und äußerlich zur Haarpflege. Vor der Verwendung von Brennnesseltee als „Antidiabetikum" muss gewarnt werden.

---

zur Verbesserung der Haut, Schleimhaut
Kieselsäure

Schachtelhalmkraut, Ph. Eur.
(Herba Equiseti, Equiseti herba)

Stammpflanze: Equisetum arvense, Equisetaceae

Vorkommen: Weit verbreitete Pflanze, die in zwei verschiedenen Gestalten auftritt: Im Frühjahr erscheinen die fertilen, chlorophyllfreien und deshalb gelblichbraunen Triebe, die den braunen Sporophyllstand tragen. Erst wenn sie abgestorben sind, kommen die sterilen, aber assimilierenden Sommertriebe hervor.

Gewinnung: Die Droge besteht aus den sterilen Sommertrieben. Diese Sprosse werden ganz gesammelt und bestehen aus der grünen, gerippten Hauptachse mit ihren vielen quirlig ansitzenden Seitensprossen.

Makroskopische Merkmale (Schnittdroge):
- Teile der hohlen Hauptachse mit 9 bis 14 Längsrippen.
- Seitensprosse dünn und vierkantig.
- Alle Knoten der Haupt- und Nebensprosse sind von Astscheiden umhüllt, die dreieckige, braune Zähne tragen.
- Oberfläche der Sprosse ist rau und brüchig.
- Droge knirscht beim Kauen zwischen den Zähnen (Kieselsäure!).

Mikroskopische Merkmale:
Pulvermerkmale:
- Der Querschnitt der Epidermis zeigt in der Mitte eingesunkene Zellen mit unregelmäßig verdickten Außenwänden.
- Epidermisbruchstücke: In der Aufsicht lang gestreckte Zellen mit wellig gebogenen Seitenwänden.
- Paracytische Spaltöffnungen; von je zwei Nebenzellen mit leistenförmigen Verdickungen überdeckt. In der Aufsicht erscheinen die Spaltöffnungen dadurch senkrecht zum Spalt gestreift.
- Kieselsäurekristalle.

Inhaltsstoffe: Etwa 6% Kieselsäure (Siliciumdioxid), die zum Teil in löslicher Form vorliegt. Sie wird begleitet von Flavonoiden.

Flavonoide, Saponin → diuretisch

Goldrutenkraut, Ph. Eur.
(Herba Solidaginis, Solidaginis herba)

Stammpflanze: Solidago gigantea und Solidago canadensis, Asteraceae. In früheren Arzneibüchern war „Goldrutenkraut" nur mit einer Monographie vertreten, deren Stammpflanze *Solidago virgaurea* war. Da die im Handel befindlichen Drogen aber zunehmend häufiger auch die beiden anderen Pflanzenarten enthielten und die Kommission E des damaligen Bundesgesundheitsamtes in ihrer Aufbereitungsmonographie alle drei Arten zuließ, wurden die Anforderungen der Monographie zunehmend verwässert. Mit der jetzt durchgeführten Trennung der beiden Monographien soll dem Umstand Rechnung getragen werden, dass sich die Inhaltsstoffe der drei Arten sowohl in ihrer Zusammensetzung als auch in ihrer Menge unterscheiden. Aussagen über die Wirkung, die aus der Erfahrungsheilkunde stammen, gelten nur für *Solidago virgaurea*, nicht für *S. gigantea* und *S. canadensis.*

Vorkommen: Überall im europäischen und asiatischen Raum in Wäldern und auf Fluren.

Gewinnung: Die Pflanze entwickelt einen aufrecht stehenden, beblätterten Stängel mit einem auffallenden, gelben Blütenstand an seinem Ende. Zur Drogengewinnung wird das blühende Kraut geerntet und getrocknet.

Inhaltsstoffe: Etwa 9 bis 13% Saponine und etwa 2,5 bis 4% Flavonoide, begleitet von ätherischem Öl.

Anwendung: Zur Erhöhung der Harnmenge bei Entzündungen im Bereich der Blase und Nieren.
Allerdings ist anzumerken, dass eine solche „Durchspülungstherapie" bei Blasen- und Niereninfektionen keinesfalls ausreichend ist, um diese Infektionen zu behandeln.

Echtes Goldrutenkraut, Ph. Eur.
(Herba Solidaginis virgaurea, Solidaginis virgaureae herba)

Stammpflanze: Solidago virgaurea, Asteraceae. Die Pflanze wird etwa 80 cm groß. Im Gegensatz zu den anderen Solidagoarten überragen in den Blütenkörbchen von *S. virgaurea* die Zungenblüten die Röhrenblüten deutlich.

Vorkommen und Gewinnung: Wie Goldrutenkraut.

Inhaltsstoffe: Etwa 0,5% ätherisches Öl, Saponine und etwa 1,5% Flavonoide.

Anwendung: Wie Goldrutenkraut.

Rautenkraut
(Rutae herba)

Stammpflanze: Ruta graveolens, Rutaceae

Gewinnung: Das Kraut der Weinraute wird zur Blütezeit gesammelt und anschließend getrocknet. Die Weinraute ist vor allem auf dem Balkan und in Ober- bzw. Mittelitalien zu finden, vereinzelt sind in Weingärten oder Burggräben auch hierzulande Pflanzen anzutreffen.

Inhaltsstoffe: Flavonoide, wobei vor allem Rutin (auch als Rutosid bezeichnet) für die Wirksamkeit eine zentrale Rolle übernimmt, Alkaloide, ätherisches Öl und Cumarine.

Anwendung: Insbesondere das isolierte Flavonoid Rutin wird in Fertigpräparaten zur Behandlung von Krampfadern und Venenentzündungen eingesetzt. Aus *Ruta graveolens* wurde dieses Flavonoid erstmals isoliert, heute werden vor allem der Buchweizen (*Fagopyrum esculentum,* Polygonaceae) und der Japanische Schnurbaum (*Sophora japonica,* Fabaceae) zur technischen Gewinnung von Rutin verwendet.

Ringelblumenblüten, Ph. Eur.
(Flores Calendulae, Calendulae flos)

Stammpflanze: Calendula officinalis, Asteraceae

Vorkommen: Die einjährige Ringelblume ist eine Zierpflanze.

Gewinnung: Die Droge besteht aus den weiblichen Zungenblüten einer gefüllten Form von Ringelblumen, die kultiviert angebaut wird. Sie werden gesammelt, wenn sie vollkommen geöffnet sind, und dann bei erhöhter Temperatur getrocknet.

Makroskopische Merkmale: Die orangegelben Blüten enden dreizähnig, der anhängende Fruchtknoten trägt keinen Pappus.

Inhaltsstoffe: Ringelblumenblüten enthalten bis zu 5% Triterpenalkohole, die zum Teil verestert vorliegen, ferner bis zu 10% Triterpensaponine. Die Blütenfarbe ist durch eine große Zahl von Carotinoiden, aber auch durch Flavonoide bedingt. Spuren ätherischen Öls kommen vor.

Anwendung: Ringelblumenextrakt dient äußerlich angewendet als pflanzliches Wundheilungsmittel, was vor allem in Form von Dermatika angeboten wird. Es eignet sich besonders zur äußerlichen Behandlung von Haut und Schleimhäuten bei Riss- und Brandwunden. Bei einer Mundschleimhautentzündung wird mit einem Aufguss gegurgelt. Das wirksame Prinzip der Droge ist nicht bekannt.

Eingestellter Ginkgotrockenextrakt, DAB
(Ginkgo extractum siccum normatum)

Stammpflanze: Ginkgo biloba, Ginkgoaceae
Der Ginkgobaum ist der einzige noch existierende Vertreter einer Pflanzenklasse, deren andere Mitglieder bereits ausgestorben sind. Es handelt sich um einen 30 bis 40 Meter hohen, zweihäusigen Baum, der mehrere hundert Jahre alt werden kann. Ginkgo gehört zu den nacktsamigen Pflanzen (Gymnospermae) und steht damit den Nadelhölzern nahe. Sein Äußeres lässt hingegen eher vermuten, er gehöre zu den zweikeimblättrigen Laubbäumen, den dikotylen Angiospermae. Schließlich trägt er Laubblätter, die er im Herbst abwirft, und produziert 2,5 bis 3 cm große kugelförmige Samen.
Die Ginkgoblätter haben ein unverwechselbares Aussehen. Sie sind hellgrün, fächerförmig und weisen eine dichotome Blattaderung auf; das heißt, es gibt keine Mittelrippe, sondern die Adern verzweigen sich gabelig und verlaufen dann parallel.

Vorkommen: Wild wachsende Ginkgobäume gibt es noch im Südosten Chinas. Als Kulturpflanze ist der Ginkgo jedoch in Asien, Europa und Nordamerika weit verbreitet, nicht zuletzt deshalb, weil er gegenüber den Luft- und Bodenbelastungen der industrialisierten Welt sehr widerstandsfähig ist.

Gewinnung: Das Arzneibuch führt nur den Trockenextrakt auf. Er entsteht in einem exakt definierten Verfahren durch Extraktion der getrockneten Blätter mit Aceton und anschließender Trocknung. Dabei werden einige Inhaltsstoffe weitgehend entfernt, andere hingegen angereichert.
Die jeweiligen Hersteller von Ginkgo-Fertigpräparaten setzen zum Teil unterschiedliche Extraktionsverfahren ein, die in der Regel patentiert und damit nicht allgemein anwendbar sind. Sie führen zu Produkten, deren Zusammensetzung und Wirksamkeit erheblich von dem abweichen kann, was nachfolgend beschrieben ist.
Inhaltsstoffe: Das Arzneibuch fordert einen Flavonoidgehalt zwischen 22 und 27% (mehr als 20 Verbindungen, Hauptkomponenten Quercetin und Kämpferol), ferner 5 bis 7% Terpenlactone, zu denen die Ginkgolide A, B und C und das Bilobalid gehören.
Von diesen Inhaltsstoffen wird angenommen, dass sie die Wirkung tragen. Darüber hinaus finden sich in den Blättern noch organische Säuren.

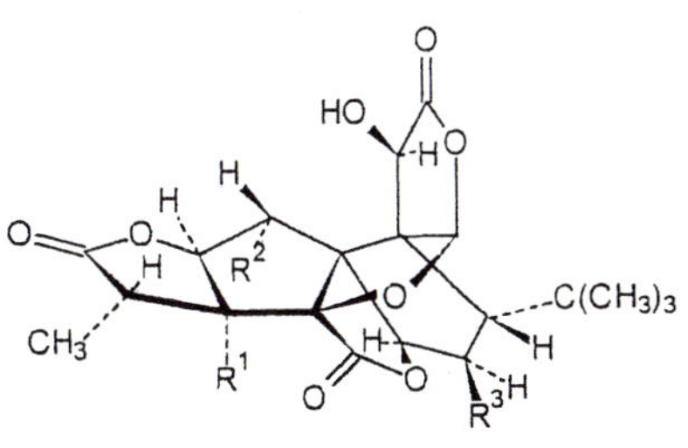

Ginkgolid A (R^1 = -OH, R^2 = R^3 = -H)
Ginkgolid B (R^1 = R^2 = -OH, R^3 = -H)
Ginkgolid C (R^1 = R^2 = R^3 = -OH)

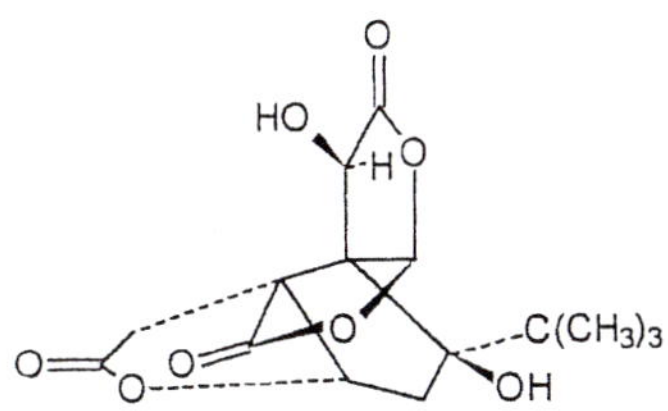

Bilobalid

Anwendung: Die Wirkungsmechanismen von Ginkgoextrakt sind immer noch nicht vollständig geklärt. Weil man aber davon ausgeht, dass die Wirksamkeit auf den einander ergänzenden Effekten der verschiedenen Wirkstoffe in der vom Arzneibuch genannten Konzentration beruht, ist es nicht möglich, Untersuchungsergebnisse für den einen Extrakt auf anders hergestellte Extrakte zu übertragen.

Die biochemischen Auswirkungen der Ginkgoinhaltsstoffe führen im zentralen Nervensystem zu zellstabilisierenden und Gewebe schonenden Effekten. Die Fließeigenschaften des Blutes und die Durchblutung der kleinsten Gefäße werden verbessert. Insofern erscheint es plausibel, dass standardisierte Ginkgotrockenextrakte zugelassen sind zur Anwendung bei demenziellen Syndromen verschiedener Ursache, der unterstützenden Behandlung der peripheren arteriellen Verschlusskrankheit und bei Schwindel und Tinnitus.

6.4 Anthracene

Chemie: Anthracen ist ein trizyklisches Ringsystem, dessen sauerstoffhaltige Derivate unter bestimmten Voraussetzungen abführend wirken.

Es sind zwei Biosynthesewege zur Bildung von Anthracen-Derivaten bekannt. Der hier beschriebene weist sie als Polyketide aus und führt zu den laxierend wirkenden Substanzen Anthron, Anthranol, Dianthron und Anthrachinon.

Anthron und Anthranol sind tautomere Verbindungen. Sie sind gelb gefärbt und kommen in der Pflanze glykosidisch gebunden vor. Sie werden zu Anthrachinonen oxidiert, die ebenfalls frei oder glykosidisch gebunden vorkommen.

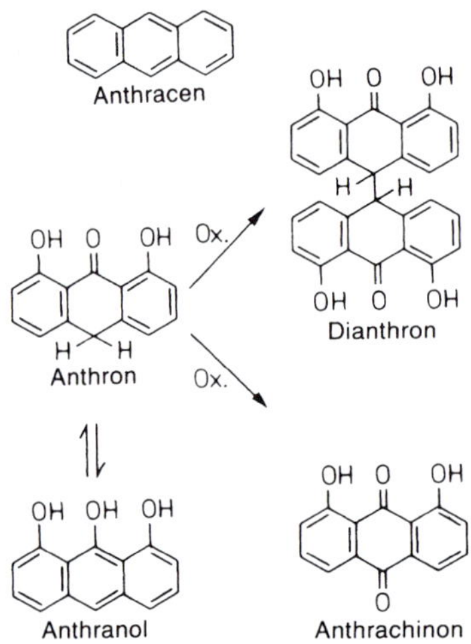

Folgende biogene Anthrachinonderivate sind aus pharmakologischen Gründen von Interesse:

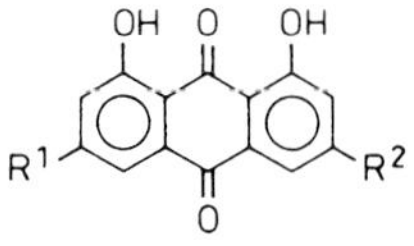

R1	R2	Aglykon
CH_3	OH	Emodin (auch: Rheum-Emodin), Frangula-Emodin)
CH_3	OCH_3	Physcion
CH_3	H	Chrysophanol
CH_2OH	H	Aloe-Emodin
COOH	H	Rhein

Die Verbindung mit dem Zuckeranteil kann sowohl über ein O als auch über ein C erfolgen: O-Glykoside bei Rheum- und Frangula-Arten, C-Glykoside bei Aloe. Die Bezeichnung C-Glykoside ist zwar üblich, chemisch jedoch unkorrekt. Es ist damit eine Verbindung gemeint, bei der das Aglykon mit dem Zuckeranteil direkt durch eine -C-C-Bindung verknüpft ist und keine glykosidische -C-O-C-Bindung vorliegt. Da die Anthraderivate in der Pflanze normalerweise als Glykoside vorliegen, spricht man bei derartigen Drogen besser von anthraglykosidhaltigen Drogen bzw. Anthra-Drogen.
Die quantitative Zusammensetzung ist sehr unterschiedlich. Sie ist abhängig von den Pflanzenorganen, der Erntezeit, den Trocknungsbedingungen und dem Alter der Droge. Die allgemeine Nachweismethode für Anthraverbindungen ist die so genannte Bornträger-Reaktion. Sie beruht auf der Rotfärbung der Anthrachinonaglyka in Gegenwart von Alkalien.
Um diese Bestimmung für alle Anthraderivate anwendbar zu machen, müssen die biogenen Derivate vor der Bestimmung entsprechend behandelt werden: Die O-Glykoside müssen durch saure Hydrolyse gespalten, die reduzierten Verbindungen oxidiert und die C-Verbindungen einer oxidativen Zuckerspaltung unterzogen werden. Durch spektralphotometrische Messmethoden lässt sich die Bornträger-Reaktion quantitativ auswerten.

Wirkung: Anthra- und Anthrachinon-Drogen gehören zu den dickdarmwirksamen Laxantien. Als strukturelle Voraussetzungen für diese Wirkung gilt, dass am mittleren Ring ein oder zwei Ketogruppen und in C_1- und C_8-Stellung phenolische OH-Gruppen stehen müssen. Die Glykoside der Anthrachinonstufe der Anthraderivate sind als Transportform der Wirkstoffe anzusehen. Sie werden durch ihre gute Wasserlöslichkeit kaum resorbiert und entfalten im Dickdarm eine lokale Wirkung. Enzyme der Darmwand und Bakterien spalten dort die Glykoside und reduzieren sie zu der eigentlichen Wirkform, den Anthronen bzw. Anthranolen. Als Drogeninhaltsstoffe sind sie unerwünscht, weil ihre stark Schleimhaut reizende Wirkung zu Magen- und Darmirritationen führt.

Wegen der Passagezeit von der oralen Aufnahme bis zum Wirkort im Dickdarm ist der Wirkungseintritt nach 6 bis 8 Stunden zu erwarten.
Anthraderivate wirken auf den Wasser- und Elektrolythaushalt des Darmes. Dadurch werden mehr Natriumionen und mit ihnen Wasser in das Darmlumen abgegeben. Die Folge: Der Darminhalt wird weicher, und die vergrößerte Füllmenge regt die Darmperistaltik an. Die kurzzeitige Anwendung von Anthradrogen ist unbedenklich, eine Verwendung über einen längeren Zeitraum sollte aber wegen der tiefen Eingriffe in die Physiologie des Dickdarms nicht ohne ärztliche Kontrolle erfolgen. Außerdem häufen sich in letzter Zeit die Hinweise darauf, dass Anthradrogen mutagen wirken könnten. Das Bundesinstitut für Arzneimittel und Medizinprodukte hat entsprechende Maßnahmen angeordnet (Hinweise im Beipackzettel, keine Großpackungen mehr).
Als Nebenwirkung ist die Hyperämie des kleinen Beckens zu beachten, die die Verwendung dieser Abführdrogen während der Schwangerschaft, der Menstruation oder bei Hämorrhoiden verbietet. Auch die diskutierte mögliche Erbgut schädigende Wirkung macht Schwangerschaft und Stillzeit zu einer Kontraindikation für Anthradrogen.

6.4.1 Drogen mit Anthracenderivaten

Curaçao-Aloe, Ph. Eur.
(Aloe barbadensis)

Stammpflanze: Aloe barbadensis, Liliaceae

und

Kap-Aloe, Ph. Eur.
(Aloe capensis)

Stammpflanze: Aloe ferox, Liliaceae

Vorkommen: Ursprungsland Afrika, inzwischen aber nahezu überall kultiviert.

Gewinnung: Aloe ist ein Xerophyt (s.Teil A, Kap. III. 4.3) und trägt auf dem Stamm einen Schopf dick fleischiger Blätter. In diesen befindet sich ein Exkret, das nach Eindicken die Aloe-Droge darstellt. Die Blätter werden im März/April angeschnitten und so aufgestellt, dass der Pflanzensaft aus ihnen ausfließen kann. Dieser wird dann entweder über offenem Feuer in Kesseln oder durch Sonnenwärme eingedickt. Im ersteren Fall erhält man eine glasige, durchscheinende Masse, die als Lucida-Ware bezeichnet wird, das Letztere liefert die so genannte Hepatica-Ware, deren Oberfläche durch die kristalline Abscheidung matt und „leberartig" ist.

Makroskopische Merkmale: Aloe barbadensis ist eine Hepatica-Ware, tiefbraun und undurchsichtig.
Aloe capensis stellt eine Lucida-Ware dar, deren glänzende Bruchflächen einen grünlichen Schimmer haben.

Inhaltsstoffe: Die Inhaltsstoffe beider Drogen sind prinzipiell gleich, wobei der Aloin-Anteil bei Aloe capensis mit 18% geringer ist als bei Aloe barbadensis (28%). In der Droge finden sich außerdem noch harzartige Substanzen, die für einige Nebenwirkungen (Leibschmerzen) verantwortlich gemacht werden.

Anwendung: Aloe ist eines der stärksten pflanzlichen Laxantien. Bei der Einnahme sollten die erwähnten Kontraindikationen streng beachtet werden (s. vorige Seite). Die Aloine gehen in die Muttermilch über.

Eingestellter Aloetrockenextrakt, Ph. Eur.
(Aloes extractum siccum normatum)

Dieser kann aus dem Trockenextrakt beider Arten oder auch deren Mischungen bestehen. Mit Saccharose wird er auf einen konstanten Gehalt von ca. 20% Hydroxyanthracen-Derivaten eingestellt, womit das Arzneibuch nun eine Aloe führt, deren abführende Wirkung durch Minimalforderungen abgesichert ist und durch einen definierten Gehalt begrenzt wird.

Faulbaumrinde, Ph. Eur.
(Cortex Frangulae, Frangulae cortex)

Stammpflanze: *Rhamnus frangula,* Rhamnaceae

Vorkommen: Strauch Europas, Nordwestasiens und des Mittelmeergebietes.

Gewinnung: Die Rinde der Zweige und Stämme wird im Frühjahr von den jüngeren Pflanzen abgelöst. Da sie einen hohen Anteil an reduzierten Verbindungen (Anthranole bzw. Anthrone) enthält, die Brechreiz erregen, muss die Rinde vor der Verwendung als Droge mindestens ein Jahr lagern oder künstlich altern (ein bis zwei Stunden bei 100°C).

Makroskopische Merkmale (Schnittdroge):
- Kleine Rindenstücke mit graubrauner Außenseite, die längs gerunzelt sind und zahlreiche quer angeordnete Lentizellen aufweisen.
- Innenseite orangebraun bis braunrot.

Mikroskopische Merkmale:
Querschnitt: Eine mehrere Zellschichten dicke Korkschicht, die von Lentizellen durchbrochen ist. Nach innen folgt die Rindenschicht, dann das Phloem. Hier sind Gruppen von Bastfasern eingelagert. Im Parenchym finden sich Calciumoxalat und Stärke.

Inhaltsstoffe: Bis zu 8% Anthraderivate. Die Hauptkomponenten sind die als Primärglykoside bezeichneten Glucofrangulin A und B mit dem Aglykon (Frangula-)Emodin. Sekundärglykoside sind Frangulin A und B, bei denen der letzte Zucker von der Glykosidkette abgespalten ist. Daneben treten noch O-Glykoside von anderen Aglyka auf.

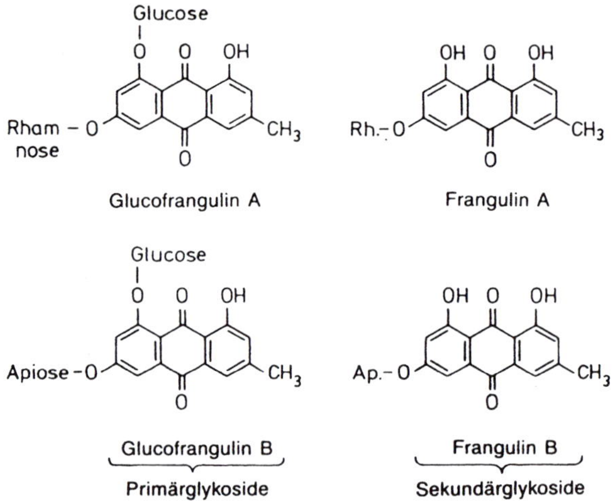

Glucofrangulin A   Frangulin A

Glucofrangulin B – Primärglykoside   Frangulin B – Sekundärglykoside

Anwendung: Wie bei Rhabarberwurzel.
Cortex Frangulae wird als Abführmittel allein oder in Teemischungen verwendet. Der Tee sollte wegen der Latenzzeit bis zum Wirkungseintritt möglichst abends getrunken werden.

Rhabarberwurzel, Ph. Eur.
(Rhizoma Rhei, Rhei radix)

Stammpflanze: Rheum palmatum, Rheum officinale, Polygonaceae

Vorkommen: Die Heimat der *Rheum*-Arten sind die Hochgebirge Westchinas, kultiviert finden sie sich in Asien und inzwischen auch in Europa. Rhabarber ist eine bis zu 2 m hohe Staude mit großen Blättern und einem rispigen Blütenstand.

Gewinnung: Die Droge besteht aus einer stark verdickten Hauptwurzel mit Hypokotylgewebe, die der Pflanze als Überwinterungsorgan dient und der die Seitenwurzeln anhängen.
Kurz vor der Blütezeit der Pflanze werden die Rhabarberwurzeln ausgegraben, die äußeren Teile entfernt und diese Stücke über dem Feuer getrocknet.

Makroskopische Merkmale (Schnittdroge): Gelbe, unregelmäßige Stücke mit orangeroter Marmorierung.

Mikroskopische Merkmale:
Pulvermerkmale:
- Auffällige Calciumoxalatdrusen von mehr als 100 µm Größe.
- Fragmente der Netzgefäße.
- Stärkekörner (10 bis 20 µm) mit sternförmigem Spalt.

Inhaltsstoffe: 3 bis 12% Anthraderivate unterschiedlicher Zusammensetzung, das Arzneibuch fordert mindestens 2,2% Hydroxyanthracenderivate. Sie treten als Mono- und Diglykoside auf, bei denen der Zuckeranteil über ein O der phenolischen OH-Gruppe der 1- oder 8-Stellung gebunden ist. Außerdem finden sich Dianthrone.
Die Verteilung der Anthraderivate in der Pflanze ist sehr unterschiedlich; das Verhältnis von reduzierten zu oxidierten Formen ist altersbedingt.
Die Palette der Inhaltsstoffe wird komplettiert durch Gerbstoffe und Flavonoide.

Anwendung: Verstopfung; alle Erkrankungen, bei denen eine Darmentleerung mit weichem Stuhl erwünscht ist, wie z. B. bei Analfissuren, Hämorrhoiden und nach rektal-analen operativen Eingriffen.
Der Gehalt an Anthraglykosiden macht die Droge zu einem dickdarmwirksamen Laxans mit milder Wirkung. Dosierung: ½ bis 1 gestrichener Teelöffel klein geschnittene Rhabarberwurzel.
Durch den Anteil an Gerbstoffen ist Rhabarber in kleinen Dosen auch ein Stomachikum und Adstringens, bei dem die abführende Wirkung noch nicht zum Tragen kommt.

Sennesblätter, Ph. Eur.
(Folia Sennae, Sennae folium)

Stammpflanze: Cassia senna (= acutifolia), Cassia angustifolia, Fabaceae

Vorkommen: Cassia senna ist in Zentralafrika heimisch, *C. angustifolia* in Ägypten. Nach ihrem Hauptausfuhrhafen wird *C. senna* auch als Alexandriner-Senna bezeichnet. *C. angustifolia* heißt auch Tinnevelly-Senna und hat ihren Namen nach der vorderindischen Stadt Tinnevelly bekommen, wo ein großes Anbaugebiet liegt.

Gewinnung: Der Cassiastrauch hat paarig gefiederte Blätter. Diese werden geerntet, bevor die Pflanze fruchtet.

Makroskopische Merkmale (Schnittdroge):
- Hellgelbgrüne, am Grunde asymmetrische Fiederblättchen.
- Die feine Behaarung der Blätter ist schlecht sichtbar.
- Die fiederförmige Nervatur tritt besonders unterseits deutlich hervor (*C. senna).* Bei *C. angustifolia* erscheint sie als quer laufende oder schräge Linien.

Mikroskopische Merkmale:
Querschnitt:
- Äquifaziales Blatt, bei dem sowohl unter der oberen als auch unter der unteren Epidermis ein Palisadenparenchym liegt, das das Schwammgewebe umgibt.

Pulvermerkmale (Abb. 14):
- Epidermisfragmente mit paracytischen Spaltöffnungen.
- Einzellige Pistolenhaare mit warziger Kutikula.

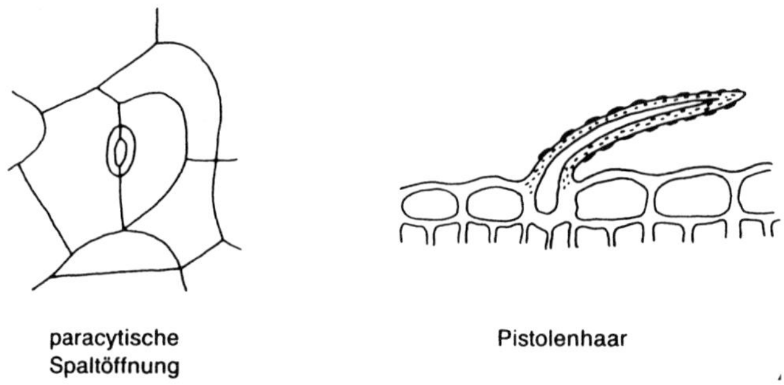

Abb. 14 Sennesblätter

Inhaltsstoffe: Etwa 3% Anthraderivate. Hauptverbindungen sind die diastereoisomeren Dianthrone Sennosid A und B. Die daneben noch auftretenden Glykoside haben meist Rhein und Aloeemodin als Aglyka.

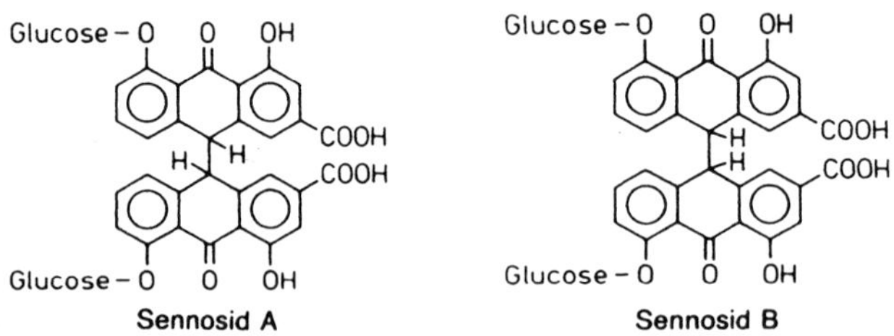

Anwendung: Wie Rhabarberwurzel. Sennesblätter sind ein kräftiges Laxans. Die Dosierung von 1/2 bis 1 Teelöffel Droge pro Tasse sollte nicht überschritten werden, da sonst leicht Bauchschmerzen auftreten können.

Alexandriner-Sennesfrüchte, Ph. Eur.
(Fructus Sennae, Sennae fructus acutifoliae)

Stammpflanze: Cassia senna, Fabaceae

und

Tinnevelly-Sennesfrüchte, Ph. Eur.
(Fructus Sennae, Sennae fructus angustifoliae)

Stammpflanze: Cassia angustifolia, Fabaceae

Vorkommen: s.Sennesblätter.

Gewinnung: Die Sennesfrüchte werden per Hand gepflückt, durch Sieben von Blatt- und Stängelanteilen befreit und dann getrocknet. Die alte Bezeichnung Sennes-„schoten" ist falsch, da es sich bei den Früchten einer Fabaceae immer um „Hülsen"-Früchte handelt (s.Teil A, Kap. III. 4.8.2).

Makroskopische Merkmale (Ganzdroge): Braune, ganz platt gedrückte Früchte, durch die die Samen hindurchschimmern. Auch die Anzahl der Samen differiert geringfügig: Alexandriner-Früchte haben 6 bis 7, Tinnevelly-Früchte 5 bis 8 Samen.

Inhaltsstoffe: s.Sennesblätter.

Anwendung: s.Sennesblätter. Fructus Sennae wirken etwas schwächer als Folia Sennae, obwohl ihr Gehalt an Anthraderivaten in etwa gleich ist. Dieses wird auf Unterschiede im Glykosidmuster zurückgeführt.
Ein weiteres Anthracenderivat, allerdings ohne abführende Wirkung, ist das Hypericin. Es leitet sich biogenetisch vom Dianthron ab.
Weitere Antraceendrogen mit abführender Wirkung sind:

- Cascararinde (Cortex Rhammi purshiani)
  Stammpflanze: *Rhamnus purshiana*, Rhamnaceae
- Kreuzdornbeere (Fructus Rhammi cathartici)
  Stammpflanze: *Rhamnus catharticus*, Rhamnaceae

Laif®, Jarsin®, Felis®, Kira®, Sedariston®, Neuroplant®

Johanniskraut, Ph. Eur.
(Herba Hyperici, Hyperici herba) Clusiaceae

Stammpflanze: Hypericum perforatum, Hypericaceae : veraltet

Vorkommen: Im europäischen Raum. Johanniskraut ist leicht an seinen gegenständigen, punktierten Blättern und den goldgelben Blüten zu erkennen.

Gewinnung: Die Sprossenden werden zur Blütezeit gesammelt und getrocknet.

Makroskopische Merkmale (Schnittdroge):

- Runde, gelbliche Stängelstücke, die innen hohl sind.
- Teile der bräunlich verfärbten Blüten.
- Bei der frischen Pflanze sind die als helle Punkte in den Blüten erscheinenden Exkretbehälter gut zu erkennen, bei der Droge fallen sie nicht mehr auf.

Inhaltsstoffe: Etwa 0,1 bis 0,3% Hypericin und das Phloroglucinderivat Hyperforin, daneben noch ätherisches Öl, Flavonoide und bis über 10% Gerbstoffe.

Sedariston®: Johanniskraut + Baldrian (auch ohne Baldrian)
→ bei Einschlafstörungen (Sorgen, Denken beim Einschlafen)

Rotöl: Befelka® Öl

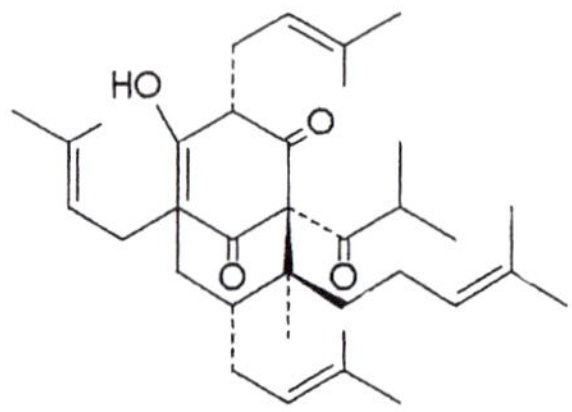

Hyperforin

Anwendung: Zur unterstützenden Behandlung von nervöser Unruhe und Schlafstörungen und bei leichten Depressionen. Diese antidepressive Wirksamkeit wurde aber nur für einen speziellen Johanniskrautextrakt mit hoher Konzentration nachgewiesen. Er erhöht im Zentralnervensystem die Konzentration der Botenstoffe Serotonin und Noradrenalin, die das depressive Geschehen mit bedingen sollen. Die Vollwirkung tritt erst nach mehreren Wochen ein. Für die Wirksamkeit scheint nicht ein Einzelstoff verantwortlich zu sein, sondern ein Inhaltsstoffgemisch, wobei den Hypericinen und Hyperforin wohl eine Schlüsselrolle zukommt. Das durch Mazeration hergestellte Oleum Hyperici (Rotöl) wirkt äußerlich angewandt granulationsfördernd. Innerlich soll es Magen-Darm-Erkrankungen kurieren.

Eine Langzeitbehandlung mit Johanneskrautextrakten ist zu vermeiden, da die Hypericine vor allem hellhäutige Personen lichtempfindlich machen können. Außerdem ist die Bedeutung der kanzerogenen Quercetin-Inhaltsstoffe immer noch in Diskussion.

Bei der zeitgleichen Therapie mit anderen Medikamenten sind Wechselwirkungen zu berücksichtigen, die auf einer Enzyminduktion beruhen. Vor allem die Wirkung von Phenprocoumon und Digoxin kann dadurch beeinträchtigt werden. Dies ist insbesondere bei Fertigpräparaten mit hoher Dosierung zu beobachten, die meist nur 1-mal täglich genommen werden.

6.5 Gerbstoffe

Chemie

Gerbstoffe erhielten ihren Namen durch die Wirkung, die sie auf tierische Häute haben: Sie fällen die darin enthaltenen Eiweiße bzw. bilden mit ihnen unlösliche Verbindungen, ein Vorgang, der als Gerben bezeichnet wird. Zur Lederherstellung werden Gerbstoffe heute nicht mehr verwendet.

Die Gerbstoffe werden entsprechend ihrem Verhalten gegenüber hydrolysierenden Agenzien eingeteilt in:

- Hydrolysierbare Gerbstoffe (Gallotannine).
- Nicht hydrolysierbare (= kondensierte) Gerbstoffe (Catechingerbstoffe). Für diese wird heute die Bezeichnung Proanthocyanidine bevorzugt.

Grundbausteine für *hydrolysierbare Gerbstoffe* sind Gallussäure und Zucker. Diese können auf unterschiedliche Art miteinander verknüpft sein.
Das einfachste Beispiel ist Gallussäure + Glucose:

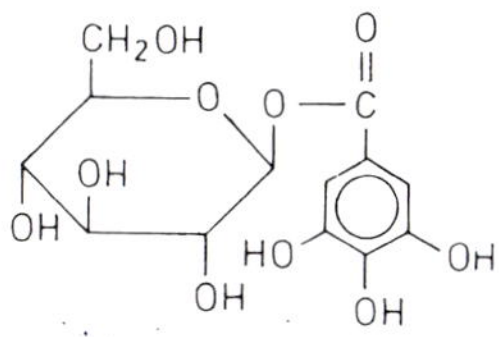

1-Galloyl-β-glucose

Der Zucker kann auch mit einer unterschiedlichen Anzahl an Gallussäuren oder deren Depsiden verknüpft sein. Depside sind Ester der Gallussäure untereinander, z. B. Digallussäure.

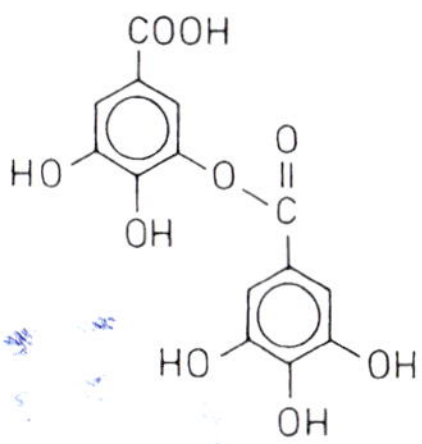

m-Digallussäure

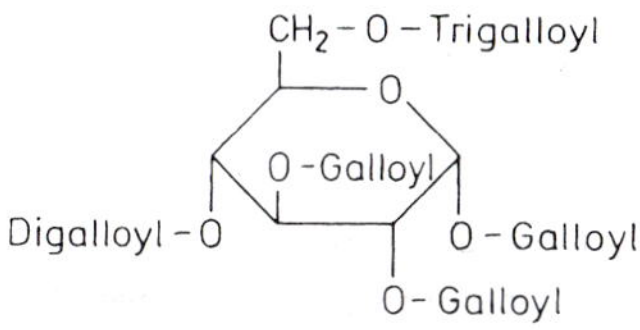

Beispiel für ein Gallotannin

Kondensationsprodukte der Gallussäure, bei denen eine C-C-Bindung entsteht, führen zu den Ellagitanninen.

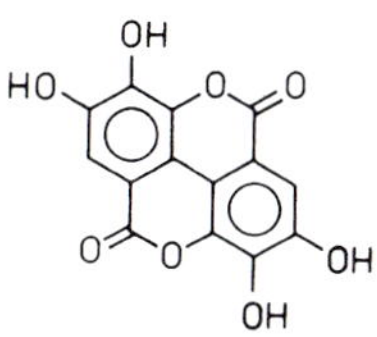

Ellagsäure

Die *kondensierten Gerbstoffe* erhielten ihren Namen nach ihrem Ausgangsprodukt, dem Catechin (= Cianidanol).

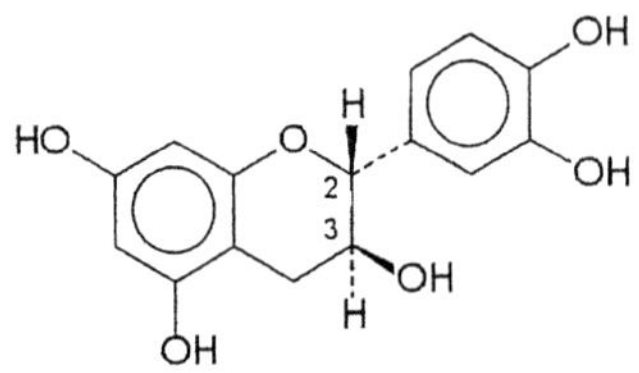

Catechin

Dieses hat selbst keine gerbenden Eigenschaften, sie kommen erst den Kondensationsprodukten zu. Bis zu einer Anzahl von etwa 6 Molekülen Catechin pro Kondensat bleiben die Oligomere wasserlöslich. Bei fortschreitender Kondensation entstehen die wasserunlöslichen Gerbstoffe oder Phlobaphene. Inzwischen sind auch solche Gerbstoffe gefunden worden, die als Bindeglied zwischen den beiden Stoffgruppen gelten können, weil sie Bausteine sowohl der hydrolysierbaren als auch der kondensierten Gerbstoffe enthalten.

Vorkommen: Gerbstoffe finden sich vor allem in den Abschlussorganen der Pflanze, wie z. B. der Rinde, aber auch in Wurzeln, Blättern und Fruchtschalen. Sie schützen diese Pflanzenteile vor Fäulnis.

Analytik: Der chemische Identitätsnachweis geschieht mittels Farbreaktionen. Mit $FeCl_3$ werden die phenolischen Gruppen der Gerbstoffe nachgewiesen. Gallotannine geben eine blaue, Catechingerbstoffe eine grüne Färbung. Die gefärbten Komplexe sind die Tinten (Eisengallustinte).
Eine spezifische Reaktion für Catechingerbstoffe ist die Probe mit Vanillin-HCl: Bei der Reaktion von Phloroglucin-Derivaten mit Aldehyden unter Säurekatalyse entstehen rote Kondensationsprodukte.

Anwendung: Die pharmazeutische Verwendung von Gerbstoffen beruht auf ihrer adstringierenden Wirkung. Dieser Vorgang ist eine reversible Vernetzung der Kollagenfasern des Gewebes. Führt die Reaktion zu einer irreversiblen Verbindung von Kollagen und Gerbstoffen, so spricht man von Gerbung (Leder).
Die Ausbildung einer festen Membran an den obersten Schichten der Schleimhaut bedingt eine Desensibilisierung der Nerven und dadurch einen reizmildernden und entzündungshemmenden Effekt. Die Schweißdrüsensekretion wird gehemmt. Zur äußerlichen Anwendung gelangen Gerbstoffextrakte bei Wunden, Verbrennungen, Frostschäden der Haut, Hämorrhoiden und bei Entzündungen der Mundhöhle. Bei der innerlichen Anwendung wird die adstringierende Wirkung ausgenutzt, um Magenschleimhautentzündungen und Durchfälle zu behandeln. Mit Alkaloiden und Schwermetallen bilden Gerbstoffe unlösliche Verbindungen, so dass sie bei Vergiftungen mit diesen Stoffen als Sofortmaßnahme gegeben werden können. Als Nebenwirkungen bei Überdosierungen treten Schleimhautreizungen auf.

Das Gerbstoffgemisch Tannin beispielsweise ist für den innerlichen Gebrauch jedoch ungeeignet, da es im Magen schnell hydrolysiert wird. Stattdessen wird vielfach eine Eiweißverbindung des Tannins als Antidiarrhoikum eingesetzt, das Tannalbuminat, das durch den Albuminanteil nicht so schnell angreifbar ist.

6.5.1 Drogen mit Gerbstoffen

Ratanhiawurzel, Ph. Eur.
(Radix Ratanhiae, Ratanhiae radix)

Stammpflanze: Krameria triandra, Krameriaceae

Vorkommen: Kleiner Strauch aus den Hochregionen der Anden (Peru-Ratanhia).

Gewinnung: Die Wurzeln werden geerntet, vom Rhizom befreit und dann getrocknet.

Makroskopische Merkmale (Schnittdroge):
- Die rote Rinde löst sich leicht vom Holz ab, mit ihr lassen sich rote Striche ziehen.
- Kernholz meist dunkler.

Inhaltsstoffe: Bis zu 15% Catechingerbstoffe, die vornehmlich in der Rinde abgelagert sind. Alterungsprozesse führen zur Bildung von Oxidations- und Polymerisationsprodukten wie dem pharmakologisch unwirksamen Phlobaphen Ratanhiarot.

Anwendung: Entzündungen von Zahnfleisch und Mundschleimhaut.
Radix Ratanhiae wurde früher innerlich als Antidiarrhoikum angewendet. Zu Zeiten, in denen der Import dieser Droge Schwierigkeiten bereitete, ist man dann auf die einheimische Droge Rhizoma Tormentillae ausgewichen. In Form seiner Tinktur wird Ratanhiawurzel heute noch als Adstringens bei Entzündungen der Mundhöhle benutzt.

Tormentillwurzelstock, Ph. Eur.
(Rhizoma Tormentillae, Tormentillae rhizoma)

Stammpflanze: Potentilla erecta (= P. tormentilla), Rosaceae

Vorkommen: Potentilla-Arten wachsen in ganz Mitteleuropa; die ca. 30 cm hohe *P. erecta* blüht im Frühsommer goldgelb auf heimischen Wiesen.

Gewinnung: Das Rhizom wird im Herbst oder Frühjahr gesammelt und von den anhängenden Wurzeln befreit. Die rot anlaufenden Bruchstellen des frischen Rhizoms führten zur Bezeichnung „Blutwurz".

Makroskopische Merkmale: Rotbraune, höckerige Außenseite; tiefe Narben durch die Abbruchstellen oberirdischer Sprossteile.

Mikroskopische Merkmale: Ausgeprägte Korkzellschicht, breite Markstrahlen, kleinkörnige Stärke.

Inhaltsstoffe: Um 20% Catechingerbstoffe (Tormentillgerbsäure), die sich bei Lagerung der Droge in unlösliche Phlobaphene (Tormentillrot) verwandeln.

Anwendung: Nicht bakterielle Entzündungen von Zahnfleisch- und Mundschleimhaut; Prothesendruckstellen; akute, unspezifische Durchfallerkrankungen.
Die innerliche und äußerliche Anwendung von Tormentilla beruht auf der adstringierenden Wirkung der Gerbstoffe.

Hamamelisblätter, Ph. Eur.
(Folia Hamamelidis, Hamamelidis folium)

Stammpflanze: Hamamelis virginiana, Hamamelidaceae

Vorkommen: Der Virginische Zauberstrauch ist im östlichen Nordamerika zu Hause, wächst aber angebaut auch in Europa.

Inhaltsstoffe: 3 bis 10% Gerbstoffe.

Anwendung: Auf Grund ihres Tanningehalts wirken Hamamelisblätter zusammenziehend und damit entzündungshemmend und blutstillend. Innerlich werden sie zur Behandlung von Durchfall angewandt, äußerlich zu Spülungen bei Entzündungen im Mundraum. Fertigpräparate mit Hamamelisextrakt werden zur lokalen Behandlung von Hämorrhoiden und Krampfadern und in der Kosmetik eingesetzt.

Frauenmantelkraut, Ph. Eur.
(Herba Alchemillae, Alchemillae herba)

Stammpflanze: Alchemilla xanthochlora (= A. vulgaris), Rosaceae

Vorkommen: Die einjährige Pflanze wird bis zu 50 cm hoch und wächst in Europa, Asien und Nordamerika auf Wiesen und in lichten Wäldern.

Gewinnung: Die Pflanze wird zur Blütezeit geerntet und getrocknet. Die Droge kommt als Import aus osteuropäischen Ländern.

Makroskopische Merkmale: Die Droge besteht vornehmlich aus den graugrünen Blättern, deren Unterseite stark behaart ist und dadurch weißsilbrig glänzt. Blattrandstücke sind grob gezähnt. Ältere Blätter sind weniger stark behaart; dafür treten die Hauptnerven deutlich sichtbar hervor. Die kleinen Blüten liegen in der Droge als gelblichgrüne Knäuel vor.

Mikroskopische Merkmale (Pulvermerkmale): Charakteristisch sind die langen Haare mit unregelmäßigem Lumen, die sich am Rand eines Blattes zu einem „Bart" zusammenlagern.

Inhaltsstoffe: 5 bis 8% Gerbstoffe, vor allem Gallotannine. Ferner noch Flavonoide und Procyanidine.

Anwendung: Zur Unterstützung der Therapie akuter, unspezifischer Durchfallerkrankungen und Magen-Darm-Störungen bei Erwachsenen und Schulkindern.

Die verschiedenen gynäkologischen Anwendungen, denen das Kraut seinen Namen verdankt, entstammen der Volksmedizin und sind wissenschaftlich nicht belegt.

Eichenrinde Ph. Eur.
(Cortex Quercus, Quercus cortex)

Stammpflanze: Quercus robur, Qu. pubescens, Fagaceae

Vorkommen: Beide Eichenarten sind in Europa heimische Bäume, die unter anderem in Parkanlagen und Wäldern häufig zu finden sind.

Gewinnung: Die Droge wird gesammelt und vor allem aus Ost- und Südost-Europa importiert.

Makroskopische Merkmale:
- Rindenstücke mit geringem Borkenanteil.
- Innenseite braunrot mit hervortretenden Längsleisten, Außenseite grau-braun.
- Im Querschnitt sind Steinzellengruppen mit der Lupe erkennbar.

Inhaltsstoffe: Hauptinhaltsstoff sind mind. 10% Gerbstoffe, wobei der Gerbstoffgehalt je nach Erntezeitpunkt unterschiedlich hoch ausfällt. Neben Ellagitanninen und komplexen Gerbstoffen (Ellagitannine mit Catechinteil) handelt es sich vorwiegend um Proanthocyanidin.

Anwendung: Durch den Gehalt an Gerbstoffen dient die Droge äußerlich als Wundheilungsmittel bei Entzündungen in Form von Umschlägen oder Bädern. Innerlich wird ein Teeaufguss zum Spülen oder Gurgeln bei Entzündungen im Mund- und Rachenraum verwendet oder als leichtes Antidiarrhoikum bei akuten und unspezifischen Durchfallerkrankungen.

Getrocknete Heidelbeeren, Ph. Eur.
(Myrtilli fructus siccus, Fructus Myrtilli siccus)

Stammpflanze: Vaccinium myrtillus, Ericaceae

Inhaltsstoffe: 5–12% Gerbstoffe vom kondensierten Typ.

Anwendung: Heidelbeeren werden bei unspezifischen Durchfallerkrankungen in Form der Ganzdroge mit etwas Flüssigkeit oder als Teeaufguss angewendet.

7 Drogen mit Bitterstoffen

7.1 Bitterstoffe

Als Bitterstoff-Drogen werden solche bezeichnet, die auf Grund ihres bitteren Geschmacks eine reflektorische Sekretionssteigerung der Verdauungsorgane bewirken. Drogen, deren bitter schmeckende Inhaltsstoffe eine andere pharmakologische Wirkung haben, gehören nicht in diese Gruppe (z. B. China-Alkaloide).

Wertbestimmung

Der Bitterwert einer Droge wird sensorisch bestimmt. Um vergleichbare Ergebnisse zu erzielen, muss jeder Prüfer seinen individuellen Korrekturfaktor ermitteln. Dieses geschieht durch Schmecken einer Chinin-HCl-Lösung, deren Bitterwert als Referenzsubstanz mit 200000 festgelegt ist. Aus einer Verdünnungsreihe dieser Stammlösung muss diejenige Konzentration ermittelt werden, die gerade noch bitter schmeckt. Der Korrekturfaktor errechnet sich nach

$$K = \frac{5{,}00}{n}$$

n = ml Stammlösung in der als bitter schmeckend empfundenen Verdünnung.
Entsprechend der Empfindlichkeit des Prüfers kann K größer oder kleiner sein als 1. Diese Sensibilität ist außer von genetischen Faktoren wie der Speichelzusammensetzung auch von der Lebensweise abhängig (Rauchen, Stress, Medikamenteneinnahme).
Ist $K > 1$, so muss der zu schmeckende Drogenauszug stärker verdünnt werden, ist $K < 1$, so muss er weniger stark verdünnt werden.
Der Bitterwert ist dann der reziproke Wert derjenigen Konzentration, in der der Stoff gerade noch bitter schmeckt.
Ein Bitterwert von 10000 bedeutet dementsprechend, dass 1 g Droge in einem Auszug mit 10000 ml (=10 l) Wasser gerade noch bitter schmeckt.
Bei dieser Art der Prüfung ist die exakte Einhaltung aller methodischen Vorschriften unerlässlich, um einigermaßen sichere Werte zu erhalten. Mit ±20% ist die Fehlerbreite dennoch relativ hoch.

Wirkung und Anwendung

Nach den in der Droge sonst noch vorhandenen Begleitstoffen unterscheidet man Amara pura (z. B. Radix Gentianae) und Amara aromatica wie z. B. Pericarpium Aurantii, bei denen die Bitterstoffe von ätherischen Ölen begleitet werden.
Beide Drogentypen werden als Stomachika angewandt. Die Geschmacksempfindung „bitter" führt zu einem Nervenreiz, der eine Steigerung der Sekretion in allen Drüsen des Verdauungsapparates bewirkt. Hierdurch wird die aufgenommene Nahrung besser und schneller verwertet. Da mit der vermehrten Sekretbildung eine Appetitsteigerung verbunden ist, können diese Stoffe auch als Roborantien eingesetzt werden. Voraussetzung für diese Bitterstoffwirkungen ist jedoch eine für nervale Reize noch ansprechbare Magenschleimhaut.

7.2 Drogen

Enzianwurzel, Ph. Eur. Schleim
(Radix Gentianae, Gentianae radix)

Stammpflanze: *Gentiana lutea*, Gentianaceae

Vorkommen: Der Gelbe Enzian wächst in den alpinen Regionen Mitteleuropas. Die bis 1 m hohe Staude bildet nahezu armdicke Wurzeln aus. Der große Bedarf an Wurzeln hat dazu geführt, dass diese und andere Enzian-Arten inzwischen vom Aussterben bedroht sind und unter Naturschutz stehen. Die zur Drogengewinnung benötigten Pflanzen stammen aus Kulturen.

Gewinnung: Die Wurzeln und Wurzelstöcke werden im Frühjahr ausgegraben und an der Luft schnell getrocknet. So erhält man die vom Arzneibuch geforderte gelbliche bis rötlich gelbe Ware. Findet während des Trocknungsvorganges eine fermentative Zersetzung des Drogeninhaltes statt, so ändert sich die Farbe in bräunlich rot.

Makroskopische Merkmale: Die Wurzeln sind längs gefurcht, die Rhizomteile quer geringelt. Die dünne, dunkle Rinde umgibt einen hellbraunen Holzkörper.

Inhaltsstoffe: Die Bitterstoffe der Enzianwurzel sind die glykosidisch gebundenen Stoffe Gentiopikrin und Amarogentin. Letzteres liegt zwar nur in geringer Konzentration vor, ist jedoch wegen seines sehr hohen Bitterwertes (58 000 000) vornehmlich für den bitteren Geschmack der Droge verantwortlich. Es ist der bitterste bekannte Naturstoff. Diese Bitterstoffe werden zusätzlich noch von bitter schmeckenden Zuckern begleitet, der Gentiobiose und dem Trisaccharid Gentianose. Sie stellen neben Saccharose und Schleim den Kohlenhydratspeicher der stärkefreien (!) Wurzel dar. Die gelbe Färbung beruht auf Anwesenheit von Xanthon-Derivaten.

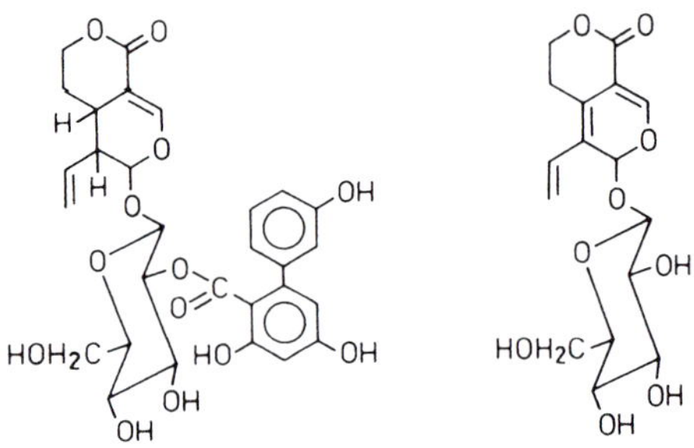

Amarogentin

Gentiopikrin

Anwendung: Bei Magenbeschwerden, wie z. B. durch mangelnde Magensaftbildung; zur Appetitanregung.
Als Amarum purum wird Radix Gentianae in Magentees als Stomachikum eingesetzt. Die gleiche Indikation gilt für Enzianextrakt oder -tinktur.
Die in der Enzianwurzel vorhandenen Zucker können vergoren werden. Zur Schnapsherstellung dienen die fermentierten Wurzeln, die ihren charakteristischen Geruch durch die partielle Hydrolyse der Bitterstoffglykoside bekommen (Enzianschnaps).

Tausendgüldenkraut, Ph. Eur.
(Herba Centaurii, Centaurii herba)

Stammpflanze: Centaurium erythraea (= C. minus), Gentianaceae

Vorkommen: In ganz Mitteleuropa.

Gewinnung: Die oberirdischen Teile der blühenden Pflanze werden geerntet und getrocknet. Die roten Blüten sind die Pflanzenorgane mit dem höchsten Bitterstoffgehalt.

Makroskopische Merkmale (Schnittdroge):
- Hohe Stängelanteile.
- Rote Blüten.
- Die ganzrandigen, kahlen Laubblätter sind unscheinbar, weil sie beim Trocknungsvorgang sehr stark schrumpfen.

Inhaltsstoffe: Bitterstoffglykoside Swertiamarin, Gentiopikrosid und Centapikrin; verschiedene Pflanzensäuren, Flavonoide und Terpene.

Anwendung: Wie Enzianwurzel.

Artischockenblätter
(Folia Cynarae, Cynarae folium)

Stammpflanze: Cynara scolymus, Asteraceae

Gewinnung: Die Artischocke ist eine Kulturpflanze, die vor allem in Südeuropa und USA angebaut wird. Als Droge werden nur die Grundblätter verwendet.

Inhaltsstoffe: Bitterstoffe vom Sesquiterpenlactontyp, v.a. Cynaropikrin mit einem Bitterwert von 400 000. Außerdem enthält die Droge Coffeolychinasäure.

Anwendung: Durch den Gehalt an Bitterstoffen dient die Droge als Choleretikum und Amarum bei Verdauungsbeschwerden. Insbesondere die Fettverdauung wird durch die Anwendung der Droge unterstützt, da der Gallenfluss angeregt wird. Die Ausscheidung von Cholesterol wird durch vermehrte Gallensaftsekretion außerdem gefördert, so dass die Droge auch zur Prophylaxe von Artheriosklerose verwendet wird. Der Blutcholesterolspiegel kann laut Studien durch regelmäßige Einnahme des Drogenextraktes um 10–12% gesenkt werden.
Am häufigsten wird der Trockenextrakt dieser Droge in Form von Fertigpräparaten oder als Presssaft verwendet. Darüberhinaus sind die Hüllblätter und Blütenkörbchenboden vor allem in der südeuropäischen Küche als Gemüse nicht wegzudenken.

Teufelskrallenwurzel, Ph. Eur.
(Radix Harpagophyti, Harpagophyti radix)

Stammpflanze: Harpagophytum procumbens, Pedaliaceae

Vorkommen: Die Teufelskralle ist in den Savannengebieten am Rande der Wüste Kalahari in Südafrika und Namibia heimisch. Sie hat ihren Namen von den holzigen, 15 cm großen Früchten, die nach allen Seiten mit hakenförmigen Auswüchsen versehen sind.

Gewinnung: Die Droge besteht aus den in Scheiben geschnittenen Knollen der Seitenwurzeln.

Inhaltsstoffe: Wichtigster Inhaltsstoff sind 0,1 bis 2% des Iridoids Harpagosid, das für den bitteren Geschmack verantwortlich ist. Außerdem enthalten die Wurzeln noch große Mengen verschiedener Zucker.

Anwendung: Durch den Gehalt an Bitterstoffen wirkt ein Teeaufguss der Droge appetitanregend und kommt bei dyspeptischen Beschwerden zum Einsatz. Die wesentlich häufiger genutzte Wirkung beruht jedoch auf einer leicht analgetischen und antiphlogistischen Eigenschaft des Drogenextraktes. Hierzu stehen zahlreiche Fertigpräparate zur Verfügung, die bei rheumatischen Beschwerden, chronischen Rückenschmerzen und Arthrose eingesetzt werden. Neuere Studien scheinen eine Wirksamkeit des Extraktes durch Hemmung der Leukotrienbiosynthese zu erhärten, die aufgrund der Beteiligung von Prostaglandinen und Leukotrienen am rheumatischen Geschehen und der Schmerzentstehung auch für die Anwendungsgebiete stimmig erscheint.

8 Drogen mit Alkaloiden

8.1 Alkaloide

Als Alkaloide werden im Allgemeinen basisch reagierende Pflanzeninhaltsstoffe bezeichnet, die im Pflanzenreich sehr weit verbreitet sind. Sie stellen für die Pflanze eine besondere Art des Stickstoffspeichers dar, da sie – entgegen früheren Vorstellungen – ständig auf- und abgebaut werden und ihre Bruchstücke so dem Stoffwechsel wieder zur Verfügung stehen können. Alkaloide haben oftmals ausgeprägte pharmakologische Wirkungen.
Die Biosynthese geht von Aminosäuren als Grundbaustein aus, wobei Phenylalanin, Tryptophan und Ornithin die wichtigsten sind. Mit weiteren Reaktionspartnern entstehen dann häufig komplizierte heterozyklische Systeme.

Chemie: Alkaloide enthalten alle ein Stickstoffatom, das meistens in einen Ring eingebaut ist. Es sind in der Regel lipophile Substanzen, die sich in Säuren unter Salzbildung lösen. Als Salze liegen sie auch im Zellsaft der Vakuole gelöst vor. Diese deutliche Unterscheidung zwischen lipophiler Base und hydrophilem Salz erleichtert ihre Isolierung wesentlich.

Vorkommen: Alkaloide kommen überall im Pflanzen- und vereinzelt auch im Tierreich vor. Bei den dikotylen Pflanzen (Magnoliata) treten Alkaloid führende Pflanzen gehäuft auf, bei den monokotylen Pflanzen (Liliatae) seltener. In manchen Familien (z. B. Nachtschattengewächse, Solanaceae) beweisen die dazu gehörigen Pflanzen ihre Verwandtschaft durch das Auftreten von gleichen oder chemisch nahe verwandten Alkaloiden. Die bevorzugten Syntheseorgane sind die Wurzel und der Spross; Speicherorgane können aber auch andere Pflanzenteile sein.

8.2 Drogen

Opium, Ph. Eur.
(Opium crudum)

Stammpflanze: *Papaver somniferum*, Papaveraceae

Vorkommen: Weit verbreitete Kulturpflanze.

Gewinnung: Alle Papaveraceen führen Milchsaft. In diesem sind die Alkaloide konzentriert. Der Milchsaft- und damit der Alkaloidgehalt ist in den unreifen Kapseln besonders hoch, in den Samen dagegen gering (Backmohn). Zur Opiumgewinnung werden die noch unreifen Mohnkapseln angeritzt. Der austretende weiße Milchsaft dunkelt an der Luft

*: Spring-/ Streufrucht

durch Oxidationsprozesse sehr schnell nach und trocknet ein. Er wird gesammelt, geformt und über Zentralstellen in den Handel gebracht.
Da Opium und seine isolierten Inhaltsstoffe zu den Sucht erzeugenden Stoffen gehören, unterliegen Anbau, Verarbeitung, Erwerb und Abgabe besonderen Vorschriften (s.Gesetzeskunde). Die hierzu getroffenen internationalen Vereinbarungen werden aber in vielen Staaten unterlaufen.
Das im Arzneibuch monographierte Opium darf als solches nicht abgegeben werden. Es ist lediglich Ausgangsstoff für verschiedene Zubereitungen.

Inhaltsstoffe: Opium enthält 20 bis 25% Alkaloide. Der Hauptbestandteil ist Morphin mit etwa 12%. Das Arzneibuch fordert einen Mindestgehalt von 10,0% Morphin. Es wird begleitet von Codein, dessen Gehalt vom Arzneibuch mit mindestens 2% gefordert wird, Thebain (maximal 3%), Noscapin, Papaverin und vielen anderen Alkaloiden. Als Satzbildner treten organische Säuren wie z. B. Mekonsäure auf.
Neben den Alkaloiden enthält der Milchsaft noch Proteine, Lipide, Kautschuk und Schleimstoffe.

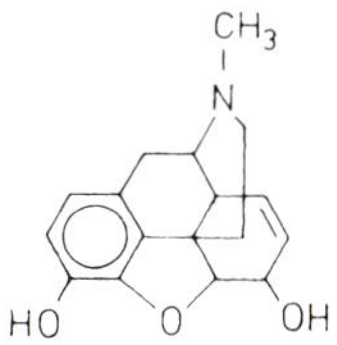

Morphin

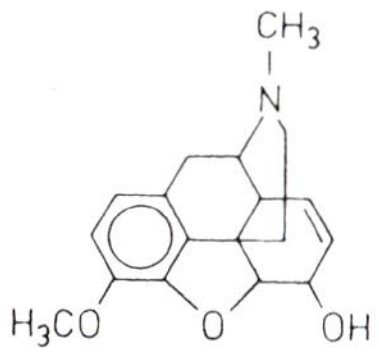

Codein

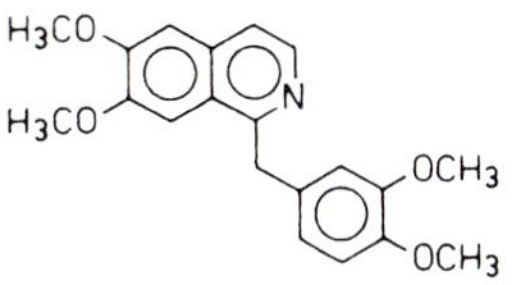

Papaverin

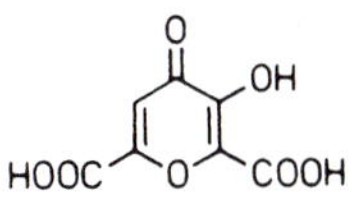

Mekonsäure

Wirkung und Anwendung: Opium wurde in Form seiner Tinktur bei schweren Durchfällen angewandt; die aus Opium isolierten Reinsubstanzen wirken als Analgetika und Spasmolytika.

Opiumpräparate:

- Eingestelltes Opium (Opii pulvis normatus, DAB) ist gepulvertes Opium, das mit Milchzucker auf einen Morphingehalt von 10% eingestellt wurde. Der Codeingehalt wurde auf 2% festgelegt, der Thebaingehalt auf 3% begrenzt. Dieses erscheint sinnvoll, da die Thebainwirkung der des Morphins entgegen gerichtet ist.
- Eingestellte Opiumtinktur (Opii tinctura normata, DAB) wird durch Mazeration mit einem Ethanol(70%)-Wasser-Gemisch (1:1) hergestellt und auf einen Gehalt von 1% Morphin eingestellt.

Schöllkraut, Ph. Eur.
(Herba Chelidonii, Chelidonii herba)

Stammpflanze: *Chelidonium majus*, Papaveraceae

Vorkommen: Einjährige Ruderalpflanze Mitteleuropas.

Gewinnung: Zur Blütezeit werden die oberirdischen Teile geerntet und bei höherer Temperatur getrocknet. Die Pflanze führt in allen Teilen alkaloidhaltigen Milchsaft.

Makroskopische Merkmale (Schnittdroge):
- Breit gedrückte, gelbe und hohle Stängelteile.
- Die Blattstückchen sind stark geschrumpft mit dunkler Neztnervatur.
- Teile der gelben Blüten sind selten.

Inhaltsstoffe: Der Milchsaft des Schöllkrautes enthält 0,1 bis 1% Alkaloide. Von den etwa 20 isolierten Substanzen ist Chelidonin regelmäßig am stärksten vertreten. Daneben finden sich noch Pflanzensäuren (Chelidonsäuren), Carotinoide und Flavonoide.

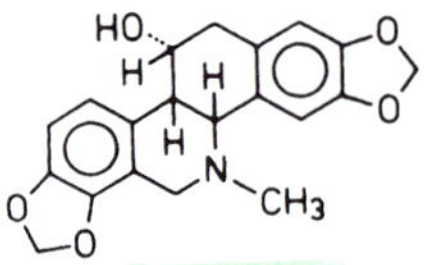

Chelidonin

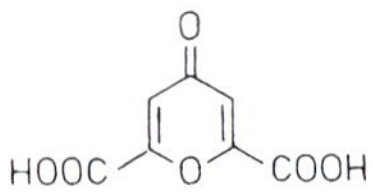
Chelidonsäure

Anwendung: Die Monographie der Kommission E des damaligen BGA gibt an: krampfartige Beschwerden im Bereich der Gallenwege und des Magen-Darm-Trakts. Die Wirkung von Herba Chelidonii ist durch sein Hauptalkaloid, das Chelidonin, bestimmt. Dieses hat die gleichen Eigenschaften wie Papaverin, allerdings in abgeschwächter Form. Herba Chelidonii wirkt spasmolytisch, analgetisch und zentral dämpfend.
Die Teebereitung aus Schöllkraut ist nicht sehr gebräuchlich. Es sind noch wenige Fertigpräparate mitSchöllkrautextrakt, v.a. für die Indikation Gallenleiden, am Markt. Volksheilkundlich wird der Milchsaft lokal zur Behandlung von Warzen verwendet.

Cayennepfeffer, Ph. Eur.
(Fructus Capsici acer, Capsici fructus acer)

Stammpflanze: *Capsicum fructescens*, Solanaceae

Vorkommen: Im tropischen Amerika heimisch, inzwischen vielfach kultiviert. Der Anbau als Arzneipflanze und Gewürz über Jahrhunderte hat zur Entstehung sehr vieler verschiedener Formen geführt.

Gewinnung: Die reifen Früchte werden getrocknet. Sie sind meistens vom Kelch befreit.

Makroskopische Merkmale: Chillies oder auch Peperonis sind orange- bis braunrot und 2 bis 7 cm lang. Die aus zwei bis drei Fruchtblättern zusammengewachsene Beere ist im oberen Teil meist hohl. Die weißen Samen hängen noch an der Plazenta.

Mikroskopische Merkmale:
Pulvermerkmale (Abb. 15):

- „Rosenkranzzellen" aus der inneren Fruchtwandepidermis: dickwandige, stark getüpfelte Zellen.
- „Gekrösezellen" aus der Samenschalenepidermis: Steinzellen mit stark verdickten, wellig gebogenen Wänden.
- Viele orangefarbene Öltropfen.

Inhaltsstoffe: Die Inhaltsstoffe des Cayennepfeffers gehören zu den „Scharfstoffen". Es sind dies 0,3 bis 1% Capsaicinoide. Den Hauptanteil stellt davon das Capsaicin (etwa 70%), das noch in einer Verdünnung von 1:2 Millionen scharf schmeckt. Die rote Farbe der Frucht wird durch den Gehalt an Carotinoiden bedingt. Ferner finden sich fettes Öl und Vitamin C.

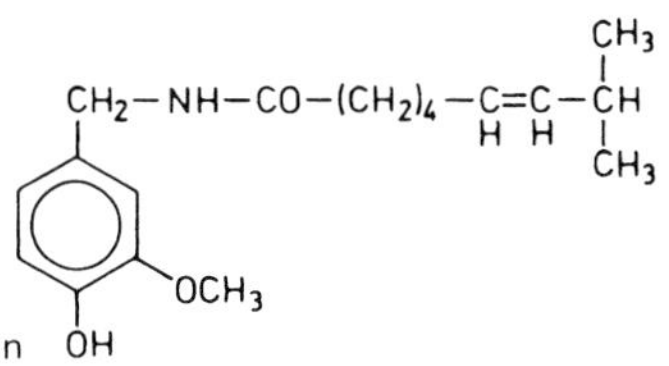

Capsaicin

Anwendung: Bei äußerlicher Anwendung erregt Capsaicin die Wärmerezeptoren der Haut und führt so zu einer Hyperämisierung. In Form von Einreibungen und Pflastern wird diese Wirkung zur unterstützenden Therapie bei rheumatischen Erkrankungen (Muskelhartspann) und Nervenschmerzen genutzt. Eine ständige lokale Anwendung führt zur Überreizung der Haut und damit zu einer Funktionseinschränkung der dort liegenden Nerven.

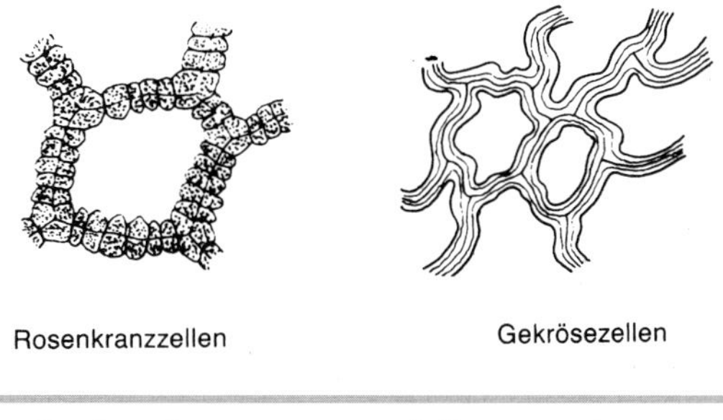

Abb. 15 Typische Zellen im Pulver von Cayennepfeffer

Daher sollten immer mehrere anwendungsfreie Tage eingehalten werden. Bei innerlicher Anwendung regt es die Magensaftsekretion und die Darmperistaltik an. Deshalb werden fette Fleischspeisen mit Cayennepfeffer und anderen Paprikasorten gewürzt.

Ipecacuanhawurzel, Ph. Eur.
(Radix Ipecacuanhae, Ipecacuanhae radix)
und
Eingestelltes Ipecacuanhapulver, Ph. Eur.
(Radix Ipecacuanhae pulvis normatus, Ipecacuanhae pulvis normatus)
und
Eingestellter Ipecacuanhatrockenextrakt, DAB
(Ipecacuanhae extractum siccum normatum)

Stammpflanze: Cephaelis ipecacuanha (=Rio-Ware, Mato-Grosso-Ipecacuanha), *Cephaelis acuminata* (=Cartagena-Ware, Costa-Rica-Ipecacuanha), Rubiaceae

Vorkommen: Cephaelis ipecacuanha ist ein kleiner Strauch des tropischen Südamerikas, *C. acuminata* wächst in Mittelamerika. Die Erstere wird in Indien zu Exportzwecken kultiviert.

Gewinnung: Speicherwurzeln und Rhizome beider Arten sind als Droge zugelassen.

Makroskopische Merkmale (Schnittdroge):
- Dunkelbraune Wurzel- und Rhizomstücke von 6 mm Dicke bei *C. ipecacuanha* und 9 mm bei *C. acuminata*. Sie sind dicht mit Querringeln besetzt.
- Die Schnittdroge besteht aus kleinen Scheibchen.
- Der gelbliche Holzkörper ist oft herausgefallen und täuscht kleine Stängelstücke vor, während der zurückbleibende Wurzelrest ein Loch in der Mitte hat.

Mikroskopische Merkmale:
Pulvermerkmale: Neben den üblichen Wurzelbestandteilen viel kleinkörnige Stärke, die meistens aus 2 bis 8 Einzelkörnern zusammengesetzte Aggregate bildet.

Inhaltsstoffe: 2 bis 4% Alkaloide aus peripheren Rindenzellen. Die Hauptalkaloide sind Emetin, Cephaelin, Psychotrin und O-Methylpsychotrin. Sie werden begleitet von Iridoiden, Pflanzensäuren und 30 bis 40% Stärke.

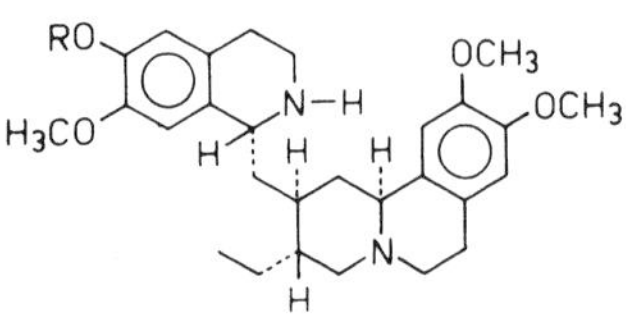

Emetin: R = CH_3
Cephaelin: R = H

Anwendung: In therapeutischen Dosen ist die Droge ein gutes Expektorans. Emetin und Cephaelin erregen den Nervus vagus in der Magenschleimhaut, was reflektorisch zu einer vermehrten Sekretolyse führt und die Expektoration fördert. Dieses wird noch ergänzt durch eine erhöhte Aktivität des Flimmerepithels (Sekretomotorik). Wird die für die Expektoration erforderliche Einzeldosis von 0,05 g überschritten, so führen die gleichen, nun aber verstärkten Reize zu Übelkeit und Erbrechen. Daraus leitet sich auch der Alkaloidname Emetin ab.
Als Expektorans finden sich vor allem homöopatische Zubereitungen auf dem Arzneimittelmarkt. Höher dosierter Spezialextrakt dient in der Notfallmedizin als Brechmittel.

Rauwolfiawurzel, DAB
(Radix Rauwolfiae, Rauwolfiae radix)

Stammpflanze: Rauwolfia serpentina, Apocynaceae

Vorkommen: Kleiner Strauch Indiens und Südostasiens.

Gewinnung: Als Droge sind nur die getrockneten Wurzeln zugelassen.

Inhaltsstoffe: Die etwa 50 bisher isolierten Alkaloide der Radix Rauwolfiae sind vornehmlich in der Wurzelrinde lokalisiert. Die meisten leiten sich vom Yohimban ab. Von therapeutischem Interesse sind das Hauptalkaloid Reserpin, sowie Ajmalin und Yohimbin.

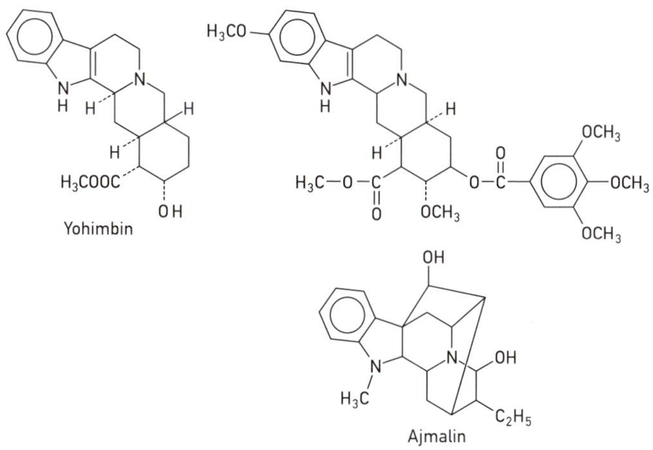

Anwendung: Die therapeutische Verwendung von Radix Rauwolfiae umfasst nach der Wirkung der einzelnen Alkaloidgruppen zwei Gebiete: Die Reserpinreihe bewirkt eine Blutdrucksenkung bei gleichzeitiger Sedierung (s. Band 2, Arzneimittelkunde). Ajmalin hat eine dem Chinidin ähnliche Wirkung am Herzen und wird als Antiarrhythmikum eingesetzt. Wegen seines relativ geringen Anteils in der Droge spielt es aber nur als Reinsubstanz eine therapeutische Rolle.

Chinarinde, Ph. Eur.
(Cortex Chinae, Cinchonae cortex)

Stammpflanze: *Cinchona pubescens* (syn. *C. succirubra*) und andere Hybriden, Rubiaceae

Vorkommen: Bäume der tropischen Andenregion. In anderen tropischen Ländern kultiviert.

Gewinnung: Die Rinde wird von dem Stamm und den Ästen der etwa acht Jahre alten Bäume abgeschält. Sie wird nachgebildet, so dass dieselben Bäume mehrmals abgeerntet werden können.

Makroskopische Merkmale: Rotbraune Stücke mit graubrauner Oberfläche, die häufig mit Flechten besetzt sind. Sie sind längs runzelig und mit feinen Querrissen versehen. Auf der Innenfläche sind Oxalatsandzellen als feine weiße Punkte zu erkennen.

Inhaltsstoffe: Das Arzneibuch fordert einen Gehalt von mindestens 6,5% Alkaloiden, es sind auch Rinden mit viel höherem Gehalt im Handel. Die mengenmäßig und therapeutisch wichtigsten Verbindungen sind Chinin und Chinidin, Cinchonin und Cinchonidin. Dieses sind zwei Diastereomere. Sie sind in der Droge zum Teil fest an Catechingerbstoffe gebunden. Außerdem finden sich noch Bitterstoffe.

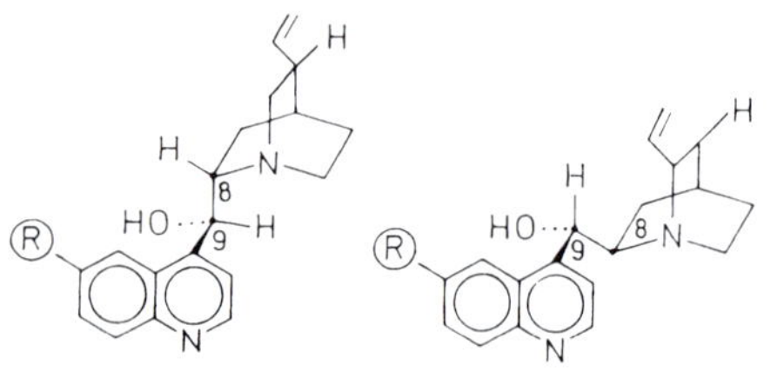

Ⓡ = H: Cinchonidin
= OCH_3: Chinin

Ⓡ = H : Cinchonin
= OCH_3 : Chinidin

Anwendung: Bei Magenbeschwerden, z. B. durch mangelnde Bildung von Verdauungssäften; zur Appetitanregung.
Cortex Chinae wird heute nur noch als Bittermittel zur Appetitsteigerung gebraucht (s. Bitterstoffe). Der Bitterwert des Chininhydrochlorid ist mit 200 000 festgelegt, es dient als Vergleichssubstanz bei der Bitterwert-Bestimmung von Drogen.
Chinin ist ein Protoplasmagift, das die ungeschlechtlichen Formen der Malariaerreger (Schizonten) abtötet. Isoliertes Chinin hat seinen festen Platz in der Malariatherapie. Jedoch bestehen vielfach Resistenzen der Malariaerreger gegen Chinin, so dass es nur noch selten eingesetzt wird. Die früher vermutete analgetische und antipyretische Wirkung wurde in der Therapie von Erkältungskrankheiten ausgenutzt.
Chinidin ist ein Antiarrhythmikum.

Hinweis: In der Schwangerschaft und bei Magen- und Darmgeschwüren ist Chinarinde kontraindiziert.

Die Hauptinhaltsstoffe der folgenden drei Drogen sind Tropanalkaloide. Es sind Ester, die sich nach ihrem Alkoholanteil in zwei Gruppen gliedern lassen:

- Tropin-Reihe: Tropin bzw. 6,7-Epoxitropin (Scopin) ist mit verschiedenen Carbonsäuren verestert.
- Ecgonin-Reihe: Die Alkoholkomponente ist Ecoginin; hierher gehören die Coca-Alkaloide.

Die Säurekomponente der Hauptalkaloide ist die Tropasäure. Das asymmetrische C-Atom der Tropasäure (C*) bedingt die Ausbildung von Stereoisomeren. So macht L-Hyoscyamin z. B. in frischen Belladonnablättern 70% der Alkaloide aus, geht beim Trocknen und Lagern aber schnell in das Razemat DL-Hyoscyamin, das Atropin, über.

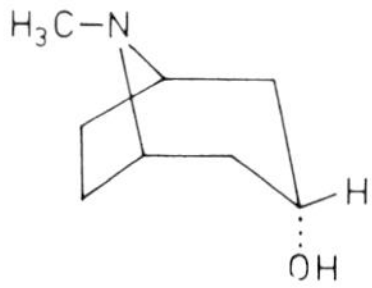

Tropin

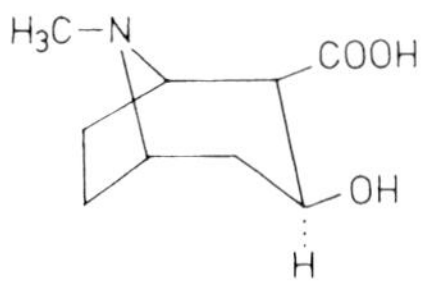

Ecgonin

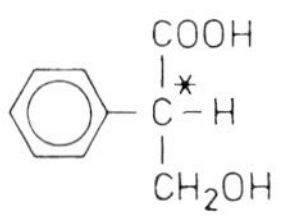

Tropasäure

Belladonnablätter, Ph. Eur.
(Folia Belladonnae, Belladonnae folium)
und
Eingestelltes Belladonnapulver, Ph. Eur.
(Folie Belladonnae pulvis normatus, Belladonnae pulvis normatus)
und
Eingestellter Belladonnablättertrockenextrakt, Ph. Eur.
(Belladonnae folii extractum siccum normatum)

Stammpflanze: Atropa belladonna, Solanaceae

Vorkommen: Heimisch in Mittel- und Südeuropa. Die Staude wird etwa 1,5 m hoch und bildet schwarze Beeren. Die Symptome der Belladonnavergiftung haben zu dem Namen „Tollkirsche" geführt.

Gewinnung: Das Arzneibuch lässt zur Drogengewinnung sowohl die Blätter als auch die blühenden Zweigspitzen zu. Die Einstellung von Folia Belladonnae plv. norm. erfolgt ent-

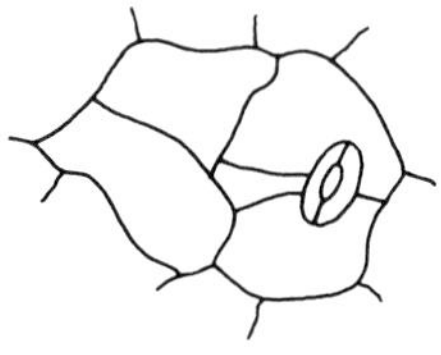

Abb. 16 Untere Epidermis der Belladonnablätter

weder mit Lactose oder mit gepulverten Belladonnablättern mit niedrigerem Alkaloidgehalt auf einen Gesamtalkaloidgehalt von 0,3%.

Makroskopische Merkmale: Die Schnittdroge ist nur schwer zu identifizieren. Die braungrünen Blätter sind leicht eingerollt und sehr zerbrechlich. Ältere Blätter sind auf den Blattnerven schwach behaart.

Mikroskopische Merkmale:
Pulvermerkmale (Abb. 16):
- Anisocytische Spaltöffnungen von der Blattunterseite.
- Mehrzellige Gliederhaare.
- Calciumoxalatsandzellen.

Inhaltsstoffe: 0,1 bis 1,2% Alkaloide, die Menge variiert jedoch nach Vegetations- und Trocknungsart. Das Arzneibuch fordert mindestens 0,3%. Die Hauptalkaloide sind L-Hyoscyamin, sein Razemat Atropin und Scopolamin. Ferner finden sich noch andere Basen wie Nicotin und Pyrrolidonderivate Flavonoide, Pflanzensäuren und Gerbstoffe.

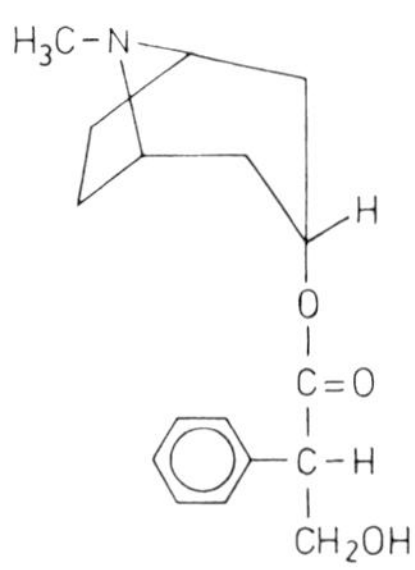

L-Hyoscyamin

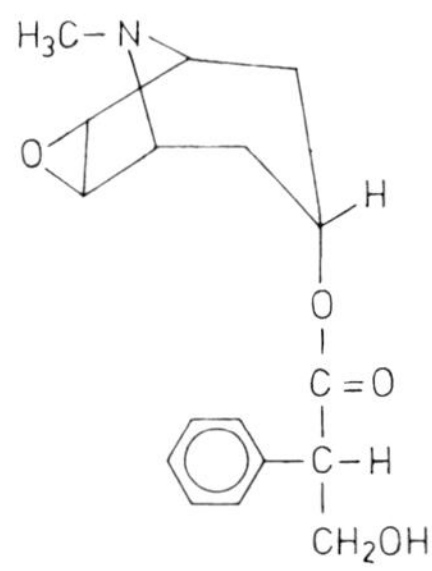

Scopolamin

Anwendung: Die Verwendung der Droge ergibt sich aus der Pharmakologie der Einzelsubstanzen.

L-Hyoscyamin ist ein Parasympatholytikum: Es wirkt spasmolytisch durch Lähmung der glatten Muskulatur, hemmt die Sekretion aller exokrinen Drüsen und hat zentral erregende Wirkungen. Das Gleiche gilt für Atropin, dessen Wirkungsintensität aber geringer ist, da es ja nur zur Hälfte aus L-Hyoscyamin besteht. Hier steht die Pupillen erweiternde Wirkung im Vordergrund. Auf der mydriatischen Wirkung des Atropins beruht sein Name „bella donna" (schöne Frau): Die mit Atropin künstlich erweiterten Pupillen lassen die Augen größer und glänzender erscheinen. Das führte zu seiner Verwendung als „Schönheitsmittel". Die Wirkung von Scopolamin auf das Zentralnervensystem ist der des Atropin entgegen gerichtet: Scopolamin wirkt zentral dämpfend und wird als isolierter Stoff bei Kinetosen verwendet.

Hyoscyamusblätter
(Folia Hyoscyami, Hyoscyami folium)
und
Eingestelltes Hyoscyamuspulver
(Folia Hyoscyami pulvis normatus, Hysocyami pulvis normatus)

Stammpflanze: Hyoscyamus niger, Solanaceae

Vorkommen: Ein- bis zweijährige Pflanze Europas und West- und Nordasiens.

Gewinnung: Zur Drogenherstellung sind die Blätter und die blühenden Zweigspitzen zugelassen.

Makroskopische Merkmale (Schnittdroge): Grünbraune Blattstückchen und hohle Stängelteile; ihre Unterscheidung von den anderen Solanaceen-Drogen ist nur mikroskopisch oder mittels DC möglich.

Mikroskopische Merkmale: Für Folia Hyoscyami sind Calciumoxalatprismen im Schwammparenchym charakteristisch.

Inhaltsstoffe: Maximal 0,1% Alkaloide. Als Hauptalkaloide sind Atropin und Scopolamin anzusehen, wobei der Anteil an Scopolamin mit 40% des Gesamtgemischs beträchtlich ist. Hinzu kommen noch Rutosid und Gerbstoffe.

Anwendung: s. Folia Belladonnae, allerdings wird die Droge praktisch nicht mehr angewandt.

Stramoniumblätter, Ph. Eur.
(Folia Stramonii, Stramonii folium)
und
Eingestelltes Stramoniumpulver, Ph. Eur.
(Folia Stramonii pulvis normatus, Stramonii pulvis normatus)

Stammpflanze: Datura stramonium, Solanaceae

Vorkommen: Weit verbreitete Pflanze der gemäßigten Breiten, deren Herkunft nicht sicher bekannt ist.

Gewinnung: Als Droge sind die Blätter und die getrockneten blühenden Zweigspitzen zugelassen.
Das Pulver wird mit Lactose auf den geforderten Gehalt eingestellt.

Makroskopische Merkmale: Die Blattspreite ist tief dunkelgrün, die Unterseite heller. Die sichere Unterscheidung zu den anderen Solanaceen-Drogen ist nur im mikroskopischen Bild oder mittels DC möglich.

Mikroskopische Merkmale (Flächenschnitt):
- Calciumoxalatdrusen, die in Idioblasten des Mesophylls lokalisiert sind.
- Epidermisfragmente mit vielen anisocytischen Spaltöffnungen.

Inhaltsstoffe: Der Gesamtalkaloidgehalt der Droge liegt bei 0,6%. Als Hauptalkaloid tritt wieder Atropin auf, begleitet von Scopolamin, außerdem finden sich noch Flavonoide.

Anwendung: s. Folia Belladonnae, doch die Droge ist obsolet.

Ephedrakraut, DAB
(Herba Ephedrae, Ephedrae herba)

Stammpflanze: Ephedra sinica, Ephedra shennungiana und andere gleichwertige *Ephedra*-Arten, Ephedraceae

Vorkommen: Ephedra-Arten sind zweihäusige, mehrjährige Kräuter. Die Ephedraceae nehmen in der Pflanzensystematik eine Mittelstellung zwischen den Gymnospermen und Angiospermen (s.Teil A, Kap. VI) ein. Ephedra-Arten wachsen vor allem in den subtropischen Regionen Asiens. Sie werden bis zu einem Meter hoch, und ihr Aussehen erinnert an Schachtelhalme. Als xeromorphe Pflanze sind sie auf das Leben in trockenen Gegenden eingerichtet: Ihre Blätter sind schuppenartig reduziert; die grünen Stängel übernehmen die Assimilationsaufgaben.

Gewinnung: Um eine Droge mit hohem Alkaloidgehalt zu bekommen, werden die grünen Sprossachsen im Herbst geerntet und an der Luft getrocknet.

Makroskopische Merkmale: Die graugrünen Zweigstücke sind fein längs gerillt. Manche Stücke zeigen Knoten, an denen die beiden verkümmerten Laubblätter zu einer Röhre miteinander verwachsen sind. Ihre freien Enden bilden dreieckige Zähne.
Das Innere der Zweigstücke füllt reichlich weißes, zum Zentrum hin bräunliches Mark aus.

Mikroskopische Merkmale:
Querschnitt:
- Epidermis mit dicker Cuticula, die besonders über den Rippen Höcker bildet.
- Die Spaltöffnungen sind – wie bei xeromorphen Blättern üblich – tief eingesenkt.
- Konzentrisch angeordnete Leitbündel.

Pulvermerkmale:

- Rindenparenchym mit vielen kleinen Calciumoxalatkristallen.

Inhaltsstoffe: Bis zu 2% Alkaloide, dessen Hauptanteil Ephedrin stellt, begleitet von Gerbstoffen, Saponinen und anderem. Der Alkaloidgehalt der einzelnen Arten ist sehr unterschiedlich. Den Wirkstoffgehalt legt das Arzneibuch mit 1% Gesamtalkaloiden fest.

Anwendung: Früher benutzte man Ephedrakraut, um Ephedrin zu isolieren. Da das heute aber leicht synthetisch herstellbar ist, gilt Ephedrakraut als obsolete Droge.
Die Volksmedizin benutzt Ephedrakraut bei Atemwegserkrankungen, besonders um Krampfhusten zu lösen. Diese Zubereitungen sind jedoch weniger wirksam als reine Ephedrinlösungen. Vielfach wird Ephedrakraut von Jugendlichen als pflanzliches Aufputschmittel verwendet. Dies ist aus pharmazeutischer Sicht als bedenklich einzustufen, da die sympathikusstimulierende Wirkung zum Überschreiten der persönlichen Leistungsgrenze führen kann und ein körperlicher Zusammenbruch die Folge wäre.

Boldoblätter, Ph. Eur.
(Folia Boldo, Boldi folium)

Stammpflanze: Peumus boldus, Monimiaceae

Vorkommen: Die Pflanze wächst als etwa sechs Meter hoher, immergrüner Baum oder Strauch in Chile und Peru.

Gewinnung: Die Droge besteht aus den getrockneten, evtl. zerkleinerten Blättern.

Inhaltsstoffe: 0,25 bis 0,5% Alkaloide, die zur Gruppe der Aporphinalkaloide gehören. Hauptalkaloid ist das Boldin. Zusätzlich enthält die Droge noch 2 bis 3% ätherisches Öl mit einem erheblichen Anteil an Ascaridol.

Anwendung: Auszüge aus Boldoblättern sollen die Magen- und Gallensaftsekretion anregen. Diese Wirkung beruht auf dem Boldingehalt. Da dieser aber bei den verschiedenen Formen der Extraktbereitung erheblich abnehmen kann, sind standardisierte Teepräparate gegenüber Fertigpräparaten zu bevorzugen.

Hinweis: Bei Überdosierungen kann der Ascaridolgehalt der Droge problematisch werden. Ascaridol ist jene Substanz, auf Grund deren Wirkung früher ätherisches Wurmsamenöl (Chenopodii aetheroleum) beim Befall mit Spul- und Hakenwürmern eingesetzt wurde. Es steigert die Durchblutung der Schleimhäute im Magen-Darm-Trakt, wirkt in höheren Dosen aber entzündungserregend und hat bei Überdosierung toxische Effekte.

Purinalkaloidhaltige Drogen

Die wichtigsten Purinalkaloide sind Coffein, Theobromin und Theophyllin. Während Theophyllin in erster Linie eine bronchodilatatorische Wirkung besitzt und als isolierter Wirkstoff in der Asthmatherapie etabliert ist, stehen bei Coffein und auch Theobromin die zentral stimulierende und anregende Wirkung im Vordergrund.

Zu den coffeinhaltigen Drogen gehören:

- Kaffeesamen (Coffea semen)
  Stammpflanze: Coffea arabica, Rubiaceae
  Der durchschnittliche Coffeingehalt einer Tasse Kaffee beträgt 100 mg und man geht davon aus, dass bis zu 5 Tassen pro Tag für einen Erwachsenen toxikologisch unbedenklich sind.
  Die zum Teil magenreizende Wirkung des Kaffees ist vor allem auf während des Röstprozesses entstehende sog. Röstöle zurückzuführen und nicht auf das Coffein.
- Teeblätter (Thea folium)
  Stammpflanze: Camellia sinensis, Theaceae
  Schwarzer Tee: fermentierte Teeblätter
  Grüner Tee: unfermentierte Blätter
  Neben dem Coffein (ältere Bezeichnung Thein) besitzt die Droge Gerbstoffe, wodurch die Coffeinfreisetzung im Vergleich zu Kaffee langsamer verläuft aber der anregende Effekt länger anhält. Außerdem wirkt Tee durch den Gerbstoffgehalt stopfend.
- Mateblätter (Mate folium) DAC
  Stammpflanze: Ilex paraguariensis, Aquifoliaceae
  Matetee sagt man zusätzlich eine sättigende Wirkung nach, daher wird dieser Tee gerne zur Diät- und Fastenunterstützung getrunken.
  Eine Tasse Matetee enthält ca. 25 mg Coffein.
- Guaranasamen
  Stammpflanze: Paulinia cupana, Sapindaceae
  Guarana wird aufgrund des Coffeingehalts verschiedentlich anregenden Erfrischungsgetränken, Kapseln oder auch Kaugummis und Bonbons zugesetzt.
- Kakaosamen (Cacao semen)
  Stammpflanze: Theobroma cacao, Sterculiaceae
  Hauptinhaltsstoff ist Theobromin aber auch ein geringer Gehalt an Coffein ist vorhanden. Außerdem kommen in der Droge Gerbstoffe vor, die für die stopfende Wirkung von Schokolade verantwortlich sind und der Stoff Tryptamin, der bei empfindlichen Personen Migräne auslösen kann.

9 Drogen mit diversen Inhaltsstoffen

Mistelkraut, DAB
(Herba Visci albi, Visci herba)

Stammpflanze: Viscum album, Viscaceae (bzw. Loranthaceae)

Vorkommen: Im Winter sind die kleinen, kugeligen Sträucher, die der immergrüne Halbschmarotzer auf vielen Laub- und einigen Nadelbäumen bildet, besonders gut sichtbar. Der Mistel lässt sich von ihren Wirtspflanzen mit Wasser und Nährstoffen versorgen, assimiliert mit ihren grünen Blättern aber selbst. Die Pflanze ist getrenntgeschlechtlich zweihäusig. Sie bildet weiße kugelige Beerenfrüchte.

Gewinnung: Die Mistel ist „die" Pflanze der antroposophischen Medizin. Für die Tumorbehandlung verarbeiten die Herstellerfirmen nur Misteln von ganz bestimmten Wirtspflanzen.

Inhaltsstoffe: Die Wirksamkeit der Mistel bei der Tumorbehandlung ist immer noch nicht gesichert. Das Bemühen, dafür Belege zu bekommen, hat jedoch zu erheblichen Forschungsanstrengungen geführt. Isoliert und untersucht wurden eine ganze Reihe von Inhaltsstoffen: Lektine, Polypeptide, Polysaccharide, Phenylpropane, Lignane, Flavonoide und andere.
Lektine sind Glykoproteine, die bestimmte Zucker an sich binden. Damit haben sie auch eine Affinität für die Oberflächenstrukturen bestimmter Zellen. Von einem speziellen Mistellektin wurde nachgewiesen, dass es im Immunsystem positive Wirkungen zeigt und gegen Tumore und ihre Metastasen wirkt. In höherer Dosierung zeigten sich allerdings toxische Effekte im Immunsystem.
Die Polypeptide der Mistel werden als Viscotoxine bezeichnet. Bei parenteraler Anwendung senken sie die Herzfrequenz und den Blutdruck. Geschluckt werden sie jedoch im Magen-Darm-Trakt inaktiviert.

Anwendung: Mistelextrakte zur Injektion werden in der Tumortherapie eingesetzt; der Tee soll zu hohen Blutdruck senken.

Die Arzneimittelkommissionen des damaligen Bundesgesundheitsamtes haben für die Mistel drei verschiedene Monographien erstellt: zur Anwendung in der Phytotherapie, in der Homöopathie und in der Anthroposophie. Sie unterscheiden sich in Art und Konzentration der Inhaltsstoffe und hinsichtlich der Anwendungsgebiete.
Die Anwendung von Mistel als Phytotherapeutikum wurde bei degenerativ-entzündlichen Gelenkerkrankungen als sinnvoll angesehen, wenn der Extrakt gespritzt wird. Dabei entsteht an der Einspritzstelle eine Entzündung, auf die das Immunsystem mit erhöhter Aktivität reagiert; dadurch klingt die eigentlich zu behandelnde Entzündung schneller ab.

Im Rahmen der anthroposophischen Heilweise akzeptiert man Mistelextrakt zur Vorbeugung und Behandlung von Geschwulstkrankheiten und anderen chronisch-entzündlichen Krankheiten. Für die Homöopathie gelten wieder andere Anwendungsgebiete.
Die Wirkung der Lektine hängt sehr ab von Dosis, Art, Dauer und Zeitpunkt der Anwendung. Da aber über die komplexen Regelkreise der Abwehr noch viel zu wenig Sicheres bekannt ist und auch nicht alle Mistelextrakt-Präparate auf einen definierten Inhaltsstoff standardisiert sind, müssen schon aus diesem Grund Studienergebnisse über Mistelbehandlungen unterschiedlich ausfallen. Die verschiedenen Ergebnisse sind also nur schwer oder gar nicht miteinander zu vergleichen. Akzeptierte klinische Nachweise für die Wirksamkeit von Mistelextrakt bei Krebserkrankungen gibt es nicht. Allerdings ist unübersehbar, dass die Patienten bei einer Strahlen- oder Chemotherapie von der adjuvanten Behandlung mit Mistelextrakt profitieren.

Hibiscusblüten, Ph. Eur.
(Flores Hibisci, Hibisci flos)

10 Kräuter Magentropfen
Figur-Fit Kräutertee

Stammpflanze: Hibiscus sabdariffa, Malvaceae

Vorkommen: Der Hibiscus, auch afrikanische Malve genannt, ist eine einjährige Pflanze der tropischen Länder. Es existieren mehrere Varietäten, von denen nur *H. sabdariffa* var. *ruber* zur Drogengewinnung herangezogen wird. Nur sie hat den intensiv rot gefärbten Außenkelch.

Gewinnung: Die Droge besteht aus dem Kelch und dem Außenkelch der Blüten. Beide sind an der Basis fest miteinander verwachsen und wachsen nach dem Abfallen der Corolla (s.Teil A, Kap. III. 4.7.1) bei der Fruchtbildung zu einem fleischigen Gebilde heran. Die Ernte erfolgt entweder durch Ausreißen der Kelche oder durch Ausstechen der Frucht aus der krugförmigen Vertiefung, die die Kelche bilden.

Makroskopische Merkmale: Die Droge besteht aus dem ganzen Kelch oder seinen Bruchstücken und ist leuchtend rot bis dunkel violett gefärbt. Sie schmeckt erfrischend säuerlich.

Inhaltsstoffe: Große Mengen organischer Säuren (15 bis 30%): Citronen-, Äpfel-, Weinsäure und die hier spezifische Hibiscussäure. Die Färbung der Droge beruht auf ihrem Anteil von etwa 1,5% Anthocyan-Farbstoffen und Flavonoiden.

Anwendung: Der Gehalt an Fruchtsäure macht den aus Hibiscusblüten hergestellten Tee zu einem erfrischenden Getränk mit leicht säuerlichem Geschmack. Die Anthocyane geben ihm außerdem noch eine schöne rote Farbe. Da die Droge sonst keine nachweisbare pharmakologische Wirksamkeit hat, ist sie als Haustee geeignet. In Teemischungen findet sie noch als farbgebender Bestandteil Verwendung.
Der auch in Aufgussbeuteln häufig angebotene „Malventee" darf nicht mit unseren einheimischen Flores Malvae verwechselt werden; es handelt sich vielmehr um Flores Hibisci. Sie werden auch mit Hagebutten vermischt als „Roter Früchtetee" verkauft.

Hagebuttenschalen. Ph. Eur.
(Fructus Cynosbati sine Semine, Rosae pseudofructus)

Stammpflanze: Rosa-Arten, Rosaceae

Vorkommen: Rosen sind in den gemäßigten Breiten überall artenreich vertreten.

Gewinnung: Hagebutten gelten allgemein als die „Früchte" der Rosen. Im botanischen Sinne sind es jedoch Scheinfrüchte. Die Blütenachse oder der Blütenboden – also der Teil, dem die einzelnen Blütenglieder (Kelchblätter, Blütenblätter, Staubblätter, Fruchtblätter) ansitzen – ist bei der Rose krugförmig ausgebildet. Er umschließt mehrere Fruchtknoten, aus denen sich nach der Befruchtung kleine Nüsschen, die „Samen" der Hagebutte, entwickeln. Diese Kerne sind Einzelfrüchte, die durch die fleischige Ausgestaltung der Blütenachse zu einer Sammelfrucht verbunden werden (s.Teil A, Kap. III. 4.8.3). So hat das Arzneibuch in seinem Untertitel „Rosae pseudofructus" endlich dieser Besonderheit der Fruchtbildung durch einen botanisch richtigen Ausdruck in der Namensgebung Rechnung getragen. Dem inneren Teil des Blütenbodens sitzen viele verholzte Haare an, die leicht abbrechen und zu Juckpulver verarbeitet werden können.
Der Vitamin-C-Gehalt der Hagebutten ist dann am höchsten, wenn sie schon stark gefärbt, aber noch ganz fest sind.
Die fleischig gewordenen Blütenachse wird von den ansitzenden Haaren befreit und schonend, aber rasch getrocknet, um den Vitaminverlust so gering wie möglich zu halten.

Makroskopische Merkmale: Rote, etwas eingerollte Stückchen mit glänzender, grubig eingefallender Oberfläche.

Inhaltsstoffe: Der Vitamin-C-Gehalt der frischen Hagebutten liegt bei über 1,5%, der der Droge ist erheblich geringer. Der vom Arzneibuch geforderte Mindestgehalt von 0,3% wird oft nicht erreicht. Organische Säuren (Äpfel-, Citronensäure) sind für den Geschmack verantwortlich, Carotinoide für die Färbung. Ferner enthält die Droge noch ca. 10% Zucker.

Knoblauchpulver, Ph. Eur.
(Allii sativi bulbi pulvis)

Stammpflanze: Allium sativum, Alliaceae

Vorkommen: Ursprünglich stammt Knoblauch aus Asien, mittlerweile wird er aber weltweit kultiviert. Es handelt sich um eine mehrjährige, 25 bis 70 cm hoch wachsende Zwiebelpflanze. Anders als die Küchenzwiebel ist Knoblauch eine zusammengesetzte Zwiebel mit zahlreichen Nebenzwiebeln, den so genannten „Zehen".

Gewinnung: Im September und Oktober werden die reifen Zwiebeln geerntet, in Scheiben geschnitten und möglichst rasch getrocknet. Anschließend werden die trockenen Knoblauchscheiben zu Pulver vermahlen. Zwei Faktoren entscheiden über die Qualität des Endprodukts: Temperatur und Feuchtigkeit. Die Knoblauchscheiben müssen möglichst rasch

mit heißer Luft von weniger als 60 °C getrocknet werden. Dann geht nur wenig von dem Inhaltsstoff Alliin verloren, und auch das pflanzeneigene Enzym Alliinase bleibt intakt. Auch beim anschließenden Mahlen der getrockneten Scheiben darf sich das Mahlgut nicht ernstlich erwärmen.
Ein Gramm getrocknete Knoblauchzwiebel entsprechen in etwa drei Gramm frischem Knoblauch.

Inhaltsstoffe: In voneinander getrennten Gewebeteilen enthält Knoblauch jene Stoffe, auf denen seine Wirkung beruht: das schwefelhaltige Alliin und das Enzym Alliinase. Alliin ist stabil und geruchlos. Erst wenn beim Schneiden und Mahlen die Gewebestrukturen der Knoblauchzehen zerstört werden, kommt das Alliin mit dem Enzym in Kontakt. Dann entsteht aus Alliin das Allicin. Allicin riecht noch angenehm, wie erntefrischer Knoblauch. In wässriger Lösung mit niedrigem ph-Wert und bei niedriger Temperatur ist es mehrere Stunden lang stabil. Erst nach dieser Zeit oder bei höheren Temperaturen und in Gegenwart von Wasser lagert sich Allicin zu anderen Schwefelverbindungen um, die stark riechen und flüchtig sind. Zu diesen Schwefelverbindungen gehören Diallyl- und Triallysulfid; diese Sulfide bedingen den typischen unangenehmen Knoblauchgeruch.
Als schwefelfreie Inhaltsstoffe kommen im Knoblauch Fructane, Flavonoide, Saponine und das Spurenelement Selen vor.

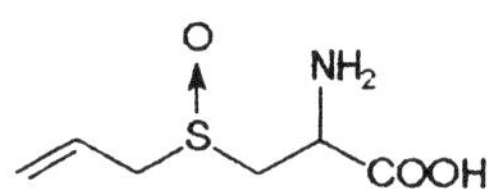

Alliin

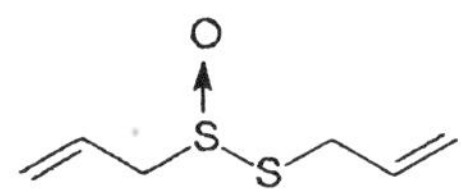

Allicin

Anwendung: Antibakterielle und antimykotische Wirkungen von Knoblauch sind belegt, werden aber heute kaum noch therapeutisch genutzt. Sie beruhen wahrscheinlich auf dem Allicin.
Die Wirkung des Knoblauchs auf die Blutfette und die Gerinnungsfähigkeit des Blutes drücken sich hingegen in den auch heute gebräuchlichen Anwendungen aus: Knoblauch kann die diätetischen Maßnahmen bei erhöhten Blutfettwerten unterstützen, bei der Behandlung von Bluthochdruck und arteriellen Durchblutungsstörungen und bei der Vorbeugung von Arteriosklerose mithelfen. Träger dieser Wirkungen sind die durch Umlage-

rung des Allicins entstehenden Schwefelverbindungen: Die Ajoene senken den LDL-Cholesterinspiegel, die Trusulfide und Ajoene tragen zur Verbesserung der Durchblutung bei. Mittlerweile ist geklärt, dass bei Knoblauch Geruch und Wirkung unmittelbar miteinander verknüpft sind. Wenn das Alliin-Alliinase-System aktiviert wird, ist es unvermeidbar, dass die typisch nach Knoblauch riechenden Schwefelverbindungen entstehen. Möglicherweise können zwar auch geruchlose und damit schwefelfreie Knoblauchzubereitungen im Körper Wirkungen entfalten, ob diese jedoch mit denen des ganzen Knoblauchpulvers vergleichbar sind, ist ungeklärt.

Pelargonium-Extrakt (Umckaloabo®)

Stammpflanze: Pelargonium reniforme, P. sidoides, Geraniaceae

Vorkommen: Die Kapland-Pelargonie stammt aus der Savanne Südafrikas und ist eine lila blühende Geranienart, die nur auf einem begrenzten Gebiet in Südafrika vorkommt.

Gewinnung: Nach einer dreijährigen Wachstumsphase werden die Wurzeln von Hand geerntet, verlesen und gewaschen.

Anwendung: Bei den südafrikanischen Zulu-Stämmen wird bereits seit Jahrhunderten ein Wurzelsud der Kapland-Pelargonie zur Behandlung von Atemwegsinfekten eingesetzt. Auf dieser Grundlage wurde in längerer Forschungsarbeit das Fertigpräparat Umckaloabo® entwickelt.

Das Präparat kann bei akuten und chronischen Infektionen, insbesondere der Atemwege und des Hals-Nasen-Ohrenbereichs eingesetzt werden. Trotz zahlreicher experimenteller und klinischer Studien gilt die Wirksamkeit des Präparats bei kritischen Pharmakologen als nicht ausreichend belegt.

Bisher werden drei Wirkprinzipien dem Pflanzenextrakt zugeordnet: Eine Hemmung der Bakterienvermehrung, Aktivierung der Killerzellen des Immunsystems und dadurch eine verstärke Virenabwehr und ein verbesserter Schleimabtransport. Insgesamt soll das Präparat damit eine rasche Besserung der Infektsymptome bewirken und die Krankheitsdauer verkürzen, darüber hinaus Rückfälle und chronische Infektverläufe verhindern.

Mit Vorsicht sollte der Extrakt aufgrund nicht ausreichender Datenlage bei kleinen Kindern eingesetzt werden, außerdem zeigte sich eine erhöhte Blutungsneigung als Nebenwirkung, die bei Patienten unter Antikoagulantientherapie problematisch sein kann.

10 Teemischungen

Zusammensetzung

Die Mischung verschiedener getrockneter Pflanzenteile wird erst dann zu einem pharmazeutisch sinnvollen Teegemisch, wenn sie nach gewissen Richtlinien aufgebaut ist, die sich nach der Indikation und den Einzelbestandteilen richten.
Schon immer galt die Regel, dass ein Teegemisch aus möglichst wenigen Drogen aufgebaut sein sollte, die einander in ihrer Wirkung ergänzen: ein oder zwei „Basismittel" als Wirkungsträger, unterstützt von den „Adjuvanzien", begleitet von den „Korrigenzien", die Aussehen, Geruch oder Geschmack des Tees verbessern sollen.
Die Kommission E des damaligen Bundesgesundheitsamtes trug dem Rechnung: Sie beschränkte die Anzahl der Partner eines Drogengemisches auf maximal sechs und forderte, dass nachweislich jeder einen Beitrag zur angestrebten Wirksamkeit erbringt.
Doch nicht nur hinsichtlich ihrer Indikation müssen die in einem Teegemisch vereinten Drogen zusammenpassen, sondern auch im Hinblick auf ihre Inhaltsstoffe. So ist es zum Beispiel wenig sinnvoll, Drogen mit ätherischem Öl, die nur mit heißem Wasser überbrüht werden dürfen, mit Wurzeldrogen zu kombinieren, die ausgiebig gekocht werden müssen, um die Wirkstoffe zu extrahieren.
Die Standardzulassungen zu Teedrogen-Mischungen haben das Prinzip, dass neben den wirksamen Bestandteilen auch Adjuvanzien zugelassen werden, deren Mengenverhältnisse in bestimmten Grenzen freigestellt werden.

Zubereitung

Von der Art der Zubereitung hängt nicht zuletzt die Wirksamkeit entscheidend ab. Teegemische mit solchen Drogen, die ätherisches Öl enthalten, werden nur mit heißem Wasser übergossen und müssen dann noch 5 bis 10 Minuten lang „ziehen". Werden solche Drogen gekocht, so verflüchtigt sich das ätherische Öl, und der Wirkungsträger geht verloren.
Als Dekokt (wässriger Drogenauszug) werden Rinden- und Wurzeldrogen zubereitet, aber auch solche, die in Wasser schwer lösliche Bestandteile haben, wie z. B. kieselsäurehaltige Drogen (Herba Equiseti).
Schleim- und stärkehaltige Drogen werden kalt mazeriert und zum Trinken vorher leicht angewärmt (s.Kap. 2.2.3).

Als allgemeines Dosierungsschema können 1 bis 2 Teelöffel Droge pro Tasse Wasser angegeben werden.

10.1 Teerezepturen für spezielle Indikationen

10.1.1 Haustee

Ein Haustee wird als durststillendes Getränk während des ganzen Tages getrunken. Er hat keine definierte Wirkung und darf sie auch nicht haben, da das seinem uneingeschränkten Gebrauch entgegenstünde. Es finden hier vor allem solche Drogen Verwendung, die Fruchtsäuren oder Vitamin C enthalten. Auch einige ätherisches Öl enthaltende Drogen gehören hierher. Beide Drogenarten sollten jedoch nicht miteinander gemischt werden, damit der Tee geschmacklich einheitlich bleibt.

- Basismittel:

a) Fruchtsäure-Droge	Hibisci flos
	Rubi fruticosi folium
b) Ätherisches-Öl-Droge	Aurantii amari epicarpium et mesocarpium
	Menthae piperitae folium
	Melissae folium
	Matricariae flos
Beispiel 40% Hibisci flos	30% Rubi fruticosi folium
	30% Cynosbati fructus

10.1.2 Magentee

Bei der Zusammenstellung eines Magentees muss unterschieden werden, ob er gegen eine akute oder eine chronische Beeinträchtigung angewandt werden soll. Bei einer akuten Magenschleimhautentzündung werden als Basismaterial Mucilaginosa, Antiemetika und Spasmolytika bevorzugt. Bei einer chronischen Entzündung werden vermehrt Amara und Cholagoga gegeben. Um die Sekret lockende Wirkung der Amara richtig ausnutzen zu können, sollte ein solcher Tee 1/2 Stunde vor den Mahlzeiten getrunken werden.
In beiden Fällen werden Karminativa als Adjuvantien gebraucht.

- Basismittel:

a) Amarum purum	Gentianae radix
	Centaurii herba
	Chinae cortex
b) Amarum aromaticum	Aurantii amari epicarpium et mesocarpium
	Absinthii herba
	Millefolii herba
c) Mucilaginosum	Althaeae radix
d) Spasmolytikum	Menthae piperiate folium

■ Adjuvans:	Carvi fructus Liquiritiae radix Matricariae flos Calami rhizome
Magentee (Standardzulassung)	20% Gentianae radix 20% amari epicarpium et mesocarpium 25% Centaurii herba 25% Absinthii herba
Magen- und Darmtee (Standardzulassung)	25% Valerianae radix 25% Carvi fructus 25% Menthae piperitae folium 25% Matricariae flos 10% Cinnamomi cortex

10.1.3 Abführtee

Anthrachinonhaltige Drogen sind die Basismittel eines Abführtees. Um eine synergetische Wirkung zu erzielen, sollten immer mindestens zwei Drogen aus unterschiedlichen Familien kombiniert werden. Ein Zusatz von etwa 20% Rad. Liquiritiae sorgt für beschleunigten Wirkungseintritt und eine Wirkungsverstärkung der Anthradrogen, ohne dass dieser Mechanismus bisher geklärt werden konnte.
Werden Drogen mit Schleim- oder Quellstoffen verwendet, so dürfen diese wegen ihrer andersartigen Zubereitung nicht mit den Anthradrogen gemischt werden.
Als Adjuvantien kommen immer Karminativa in Betracht, da eine Obstipation meistens auch mit Blähungen einhergeht. Bei spastischen Obstipationen muss ein entsprechendes Spasmolytikum gegeben werden.

■ Basismittel:	
a) Anthradroge	Sennae folium Sennae fructus Rhei radix Frangulae cortex Rhamni purshianae cortex
■ Adjuvans:	Carvi fructus Liquiritiae radix Matricariae flos Menthae piperitae folium
Beispiel:	30% Sennae folium 30% Rhei radix 20% Liquiritiae radix 10% Carvi fructus 10% Menthae piperitae folium

10.1.4 Obstipierender Tee

Zur Therapie von Durchfallerkrankungen werden gerbstoffhaltige Drogen benötigt, die als Adstringenzien wirken. Um Begleiterscheinungen der Diarrhoe zu bekämpfen, sind Spasmolytika und Karminativa angebracht.

■ Basismittel:	Ratanhiae radix
	Rubi fruticosi folium
■ Adjuvans:	Menthae piperitae folium
	Carvi fructus
Beispiel:	50% Ratanhiae radix
	20% Rubi fruticosi folium
	20% Menthae piperitae folium
	10% Carvi fructus

10.1.5 Karminativ-Tee

Karminativa sollen übermäßige Gasansammlungen im Magen-Darm-Trakt beseitigen. Es ist eine symptomatische Therapie, die den Patienten Erleichterung verschaffen soll, ohne nach der Ursache zu fragen. Als Karminativa kommen die drei Apiaceen-Drogen – vor allem der Kümmel – in Frage und als Adjuvantien noch Spasmolytika.

■ Basismittel:	Carvi fructus
	Foeniculi fructus
	Anisi fructus
■ Adjuvans:	Menthae piperitae folium
	Matricariae flos
Beispiel:	50% Carvi fructus
	20% Foeniculi fructus
	20% Matricariae flos
	10% Menthae piperitae folium

10.1.6 Gallentee

Bitterstoffdrogen haben eine cholekinetische Wirkung, d. h. sie sorgen für eine beschleunigte reflektorische Entleerung der Gallenblase. Die choleretischen Stoffe wie z. B. in Rhizoma Curcumae xanthorrhizae regen die Leber zu einer vermehrten Gallebildung an. Beide Vorgänge führen letztlich zu einem vermehrten Galleangebot im Dünndarm und werden als cholagoge Effekte zusammengefasst.

Als Adjuvanzien sind hier vornehmlich Spasmolytika angebracht. An erster Stelle steht dabei Herba Chelidonii, dessen Alkaloide ihre spasmolytische Wirksamkeit besonders im Magen-Darm-Bereich entfalten. Mit 15% muss hier jedoch eine Maximaldosis beachtet werden. Da eine schlechte Verdauung häufig Blähungen nach sich zieht, ist die adjuvante Verwendung von Karminativdrogen angebracht.

■ Basismittel:	
a) Choleretikum	Curcumae rhizoma
	Absinthii herba
	Taraxaci radix cumherba
b) Cholekinetikum	Millefolii herba
	Gentianae radix
	Centaurii herba
■ Adjuvans:	Chelidonii herba
	Menthae piperitae folium
	Carvi fructus
	Matricariae flos
	Cardui mariae fructus
Gallentee	20% Curcumae rhizama
(Standardzulassung)	30% Taraxaci radix cum herba
	20% Menthae piperitae folium
	10% Carvi fructus
	20% Cardui mariae fructus

10.1.7 Nerventee

Ein Nerventee soll eine beruhigende und Schlaf fördernde Wirkung haben. Er wird 1 bis 2 Stunden vor dem Zubettgehen getrunken.

	Valerianae radix
	Lupuli flos
	Hyperici herba
	Rosmarini folium
	Melissae folium
Beruhigungstee	40% Valerianae radix
(Standardzulassung)	20% Lupuli flos
	15% Melissae folium
	15% Menthae piperitae felium
	10% Aurantii amari epicarpium et mesocarpium

10.1.8 Hustentee

Husten ist das Symptom einer entzündlichen Veränderung der oberen Luftwege, mit dem der Körper versucht, das vermehrt gebildete Sekret hinauszubefördern.

Bei der Zusammenstellung eines Hustentees muss zwischen einer akuten und einer chronischen Bronchitis unterschieden werden. Für die Behandlung einer akuten Bronchitis kommen in erster Linie Mucilaginosa in Betracht, die für eine Reizlinderung sorgen. Sekretmotorisch wirken Drogen mit ätherischem Öl; sie sorgen für eine schnellere Entfernung des Schleims. Hinzu kommt noch ihre desinfizierende Wirkung.

Die chronische Bronchitis braucht in erster Linie Sekretolytika vom Typ der Saponindrogen und der emetisch wirkenden Drogen.

- Basismittel:

a) Mucilaginosum	Farfarae folium Althaeae radix Lichen Islandicus Plantaginis herba
b) Sekretomotorikum	Thymi herba Foeniculi fructus Anisi fructus
c) Sekretolytikum	Primulae radix Liquiritiae radix
Brusttee (Standardzulassung)	30% Farfarae folium 30% Althaeae radix 20% Lichen islandicus 10% Liquiritiae radix 10% Anisi fructus
Hustentee (Standardzulassung)	30% Thymi herba 25% Althaeae radix 15% Plantaginis herba 10% Lichen islandicus 10%Foeniculi fructus 10% Liquiritiae radix

10.1.0 Blasen- und Nierentee

Unter einem Blasen- und Nierentee wird im Allgemeinen ein diuretischer Tee verstanden, der überflüssiges Körperwasser entfernen soll und der bei einer Entzündung der ableitenden Harnwege zur Durchspülungstherapie eingesetzt wird. Um zu Desinfektionszwecken einen ausreichend hohen Arbutinspiegel im Harn zu erzielen, wird Folia Uvae ursi sinnvollerweise nur allein – nicht im Gemisch – angewandt. Die diuretische Wirkung der Drogen beruht auf ihrem Gehalt an

a) ätherischem Öl,
b) Flavonoiden,
c) Saponinen.

Fructus Juniperi und Radix Levistici sind zur Durchspülungstherapie bei entzündlichen Erkrankungen nicht geeignet, da sie das Epithel schädigen können. Ein spezifisches Spasmolytikum (Adjuvans) in einem Blasen- und Nierentee ist Herba Hermiariae.

- Basismittel:

a)	Juniperi fructus Levistici radix Ononidis radix

b)	Sambuci flos
	Equiseti herba
	Betulae folium
c)	Orthosiphonis folium
	Solidaginis herba
Drogen mit anderen	Urticae herba
Wirkstoffen:	Phaseoli pericarpium
▪ Adjuvans:	Herniariae herba
Blasen- und Nierentee	20% Betulae folium
(Standardzulassung)	20% Graminis rhizana
	20% Solidaginis herba
	20% Ononidis radix
	20% Liquiritiae radix

Anhang

Drogenübersicht nach Indikationsgruppen

Adjuvanzien, Krebstherapie		Mistelkraut
Antidepressiva		Johanniskraut
Antiphlogistika	ätherisches Öl	Kamillenblüten/-öl
		römische Kamille
		Schafgarbenkraut
		Salbeiblätter
		dreilappiger Salbei
		Myrrhe
		Gewürznelken/-öl
		Teebaumöl
		Arnikablüten
Antirheumatika	ätherisches Öl	Campher
		Kiefernnadelöl
		Fichtennadelöl
		Rosmarinöl
	Salicylate	Weidenrinde
	Bitterstoffe	Teufelskrallenwurzel
Karminativa/ Spasmolytika		Pfefferminzblätter/-öl
		Kümmel/-öl
		Fenchel/-öl
		Koriander
		Anis/-öl
		Sternanis
Blasentherapeutika		Sägepalmenfrüchte
		Kürbissamen
		Brennnesselwurzel
Diaphoretika	Flavonoide	Lindenblüten
		Holunderblüten
Diuretika	Flavonoide	Birkenblätter
		Brennnesselblätter
		echtes Goldrutenkraut
		Goldrutenkraut
		Orthosiphonblätter
		Schachtelhalm
Erkältungstherapeutika		Pelargoniumextrakt

Expektoranzien	Saponine	Efeublätter
		Primelwurzel
		Senegawurzel
		Süßholzwurzel
	ätherisches Öl	Thymiankraut/-öl
		Eucalyptusblätter
		Myrtol
		Eibischwurzel
Geriatrika		Ginsengwurzel
		Taigawurzel
		Gingkoblätter
		Knoblauch
Harndesinfizienzien		Bärentraubenblätter
Immunstimmulanzien		Echinaceawurzel
Kardiaka	Herzglykoside	Digitalis purpurea Blätter
		Adoniskraut
		Maiglöckchenkraut
		Meerzwiebel
	Flavonoide	Weißdornblätter mit Blüten
Laxanzien	Schleime	Flohsamen
		Indische Flohsamen/-schale
		Leinsamen
	Anthraverbindungen	Aloe
		Faulbaumrinde
		Rhabarberwurzel
		Sennesblätter
		Sennesfrüchte
		Cascararinde
		Kreuzdornbeeren
Leberprotektiva		Mariendistelfrüchte
Magenprotektiva		Süßholzwurzel
Mucilaginosa		Isländisches Moos
		Lungenkraut
		Spitzwegerichkraut
Obstipanzien	Steroide	Uzarawurzel
	Gerbstoffe	Eichenrinde
		Frauenmantelkraut
		Hamamelisblätter
		Heidelbeeren
		Ratanhiawurzel
		Tormentillwurzelstock
Sedativa	ätherisches Öl	Lavendelblüten/-öl
		Melissenblätter
		Baldrianwurzel

	Phloroglucinderivate	Hopfenzapfen
	Flavonoide	Passionsblumenkraut
Venenmittel	Flavonoide	Rosskastaniensamen
		Mäusedornrhizom
		Rautenkraut
Verdauungsförderer	ätherisches Öl	Pfefferminzblätter/-öl
		Kümmel/-öl
		Fenchel/-öl
		Koriander
		Anis/-öl
		Sternanis
		Wacholderbeeren
		Zimtrinde
		Liebstöckelwurzel
		javanische Gelbwurz
		Ingwerwurzelstock
	äth. Öl + Bitterstoffe	Pomeranzenschale
		Angelikawurzel
		Wermutkraut
		Schafgarbenkraut
	Bitterstoffe	Artischockenblätter
		Enzianwurzel
		Tausendgüldenkraut
Wechseljahrs-/		Traubensilberkerzenrhizom
Zyklustherapeutika		Mönchspfefferfrüchte

Drogenübersicht nach Inhaltsstoffgruppen

Alkaloiddrogen	obstipierend	Opium
	spasmolytisch	Schöllkraut
	muskellockernd	Cayennepfeffer
	emetisch	Ipecacuanhawurzel
	Malariamittel	Chinarinde
	spasmolytisch	Belladonnablätter
		Hyoscyamusblätter
		Stramoniumblätter
	stimulierend, Schnupfenmittel	Ephedrakraut
	stimulierend, Schnupfenmittel	Coffeindrogen
Anthranoiddrogen	laxierend	Aloe
		Faulbaumrinde
		Rhabarberwurzel
		Sennesblätter
		Sennesfrüchte
		Cascararinde
		Kreuzdornbeeren

	antidepressiv	Johanniskraut
Ätherische Öldrogen	haut-/schleimhautreizend	Campher
		Kiefernnadelöl
		Fichtennadelöl
		Rosmarinöl
	antiphlogistisch	Kamillenblüten/-öl
		römische Kamille
		Schafgarbenkraut
		Salbeiblätter
		dreilappiger Salbei
		Myrrhe
		Gewürznelken/-öl
		Teebaumöl
		Arnikablüten
	verdauungsfördernd	Pfefferminzblätter/-öl
		Kümmel/-öl
		Fenchel/-öl
		Koriander
		Anis/-öl
		Sternanis
		Wacholderbeeren
		Zimtrinde
		Liebstöckelwurzel
		javanische Gelbwurz
		Ingwerwurzelstock
		Pomeranzenschale
		Angelikawurzel
		Wermutkraut
		Schafgarbenkraut
	expektorierend	Thymiankraut/-öl
		Eucalyptusblätter
		Myrtol
	sedierend	Lavendelöl
		Melissenblätter
		Baldrianwurzel
	geschmackskorrigierend	Citronenöl
Bitterstoffdrogen	verdauungsfördernd	Artischockenblätter
		Enzianwurzel
		Tausendgüldenkraut
	antiphlogistisch, analgetisch	Teufelskrallenwurzel
Drogen mit diversen Inhaltsstoffen	adjuvant bei Krebstherapie	Mistelkraut
	antiartheriosklerotisch	Knoblauch
	erregerhemmend bei Erkältungen	Pelargoniumextrakt

Drogen mit Phenylpropanderivaten	harndesinfizierend	Bärentraubenblätter
	antiphlogistisch, analgetisch	Weidenrinde
Flavonoiddrogen	diuretisch	Birkenblätter
		Brennnesselblätter
		echtes Goldrutenkraut
		Goldrutenkraut
		Orthosiphonblätter
		Schachtelhalm
	herzstärkend	Weißdornblätter mit Blüten
	sedativ	Passionsblumenkraut
	leberprotektiv	Mariendistelfrüchte
	diaphoretisch	Lindenblüten
		Holunderblüten
	wundheilungsfördernd	Ringelblumenblüten
	antidementiv	Gingkoblätter
	venenprotektiv	Rautenkraut
Gerbstoffdrogen	obstipierend, wundheilungsfördernd	Eichenrinde
		Frauenmantelkraut
		Hamamelisblätter
		Heidelbeeren
		Ratanhiawurzel
		Tormentillwurzelstock
Kohlenhydratdrogen	expektorierend, reizlindernd	Eibischwurzel
		Isländisches Moos
		Lungenkraut
		Spitzwegerichkraut
	laxierend	Flohsamen
		Indische Flohsamen/-schalen
		Leinsamen
	Hilfsstoffe	Agar
		Arabisches Gummi
		Tragant
	immunstimmulierend	Echinaceawurzel
Phloroglucindrogen	sedativ	Hopfenzapfen
Saponindrogen	expektorierend	Efeublätter
		Primelwurzel
		Senegawurzel
		Süßholzwurzel
	antidementiv	Ginsengwurzel
		Taigawurzel
	venenprotektiv	Rosskastaniensamen
		Mäusedornrhizom

Steroidhaltige Drogen		Digitalis purpurea Blätter
	herzstärkend	Adoniskraut
		Maiglöckchenkraut
		Meerzwiebel
	blasenfunktionsstärkend	Sägepalmenfrüchte
		Kürbissamen
		Brennnesselwurzel
	zyklusregulierend	Traubensilberkerzenrhizom
		Mönchspfefferfrüchte
	obstipierend	Uzarawurzel

11.3 Übersicht der Farbreaktionen

Inhaltsstoff	Reagenz	Färbung
Stärke	I_2/KI-Lösung	Blau
Aleuron	Jod-Glycerol od. I_2/KI	Dunkelblau-schwarz
Lignin	Phloroglucin/HCl	Rot
Fettes Öl	Sudan-III-Glycerol-Lösung	Orangerot
Schleime	Methylenblau od. Tusche-suspension	Blau bzw. Negativfärbung
Anthraverbindungen	NaOH oder KOH	Rot
Gerbstoffe	$FeCl_3$	Gallotannine: blau Catechine: grün
Alkaloide	Dragendorffs Reagens ($K[BiI_4]$)	Orange

Sachregister

D

E

F

Q

R

V

W

X

Y

Z